Ravi und Carola Roy

Selbstheilung durch Homöopathie

Droemer Knaur

Herausgegeben von Gerhard Riemann

7. korrigierte Auflage 1994

Umschlaggestaltung: H. u. C. Waldvogel, Zürich
Satzarbeiten: Compusatz, München
Druck und Bindearbeiten: Freiburger Graphische Betriebe
Printed in Germany
ISBN 3-426-26368-8

8 10 9 7

INHALT

Danksagung

Dieses Buch wäre nicht möglich gewesen ohne die Hilfe unserer Familie.

Unsere Schwägerin und Schwester Irene Lage war für die Reinschrift des Manuskripts ein Geschenk Gottes. Sechzig oft stürmische Tage verbrachte sie bei uns an der Schreibmaschine. Seite um Seite mit handschriftlichen Texten und Anmerkungen überfüllt, enträtselte sie. Oftmals fielen ihr dabei bessere Formulierungen und Ausdrücke ein.

Unserem Schwager und Bruder Felix Lage und unserer Schwiegermutter und Mutter Gabriele Lage sind wir aufrichtig dankbar für den Beistand beim »Endspurt«, als wir oft mit den Nerven fertig waren. Korrekturen, Ergänzungen und der Rest des Manuskriptes wurden von Felix getippt.

Großer Dank gebührt auch dem Herausgeber und Lektor Gerhard Riemann. Ohne ihn wäre dieses Buch nicht entstanden, denn die Idee hierzu kam von ihm. Wir danken ihm für sein Verständnis, seine Ratschläge und Vorschläge, mit denen er uns weitergeholfen hat. Wir haben seine Mammutarbeit bei der Korrektur bewundert – besonders am Ende, wo alles immer wieder umgestellt wurde. Durch seine Geschicklichkeit half er uns, das Manuskript termingerecht abzuliefern.

Zuletzt möchten wir unseren Kindern Jakob (6), Jonas (4) und Aron (1) für ihr Verständnis danken. Sie haben uns in den schweren Tagen, in denen wir wenig Zeit für sie hatten, mit ihrer Liebe Beistand geleistet.

Unserem Cousin Mohammad Rehan, der den ganzen Haushalt übernahm, möchten wir ebenfalls an dieser Stelle sehr herzlich danken.

Einleitung

Ein langsamer, aber deutlicher Wandel findet im Bewußtsein des Menschen statt. Immer klarer kristallisiert sich heraus, daß wir selbst die Verantwortung für unser Leben übernehmen müssen. Wir beginnen zu merken, daß wir nicht fremde Autoritäten für unser Wohlergehen oder unser Leid in die Pflicht nehmen können. Der Priester kann nicht unser Seelenheil erwirken, und der Arzt kann unseren Körper nicht heilen. Das ist offensichtlich – auch wenn oft versucht wird, den Anschein des Gegenteils zu erwecken. Die Funktion des Heilers (des geistigen wie des körperlichen) beschränkt sich auf die Wiederherstellung der Rück-verbindung, der Re-ligio. Wenn dem Priester die Rück-verbindung des Menschen an Gott gelingt, hat er seine Aufgabe gut getan. Wenn dem Heiler – unabhängig davon, ob dieser als Arzt, Heilpraktiker, spiritueller Heiler oder anders bezeichnet wird – gelingt, den Körper mit der Seele wieder in Verbindung zu bringen, hat er seine Aufgabe gut getan. Besser noch, als sich an berufsmäßige Heiler zu wenden, ist der Versuch, sich selbst zu heilen. Das heißt, mittels eines Mediums die unterbrochene Verbindung zwischen Körper und Seele wiederherzustellen und so die körpereigenen Selbstheilungskräfte zu aktivieren. Nach unseren Erfahrungen ist das passende homöopathische Mittel ein hervorragendes Medium, um besagte unterbrochene Verbindung wiederherzustellen und somit den Körper in optimaler Weise zur Selbstheilung anzuregen. Dieses Buch wendet sich in erster Linie an Laien. Ihnen soll hiermit die Möglichkeit gegeben werden, sich in überschaubaren und nicht zu schweren Krankheitszuständen selbst zu behandeln. Und zwar mit einem Heilsystem (der Homöopathie), das wir unter jedem Aspekt als das bestmögliche betrachten. Denn Homöopathie heilt ganzheitlich, ohne Nebenwirkungen und schnell. Zahlreiche im nachfolgenden angeführte Beispiele belegen dies.

Etwas ist grundsätzlich wichtig, wenn Sie anfangen, sich mit Homöopathie zu beschäftigen: *Sie müssen lernen, genau zu beobachten.* Wenn Sie die Mittelbeschreibungen durchlesen, werden Sie feststellen, daß Sie auf Symptome achten müssen, die Ihnen bislang wertlos erschienen. Das ist kein Wunder; denn die schulmedizinische Praxis kann sehr viele Symptome für die Diagnose bzw. Therapie nicht verwenden, da ihr Konzept nur eine relativ undifferenzierte Vorgehensweise erlaubt.

Nehmen wir ein Beispiel: Sie schildern dem Normalmediziner folgenden Sachverhalt: Ein Kind war kaltem Wind ausgesetzt. Innerhalb weniger Stunden entwickelt sich hohes Fieber, verbunden mit extremen Angstzuständen, Unruhe, trockener heißer Haut, innere Kälte bei äußerer Hitze und Durst auf kaltes Wasser, Stirnkopfschmerz, Überempfindlichkeit gegen Licht und Geräusche, weitgehende Schlaflosigkeit mit Herzklopfen, angstvolle Träume. Der Normalmediziner wird mit dieser Aufzählung nicht allzuviel anzufangen wissen, außer der Erkenntnis, daß offensichtlich ein fieberhafter Infekt vorliegt. Für den Homöopathen stellt dies jedoch eine Zustandsbeschreibung dar, die nur zu einem Mittel führen kann: Aconitum.

Also: *Gewöhnen Sie sich an, auf die individuellen Symptome zu achten.* Wenn ein Kind bei einem Infekt Fieber hat, so ist das natürlich und nichtindividuell. Wenn es aber bei heftigem Fieberanstieg große Angst oder sogar Panik entwickelt, so können wir das als »individuell« bezeichnen; denn viele Kinder reagieren auf Fieber ganz anders.

Die Schwierigkeit, mit der wir beim Schreiben dieses Buches konfrontiert waren, lag in der Auswahl der Information. Zu wenig Information behindert den sinn- und damit wirkungsvollen Einsatz der Homöopathie. Zu viel Information kann nicht ohne medizinische und homöopathische Vorbildung genutzt werden und wirkt somit verwirrend. Mit dem vorliegenden Material hoffen wir, einen für den Laien nachvollziehbaren Mittelweg gefunden zu haben. Bei aller Euphorie über die Möglichkeit homöopathischer Behandlung darf sich der Laie jedoch nicht überschätzen. Bei schweren Krankheitszuständen soll er nicht eine Verantwortung übernehmen wollen, deren Konsequenzen er nicht überblicken kann. Das heißt im Klartext: In kritischen Situationen, z. B. in solchen, wie sie im

»Notfall«-Kapitel beschrieben sind, darf der Laie keine Sekunde zögern, sich um adäquate professionelle Hilfe zu bemühen.

Dieses Buch ist auch geschrieben für homöopathisch interessierte Heilpraktiker und Ärzte. Insbesondere das »Notfall«-Kapitel kann für sie neue Behandlungsperspektiven aufzeigen – alternative Wege, die die schulmedizinische Notfallversorgung nicht ersetzen, aber durchaus ergänzen kann. In diesem Zusammenhang noch ein Wort zur Dosierung: Wir haben durchgängig die *C200* als Potenz der Wahl angegeben. Wobei die Häufigkeit der Gaben davon abhängig ist, wie akut sich der Krankheitsverlauf gestaltet. Regel: Je akuter, desto häufigere Gaben.
Die grundsätzliche Verwendung der *C-200*-Potenz mag viele Homöopathen erstaunen, da in Deutschland die niedrigen D-Potenzen *(D4, D6, D12* u. a.) sehr populär sind. Dazu ist aus unserer Sicht folgendes zu sagen:

1. Die hauptsächliche Verwendung von Niedrigpotenzen läßt sich nicht mit der Berufung auf den Begründer der Homöopathie, Samuel Hahnemann (1755–1843), rechtfertigen. Er tendierte mit wachsender Erfahrung zu immer höheren Potenzen und ging bis zu *C1000!*
2. Im gesamten englischsprachigen Raum und in Indien (hier behandeln etwa 50% aller Ärzte mit Homöopathie) sind die meistgebrauchten Potenzen die *C30*, die *C200* und höhere.
3. Nach unseren Erfahrungen bringt die Verwendung der *C200* im akuten Geschehen die klarsten, eindeutigsten und schnellsten Heilerfolge. Natürlich wirken auch niedrigere Potenzen (sie sollten selbstverständlich auch eingesetzt werden, wenn gerade keine *C200* greifbar ist), aber im Einzelfall eben oftmals nicht mit der gleichen Kraft wie die *C200.*

Wir wünschen diesem Buch, daß es dazu beitragen möge, möglichst viele Menschen von der Heilkraft individuell eingesetzter Homöopathie zu überzeugen.

»Homöopathie ist die modernste und durchdachteste Methode, um Kranke ökonomisch und gewaltlos zu behandeln. Die Regierung muß sie in unserem Land fördern und unterstützen. Genauso wie mein Prinzip der Gewaltlosigkeit niemals scheitern wird, enttäuscht auch die Homöopathie nie. Aber die Anhänger der Homöopathie könnten infolge falscher Anwendung der homöopathischen Prinzipien versagen.

Dr. Hahnemann besaß einen genialen Geist und entwickelte eine Methode, in der es keine Begrenzung gibt, um das menschliche Leben zu retten. Ich verneige mich in Ehrfurcht vor seinem Können und vor dem großartigen humanitären Werk, welches er schuf.«

MAHATMA GANDHI, 30. AUGUST 1936

»Logisches Denken verschafft uns keine Erkenntnis über die wirkliche Welt. Alle Erkenntnis der Wirklichkeit beginnt mit der Erfahrung und endet mit ihr. Alle Aussagen, zu denen man auf rein logischem Wege kommt, sind, was Realität angeht, vollkommen leer.«

ALBERT EINSTEIN

I. Das Wesen der Homöopathie

Selbstheilung und Homöopathie

Die Homöopathie in ihrer von Hahnemann begründeten Wissenschaftlichkeit feiert in zwei Jahren ihren 200. Geburtstag, aber die primitiven Anfänge dieser Heilkunst sind so alt wie die Menschheit. Die Anfänge der Heilkunst in grauer Vorzeit waren einfach und unkompliziert. Dementsprechend äußerten sich die Krankheiten. Und die Maßnahmen zu ihrer Überwindung waren genauso simpel. Dem Organismus wurde schlicht und einfach die Möglichkeit gegeben, sich zu erholen. Wenn ein Mensch erkrankte, zog er sich zurück, legte sich hin und ruhte sich aus. Er nahm keine Nahrung zu sich und versetzte sich in einen tiefen, heilsamen Schlaf. Man wußte, daß sich der Organismus in erstaunlich kurzer Zeit heilen kann, wenn er alle Kräfte auf sich konzentriert und nicht von Überflüssigem abgelenkt wird. Aber wer ist heute in dieser hektischen Zeit noch dazu bereit?
Damit kristallisiert sich die entscheidende Maßnahme, die jeglicher Heilung zugrunde liegt, heraus: die volle, ungeteilte Konzentration auf den kranken Organismus, das bewußte Erleben der Krankheit. Was trägt nun das homöopathische Prinzip zur Heilung bei? Es ermöglicht dem Menschen, diese Grundmaßnahme zu ergreifen. Das klingt sehr einfach, und das ist es im Grunde auch. Der Mensch hat sich jedoch in seiner Entwicklung von den Ursprüngen bis zum heutigen Tage immer mehr der Natur entfremdet. Diese Entfremdung zeigt sich in naturwidrigen Handlungen statt in naturgemäßen. Wenn in unserer Zeit ein Mensch erkrankt, arbeitet er aufgrund dieser fehlgeleiteten Konditionierung fast reflexartig gegen sich selbst, statt sich zu besinnen. Die moderne Medizin spiegelt diesen Zustand wider mit ihren höchst giftigen Medikamenten, den naturwidrigen, zerstörerischen Behandlungsmaßnahmen und der Abhängigkeit von ihrer seelenlosen Apparatetechnik.
Alles, was unterdrückt, betäubt, aufputscht, ersetzt, verdrängt, transzendiert, sublimiert, hindert den Menschen daran, sich auf sich selbst zu konzentrieren.
Die kosmischen Prinzipien sind uns wohlgesonnen und auf Heilung

ausgerichtet, ohne sie wäre es für die Menschheit nicht möglich gewesen, bis heute zu überleben. Die Seele bemüht sich unaufhörlich, dem Organismus heilende Kräfte zu schicken. Diese Programmierung auf Selbstheilung bildet den Grundstein für unsere Existenz. Das bedeutet aber nicht, daß man sich einfach so heilen könnte, aus dem Wunsch heraus, gesund zu sein, sondern *man muß sich für die Heilkräfte der Seele öffnen können.* Diese Bereitschaft bildet die Voraussetzung für jegliche Heilung. Als Außenstehende vermögen wir nicht, diese Bereitschaft zur Selbstheilung bei anderen zu beurteilen. Sie liegt jenseits unserer Urteilskraft. Oft ist dem Kranken selber nicht bewußt, wozu er sich innerlich entschieden hat. Ein Mensch, der nach außen hin trotzig und uneinsichtig wirkt, kann in seinem Innern die größte Bereitschaft zur Heilung haben. Anders herum: Jemand, der sich scheinbar alle erdenkliche Mühe gibt, gesund zu werden, kann innerlich beschlossen haben, am krankhaften Zustand festzuhalten.

Die Homöopathie erkennt voller Demut, woher die Heilung wirklich kommt. Sie kann nur die Bedingung dazu in der schnellsten, sichersten, sorgfältigsten und sanftesten Weise schaffen. Denn Homöopathie stellt die gestörte Beziehung des Körpers zur Seele wieder her. Dadurch kann sich die seelische Heilkraft optimal entfalten. Das homöopathische Prinzip, das ausschlaggebend ist für die richtige Mittelwahl, lautet:

Similia similibus curantur
(Ähnliches wird mit Ähnlichem geheilt)

Eine alte indische Weisheit drückt diese Wahrheit auf ihre Weise aus: »Nimm einen Dorn, um einen Dorn aus dem Finger zu holen, und wirf danach beide weg.« Nachdem der Dorn entfernt wurde, kann die befreite Natur die Heilung richtig in Gang setzen. Bleibt der Dorn im Finger, so verlängert sich der Heilungsprozeß erheblich. Betrachten wir den Dorn als den Widerstand in der Programmierung – den Sand im Getriebe –, so benutzt man in der Homöopathie eine ähnliche Struktur, um sich dessen bewußt zu werden, und um die Störung zu beseitigen.

Es muß uns klarwerden, daß die Voraussetzung zur Mittelwahl in einer exakten Beobachtung der Struktur bzw. des Krankheitszustandes liegt. Dieser Zustand sollte möglichst in all seinen Dimensionen erfaßt werden: im seelischen, körperlichen und geistigen Bereich.

Die Ursprünge der Homöopathie

Schon seit Urzeiten wurde das Heilverfahren, auf dem Hahnemann später die Homöopathie aufgebaut hat, instinktiv angewandt. Es wird schon in den ältesten uns bekannten Schriften, den Veden*, erwähnt. Ein Buch der vier Veden beschäftigt sich ausschließlich mit der Heilkunst. Schon dort wurde das Ähnlichkeitsprinzip als Heilprinzip festgelegt. Auch viele andere große Geister wie Hippokrates, Paracelsus u. a. haben im Laufe der Jahrtausende das Ähnlichkeitsprinzip und das Gesetz von der geringen Dosis erkannt. Hippokrates gelangte zu der Einsicht, daß eine Droge, die bestimmte pathologische Erscheinungen bei Gesunden hervorruft, bei Kranken mit ähnlichen Zuständen als Heilmittel wirkt. Diese Beobachtungen wurden bei Vergiftungen gemacht, aber die Symptome, die in diesem Zustand produziert wurden, waren noch zu einseitig auf den körperlichen Bereich beschränkt und noch zu pathologisch, um mit ihnen bei der Vielfalt von Krankheitszuständen damals präzise arbeiten zu können.
Auch bei verschiedenen alten Therapien zeigten sich Ansätze, das Ähnlichkeitsprinzip in die Praxis umzusetzen. Am erfolgreichsten und bekanntesten erwiesen sich im Mittelalter die Alchemie und die Signaturenlehre. Letztere zieht aufgrund des äußeren Erscheinungsbildes Rückschlüsse auf zu heilende Krankheitszustände. Ein Beispiel: Die Galle ist dunkelgelb. Daher wurde gelber Pflanzensaft als ein Lebermittel bei Gelbsucht eingesetzt. Viele Pflanzen verdanken der Signaturenlehre ihren Namen und zeigen uns dies in ihrem Anwendungsbereich, der durch die homöopathische Wissenschaft später präzise ausgearbeitet wurde.

* Die Veden sind philosophisch-wissenschaftliche Abhandlungen über das Wissen aus allen Lebensbereichen und sind etwa seit dem 3. Jahrtausend vor Christi Geburt in Schriftform überliefert.

Einige Beispiele:
- Arnika, auch als »Fallkraut« bekannt, hilft bei Verletzungen
- Beinwell hilft bei Knochenbrüchen
- Augentrost lindert Augenleiden

Christian Friedrich Samuel Hahnemann, der Begründer der Homöopathie, wurde um die Mitternachtsstunde des 10. April 1755 in Meißen geboren. Er studierte Medizin, fand aber später in seiner Arztpraxis keine Befriedigung in der Anwendung und den Möglichkeiten der damals üblichen Heilmethoden. Aufgrund dieser Unzufriedenheit gab er seine Praxis auf und verdiente den Lebensunterhalt für sich und seine Familie durch Übersetzungen. Er beherrschte acht Sprachen und verstand noch einige mehr. Schon mit zwölf Jahren sprach er fließend vier Sprachen.

Mit den eingangs erwähnten Heilprinzipien war er wohl vertraut. Aber für sein Verständnis waren die bis dahin bekannten Heilsysteme zu ungenau, weshalb er nach Wegen suchte, diese Erkenntnisse besser anwenden zu können. Eines Tages im Jahr 1790 kam er auf die geniale Idee, eine Heildroge an sich selbst auszuprobieren. Den Impuls dazu bekam er, als er Cullens »Materia Medica« übersetzte und die Erklärung von Cullen zur Wirkung von Chinarinde bei Malaria so absurd fand, daß er sich vornahm, die Chinarinde an sich selber auszutesten: der erste Ansatz einer empirischen wissenschaftlichen Arbeit. Durch die Einnahme von *Chinarinde bekam er ähnliche Symptome wie ein Malariakranker.* Da es ein Zufall hätte sein können, nahm er diese Mittel in einigen Versuchsreihen wiederholt ein, aber jedesmal bekam er dieselben Symptome. Diese Erfahrung bedeutete für ihn das, was der fallende Apfel für Newton gewesen war. Nun, mit 35 Jahren, fing das Abenteuer für ihn an und hielt ihn mehr als 50 Jahre, bis zu seinem Tode im Jahre 1843, in seinem Bann. Er nahm sich ein Mittel nach dem anderen vor. So prüfte er Stück für Stück die bekanntesten Heilmittel seiner Zeit und entdeckte sogar einige neue. Zu den ersten geprüften Mitteln gehörten Aconit und Belladonna, mit denen Sie auch in diesem Buch am häufigsten Bekanntschaft machen werden. Zuerst prüfte er die Mittel an sich, dann an seiner Familie. Insgesamt prüfte er über 100 Mittel, wobei er von seinen 11 Kindern, seiner Frau und aufgeschlossenen Freunden unterstützt wurde. Nachdem er seine

ersten Prüfungen ausgewertet, geordnet und dokumentiert hatte, erfreute er sich Tag für Tag bei der Behandlung seiner Patienten an der Wahrheit des von ihm entdeckten Prinzips.
Etwa 17 Jahre später bezeichnete Hahnemann sein Werk mit dem Begriff »Homöopathie«. Er war es auch, der zur selben Zeit den Begriff »Allopathie« prägte, um die Homöopathie von allen anderen medizinischen Richtungen abzugrenzen. Diese Namen sind eine Erfindung Hahnemanns. Beide Wörter stammen aus dem Griechischen. »Homöos« bedeutet ähnlich, »Pathos« Leiden, »Allos« das Andere.

Wie wirkt die Allopathie?
Hippokrates stellte die zwei Grundrichtungen auf, die er Heilprinzipien nannte.

1. *Similia similibus curantur*
2. *Contraria contrariis curantur* (Gegensätzliches wird durch Gegensätzliches geheilt)

Contraria bedeutet »das Gegensätzliche«. Zu diesem 2. Heilprinzip einige Beispiele: Bei einem Krampf wird ein Mittel benutzt, das entkrampfend wirkt. Bei Schlafstörungen wird ein Mittel gegeben, das betäubt. Bei Durchfall nimmt man ein Medikament, das Verstopfung erzeugt, und umgekehrt bei Verstopfung ein Medikament, welches Durchfall provoziert. Ist die Herztätigkeit schwach, so wird ein herzanregendes Mittel verabreicht. Sammelt sich Wasser im Körper, so wird ein wassertreibendes Mittel eingesetzt. Da das lästige Symptom bei dem Heilungsprinzip mit dem »Gegensätzlichen« verhältnismäßig schnell beseitigt wird, hat der Kranke anfangs das Gefühl der Heilung. Warum es aber zu diesem Symptom gekommen, was somit seine Causa ist, wird bei diesem Verfahren nicht beachtet. Die Ursache bleibt bestehen, und wenn die Wirkung des Mittels nachläßt, läßt die Ursache das Symptom wieder erscheinen. Jetzt wird das Medikament wiederholt. Man gibt es dem Kranken im regelmäßigen Abstand weiter, abhängig von seiner Wirkungsdauer. Der Kranke wird »auf das Mittel eingestellt«. Die ignorierte Ursache gewinnt hingegen an Kraft, und gleichzeitig wird

der Organismus geschwächt durch die Wirkung des Mittels. Die Dosis muß erhöht werden, um den sich ungestüm entwickelnden ursächlichen Störungen Widerstand zu bieten. Irgendwann wirkt das Mittel nicht mehr, so daß ein noch stärkeres Mittel eingesetzt werden muß. Zusätzlich bekommt der geschwächte Körper andere medikamentenbedingte Leiden – die sogenannten Nebenwirkungen. Um diese Nebenwirkungen zu bekämpfen, wird ein entsprechendes gegensätzliches Mittel zusätzlich verordnet. Jetzt kämpft der Körper an zwei Fronten. Die Natur vollbringt wahre Wunder, daß der so malträtierte menschliche Körper diese »Behandlung« jahrelang aushalten kann, bevor er zum Wrack wird.
Im Laufe der Jahrtausende hat sich dieses, auf Gegensätzlichem beruhende, sogenannte allopathische Verfahren um ein Vielfaches verfeinert, und es gelang ihm, sich immer mehr den Anschein der Wissenschaftlichkeit zu verschaffen.
Was zeichnet eine Wissenschaft aus? Aufgrund von Beobachtungen wird eine Hypothese aufgestellt. Wenn diese Hypothese von allen Perspektiven aus durchdacht ist, gilt sie als Theorie. Diese Theorie muß sich jetzt in der Praxis bewähren und die in der Praxis erzielten Ergebnisse sollten mit der Theorie übereinstimmen. Wenn dies der Fall ist, wird die Theorie als ein Gesetz anerkannt. Das heißt, jede Wissenschaft arbeitet aufgrund der von ihr erkannten Gesetzmäßigkeiten.
Die Hypothese bei der allopathischen Therapie ist: »Contraria contrariis curantur« – das Entgegengesetzte soll heilen. Wie wir aber gesehen haben, findet die echte Heilung nicht wirklich statt, da die Ursache immer bestehen bleibt. Also ist die Hypothese falsch.
Im Laufe der allopathischen Entwicklung wurden immer mehr und immer feinere Funktionsabläufe im Körper erkannt. Die Behandlung konzentriert sich ständig auf immer tiefergehende und kompliziertere Zusammenhänge. Ein Beispiel: Beim »Magengeschwür« (Ulcus) wird als hintergründige Ursache Streß erkannt. Daher werden Beruhigungsmittel verabreicht. Und Beruhigungsmittel wirken grundsätzlich nach dem Contraria-Prinzip! Nach diesem Prinzip werden überschießende Produktionen durch »Entgegengesetztes« neutralisiert oder insuffiziente Leistungen substitu-

iert. Diese Vorgehensweise führt unweigerlich zu einer Schwächung der körpereigenen Regelsysteme.*
Die Allopathie ist eine körperorientierte Behandlung, die der Psyche wenig Platz läßt. Selbst wenn die Psyche mit berücksichtigt wird, ist das Wissen um die Zusammenhänge noch sehr gering. Gerade auf dem Gebiet der Nervenheilkunde wird in der Therapie nach allopathischen Grundsätzen (Psychopharmaka) gearbeitet. Auch die übliche Naturheilkunde arbeitet meist nach dem Contraria-Prinzip. Allerdings gibt es dort Ausnahmen, wie zum Beispiel die Verwendung der Signaturenlehre, Alchemie und andere Therapien, die auf dem Ähnlichkeitsprinzip aufbauen.
Akute Krankheiten sind dadurch charakterisiert, daß etwa drei Viertel aller Erkrankungen von allein, also ohne den Einsatz von Medikamenten heilen. Ein Viertel kann entweder ins chronische Stadium übergehen, weil die Selbstheilungskräfte so geschwächt sind, daß eine Heilung aus eigenem Antrieb nicht mehr möglich ist, oder sie enden tödlich, wenn die Selbstheilungskräfte blockiert sind. Bei akuten Erkrankungen hält die Ursache, die im Wesen des Menschen liegt, nur kurz an. Zum Beispiel kann der kalte Wind nur dann ein auslösender Faktor für eine Erkältung sein, wenn die Anfälligkeit im seelischen Bereich schon vorher aktiviert war. Nach dem Abklingen der Erkrankung existiert die Anfälligkeit nicht mehr in aktiver Form. Allopathie unterscheidet die Ausdrucksformen akuter Krankheiten, bis die auslösende seelische Blockade sich selbständig wieder ins Lot gebracht hat. Wenn Allopathie »heilt«, handelt es sich somit in aller Regel nur um eine scheinbare Heilung.
Wie wird der Heilungsverlauf bei akuten Krankheiten durch die unterschiedlichen Methoden beeinflußt?

1. Durch Nichtstun – normaler Verlauf,
2. Durch Homöopathie – verkürzter Verlauf,
3. Durch Allopathie – verlängerter Verlauf,
   aber mit verändertem Ausdruck – z. B. das Unwohlsein nach Unterdrückung der Erkältungssymptome.

* Hierzu ein Beispiel: Wenn das schwache Fußgewölbe durch eine Einlage gestützt wird, führt diese Hilfestellung von außen unweigerlich zu einer weiteren Schwächung der betreffenden lokalen Muskelgruppen. Mit einer solchen Maßnahme kann also niemals Heilung bewirkt werden.

Warum hat sich die Allopathie durchgesetzt?

Es gibt eine Reihe von chronischen Krankheiten, bei denen die Ursache nicht so tief sitzt, und die durch die allopathische Behandlung »sehr günstig beeinflußt werden können«. Dabei ist die Gefahr trotzdem groß, daß sie letztendlich chronisch werden. Die allopathische Methode ist für den Kranken bequemer; denn er selbst braucht sich zur Wiedererlangung seiner Gesundheit wenig Mühe zu geben. Die Verantwortung für sein eigenes Leben überträgt er dem Arzt und dessen Medikamenten. Und genau diese Denkweise kommt unserer trägen, von der Schwerkraft geprägten Natur entgegen.
Ein weiterer Grund für die Verbreitung der Allopathie liegt in unserer Neigung, die Wirklichkeit auf den stofflich-materiellen Bereich zu begrenzen.
Niemand möchte leiden, und auch wenn der Mensch weiß, daß das Leiden nur kurzfristig gelindert werden kann, fühlt er sich erst einmal erleichtert und greift immer wieder zu diesen palliativen Mitteln.
Ein weiterer wichtiger Grund liegt auch in der anfänglichen Unvollkommenheit der homöopathischen Ansätze. Ein Heilsystem konnte vor Hahnemanns Zeit nicht aufgestellt werden, da es an Arzneimittelprüfungen, deren genauer Ausarbeitung und dem entscheidenden Potenzierungsverfahren fehlte. Es gab dadurch jahrhundertelang keine Möglichkeit der Entwicklung für die Homöopathie.
Heute steht, zumindest in Deutschland, die Allopathie immer noch im Vordergrund, da eine homöopathische Ausbildung an den Universitäten nicht existent ist.

Homöopathie ist eine wissenschaftliche Heilmethode! Sie stellt die These auf, daß Ähnliches durch Ähnliches geheilt wird. Das bedeutet: Ein Mittel, das einen bestimmten Zustand bei einem Menschen hervorrufen kann, wird einen ähnlichen Zustand beim Kranken heilen können. Um diese These in der Praxis überprüfen zu können und daraus ein abgerundetes Arbeitsmodell aufzubauen, ist es notwendig, die genaue Wirkung dieses Mittels auf den menschlichen Körper herauszufinden.
Dieser erste Schritt wird im Rahmen der Prüfungen am gesunden

Menschen so weit durchgeführt, bis möglichst alle Erscheinungen dieses Mittels zu Tage treten. Der nächste Schritt liegt darin, die Prüfung genau zu untersuchen, um herauszufinden, welche Krankheitszustände und Krankheiten dieses Mittel enthält.
Danach müssen die Besonderheiten eines Mittels für einen Zustand herausgefunden werden, die sogenannten homöopathischen Merkmale eines Mittels. Nach dieser Vorarbeit haben wir ein Arbeitsmodell bzw. eine umfangreiche Beschreibung für Zustände, die dieses Mittel abdeckt. Jetzt können wir es in der Praxis einsetzen.

Weltweite Verbreitung der Homöopathie

Etwa 25 Jahre nach dem ersten Arzneimittelversuch Hahnemanns trugen in erster Linie deutsche Homöopathen die neue Therapie in andere europäische Länder. 1817 kam sie nach Österreich-Ungarn. Der englische Arzt Dr. Quin brachte die Homöopathie nach England. Er lernte sie 1825 in Rom kennen, wurde dann ein Schüler Hahnemanns und blieb bis zu seinem Tod ein guter Freund von ihm. Rasch gelangte die Homöopathie nach Amerika. Der bedeutendste Homöopath, der sich um ihre Verbreitung in Amerika große Verdienste erwarb, war der deutsche Arzt Constantin Hering, der sich 1833 in Philadelphia niederließ.
In den *Vereinigten Staaten* setzte sich die neue Heilmethode sehr bald durch und erlebte in der letzten Hälfte des 19. Jahrhunderts ihre Blütezeit. Es gab ca. zwölf homöopathische Universitäten mit angeschlossenen Kliniken. Allein die Bibliothek des Hahnemann Medical College von Philadelphia zählte 30 000 Publikationen über Homöopathie. Der Student konnte sich gleich zu Beginn seines Medizinstudiums entscheiden, ob er die allopathische oder die homöopathische Richtung wählen wollte. Die medizinische Grundausbildung – Anatomie, Physiologie, Pathologie – war bei beiden Richtungen dieselbe, wurde aber an unterschiedlichen Orten gelehrt. Das Wort Homöopathie war jedem geläufig, es gab Tausende von Laienhomöopathen, die sich selbst und gute Bekannte behandelten.
Aber Anfang des 20. Jahrhunderts begann ein regelrechter Kampf

Die Verbreitung der Homöopathie in der Welt

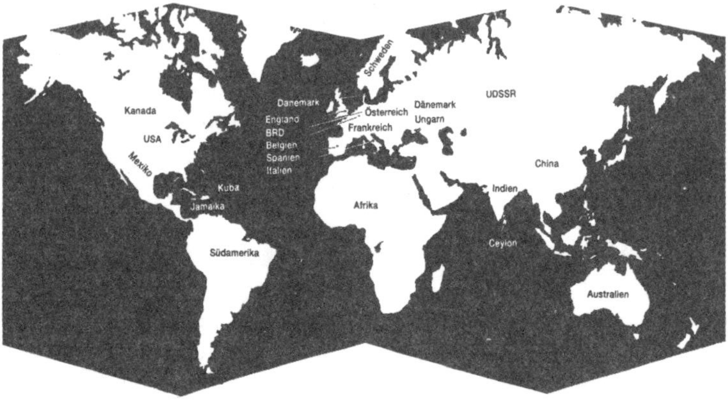

Beginn der homöopathischen Tätigkeit: Afrika 1838, Australien 1850, Belgien 1851, Deutschland 1810, Canada 1850, Ceylon 1838, China 1827, Dänemark 1821, England 1826, Frankreich 1830, Indien 1835, Italien 1821, Jamaica 1870, Kuba 1842, Mexico 1883, Österreich 1817, Spanien 1829, Schweden 1826, Süd-Amerika 1818, Rußland 1823, Ungarn 1817, USA 1823,

gegen die Homöopathie. In dieser Zeit erlebte die Wissenschaftsgläubigkeit einen ihrer ersten Höhepunkte. Viele Entdeckungen und Erfindungen in der Technik wurden gemacht, und die Welt geriet in einen Rausch über die Wunder der Technik.
Die Zahl der standfesten Homöopathen bröckelte langsam ab, so daß nicht genügend Kapital vorhanden war, um den privaten Universitätsbetrieb aufrechtzuerhalten. Eine Universität nach der anderen wurde von den »Vereinigungen allopathischer Ärzte« mit Unterstützung der Pharmaindustrie aufgekauft. Innerhalb von zwei Generationen geriet die Homöopathie in Amerika in Vergessenheit.
Der französische homöopathische Arzt Dr. Honigberger brachte die Homöopathie nach *Indien.* Während seines 20jährigen Aufenthaltes machte er sie dort populär, bevor er wieder in sein Heimatland zurückkehrte. Durch die indische Lebensphilosophie der Veden und Upanishaden fand der homöopathische Gedanke einen fruchtbaren Boden vor. Von Kalkutta aus verbreitete sich die Homöopathie über ganz Indien. Im Gegensatz zu den Amerikanern kämpften die Inder aber um die staatliche Anerkennung, die auch gewährt wurde. Dadurch festigte sich ihre Stellung, und sie konnte nicht mehr ins Abseits gedrängt werden wie in Amerika. Im Vergleich zu den Vereinigten Staaten und anderen Industrienationen verfiel Indien nicht in solchem Maße der materialistischen Verblendung. Große Geister, an ihrer Spitze Gandhi, stemmten sich mit Erfolg gegen die Eindimensionalität materialistischer Lebensweise.
Die Saat der Homöopathie wurde in Deutschland gelegt, nach der ersten Blüte in Amerika gelangte in Indien die Frucht zur vollen Reife.

Zur Situtation der Homöopathie in Indien

Die Abbildung zeigt den Stand der Homöopathie vor 18 Jahren. Seitdem hat sie sich mit wachsendem Tempo weiter ausgebreitet. Inzwischen gibt es in Indien über 80 Ausbildungsstätten für Homöopathen.
Das Zahlenverhältnis von Allopathen zu Homöopathen beträgt

jetzt 1:1. Es gibt viele staatlich unterstützte homöopathische Krankenhäuser und Tausende aus privater Initiative entstandene Kliniken und Sanatorien. Jedes staatliche allopathische Krankenhaus verfügt heutzutage über eine homöopathische Abteilung. Inzwischen macht sich auch unter den Allopathen ein Bewußtseinswandel bemerkbar. Viele schicken jetzt Patienten mit bestimmten Krankheiten – besonders Hauterkrankungen und Allergien – gleich zum Homöopathen. Es ist auch kein Geheimnis, daß sich viele dieser Ärzte selber homöopathisch behandeln lassen. Noch vor 20 Jahren kamen die Frauen der allopathischen Ärzte mit ihren Kindern heimlich in die Praxis meines Vaters zur Behandlung. Heute dagegen machen sie kein Geheimnis mehr daraus, sich von einem Homöopathen behandeln zu lassen.

Die Renaissance der Homöopathie

Langsam erholt sich die Homöopathie von den Folgen der materialistischen Denkweise, was in großem Maße mit der allgemeinen geistigen Entwicklung unserer Zeit zu tun hat. Man wendet sich mehr und mehr von der grobstofflichen Weltanschauung ab und ist auf der Suche nach beständigen Werten. So hat die Homöopathie besonders in der Bundesrepublik Deutschland in den letzten zehn Jahren einen Aufschwung genommen. Mehr und mehr Ärzte und Heilpraktiker üben sie aus. Die homöopathische Ausbildung beruht aber ausschließlich auf privater Initiative.
Auch in Lateinamerika, wo die Homöopathie schon seit längerem verbreitet ist, festigt sie immer mehr ihre Stellung.
In England bewahrt sie kontinuierlich ihren stabilen Status und erfreut sich des Wohlwollens der Königlichen Familie, die sich homöopatisch behandeln läßt.

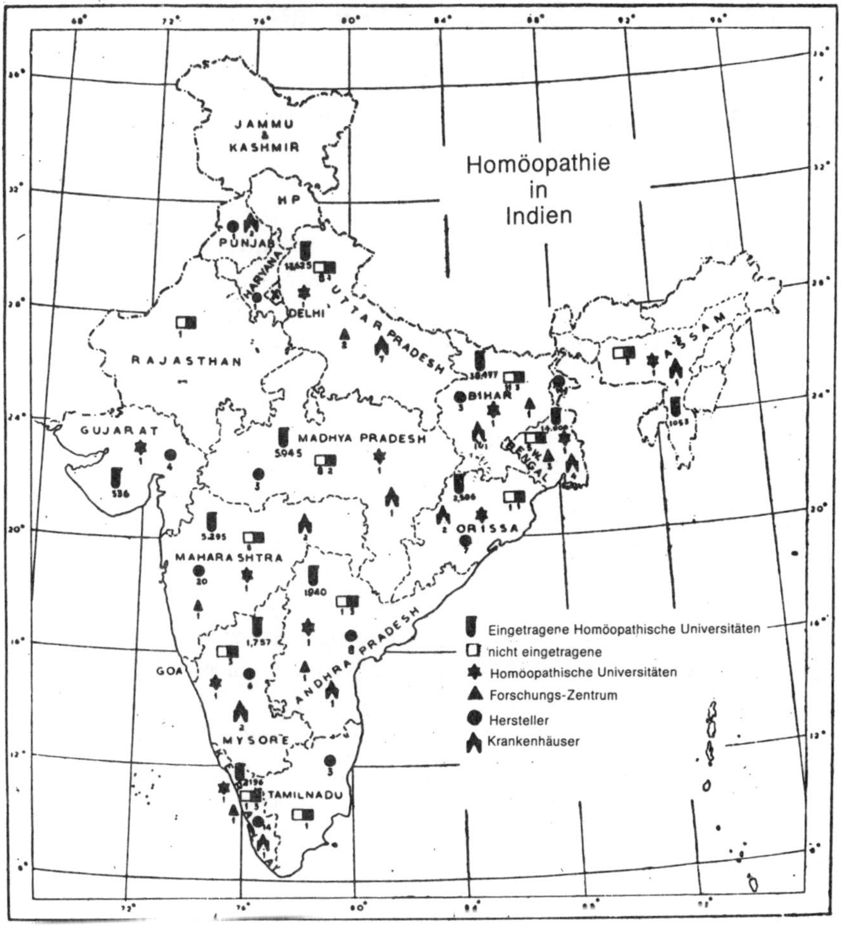
Homöopathie
in
Indien
JAMMU & KASHMIR
HP
PUNJAB
HARYANA
DELHI
UTTAR PRADESH
RAJASTHAN
GUJARAT
MADHYA PRADESH
BIHAR
BENGAL
ASSAM
ORISSA
MAHARASHTRA
ANDHRA PRADESH
GOA
MYSORE
TAMILNADU
Eingetragene Homöopathische Universitäten
nicht eingetragene
Homöopathische Universitäten
Forschungs-Zentrum
Hersteller
Krankenhäuser

Prinzipien und Regeln der Homöopathie

§ 1

»Des Arztes höchster und einziger Beruf ist, kranke Menschen gesund zu machen, was man heilen nennt.«

§ 2

»Das höchste Ideal der Heilung ist schnelle, sanfte, dauerhafte Wiederherstellung der Gesundheit, oder Hebung und Vernichtung der Krankheit in ihrem ganzen Umfange auf dem kürzesten, zuverlässigsten, unnachteiligstem Wege nach deutlich einzusehenden Gründen.«

Samuel Hahnemann
»Organon der Heilkunst«

Um die Prinzipien verstehen zu können, müssen wir Krankheit und Heilung definieren. Im homöopathischen Sinn wird die Krankheit als der Widerstand des Menschen gegenüber seiner Entwicklung in allen Bereichen gesehen. Alles auf unserer Welt ist einer stetigen Entwicklung unterworfen, nur der Mensch neigt dazu, am Vergänglichen festzuhalten. Diese Eigenschaft wirkt sich vom Geistigen bis ins Körperliche aus. Daher gibt es im Grunde nur *eine Krankheit: den Widerstand.*

Die erste Regel der Homöopathie lautet: Aufgrund des Ähnlichkeitsprinzips wird ein Krankheitszustand erfaßt und mit den in der Homöopathie bekannten Mittelbildern verglichen, um das diesem Krankheitszustand ähnlichste Mittel, das Similimum*, herauszufinden.

* Unter »Simile« (= lat. ähnlich) versteht man in der Homöopathie das Mittel, das zu einem Krankheitszustand paßt und ihn daher heilt. Unter »Similimum« (= lat. ähnlichst) versteht man das bestpassende und somit für die Heilung optimale Mittel. Zwischen beiden Begriffen wird allerdings meist nicht unterschieden, so daß sie synonym gebraucht werden.

Die Potenzen

Die zweite Regel heißt: Die richtige Potenz auswählen!
Um die Potenzen zu verstehen, müssen wir in die Geschichte zurückgehen. Samuel Hahnemann benutzte am Anfang seiner homöopathischen Arbeit unverdünnte Urstoffe bzw. Urtinkturen in denselben großen Dosen, die zu seiner Zeit üblicherweise verabreicht wurden. Er beobachtete, daß ein Mittel, welches nach dem Ähnlichkeitsgesetz für einen Krankheitszustand paßte, in der Ursubstanz gegeben, sehr heftige Reaktionen auslöste. Der Patient wurde zwar durch das Simile geheilt, aber manchmal wäre er um ein Haar an der überschießenden Reaktion gestorben. Dies veranlaßte Hahnemann bald, die Dosis zu verringern. Er verdünnte den Urstoff mit exakt 99 Teilen Alkohol. Um die Substanz gut mit dem Alkohol zu vermischen, gab er der Flasche zehn kräftige Schüttelschläge. Damit war die erste Potenz geboren, die er *C 1* nannte. C steht für Centesimal und bedeutet hier eine hundertfache Verdünnung. Es gab aber immer noch genügend Patienten, die auf diese Verdünnung heftig reagierten. So wiederholte er das Verfahren noch einmal (1 Teil der *C 1* plus 99 Teile Alkohol) und kam auf die *C 2*. Da aber die *C 2* (Verdünnung 1:10 000) immer noch nicht ausreichte, wurde die *C 3* (Verdünnung 1:1 000 000) geboren, und in dieser Weise ließ ihn sein Forschungsgeist immer mehr verdünnen.
Wobei jeder Verdünnungsvorgang von einem Verschüttelungsvorgang begleitet wurde. Das Wort »Verdünnung« in diesem Zusammenhang zu gebrauchen kann sehr irreführend sein; denn der wissenschaftlich denkende Mensch verbindet mit dem Wort Verdünnung immer eine Minderung der Wirksamkeit. In der Homöopathie gilt jedoch genau das Gegenteil. Je höher die Verdünnung (= Potenz), desto tiefgreifender und schneller wirkt das Mittel. Daher ist es ganz wichtig, neben der Verdünnung den zweiten Schritt des homöopathischen Herstellungsverfahrens, nämlich die Verschüttelung, zu betonen. Ein homöopathischer Schritt (z. B. von der *C 1* zur *C 2*) läßt sich daher durch folgende Gleichung widergeben:

Verdünnung plus Verschüttelung = Potenzierung.

Potenzierung heißt »Ermächtigung«. Die Ausgangssubstanz (z. B. der Saft der Tollkirsche) wird über die einzelnen Potenzierungsschritte – von der *C 1* zur *C 2*, von der *C 2* zur *C 3, C 4, C 5* bis zur *C 200* und höher – immer mächtiger, immer potenter gemacht.
Aus chemisch-physikalischer Sicht ist diese Behauptung Unsinn. Denn die Wissenschaft hat bisher kein überzeugendes, schlüssiges Modell, um zu erklären, wie ein Homöopathikum, z. B. der Potenzierungshöhe *C 30,* überhaupt noch wirken soll, da durch die immense Verdünnung in der *C 30* kein einziges Molekül der Ausgangssubstanz mehr enthalten ist. Was nun den Verschüttelungsvorgang, die sogenannte »Dynamisierung«, angeht, so können wir uns – wissenschaftlich betrachtet – nicht erklären, was zu besagter »Ermächtigung« führt. Natürlich gibt es Theorien hierüber, aber von Wissen kann nicht die Rede sein. Letzten Endes darf uns aber gleichgültig sein, warum Homöopathie wirkt, wenn man als Homöopath jeden Tag aufs neue ihre großartigen Heilerfolge erlebt. Nach diesem Exkurs aber zurück zu Hahnemann und seinen Pionierarbeiten:
Ab der *C 6* beobachtete er eine andere Art der Wirkung, die nicht ausschließlich materiell erfaßbar war, sondern auch auf einer anderen, nämlich der psychisch-geistigen Ebene des Menschseins ansprach. Hahnemann nannte das die dynamische Wirkung der Potenzen.
Das von Hahnemann gefundene Potenzierungsverfahren setzt sich aus zwei Schritten zusammen:

1. Die Verdünnung der Ausgangssubstanz.
2. Das Verschütteln (= Energetisierung der Heilkraft, auch Dynamisierung genannt).

Hahnemanns Experimente erstreckten sich über viele Jahre. Die D-Potenzen* waren keine Erfindung Hahnemanns und werden außerhalb Deutschlands kaum benutzt, und wenn, dann im Bereich von *D1 – D6.*

* D-Potenzen: Im Gegensatz zu C-(= Centesimal-)Potenzen, bei denen jeweils 1 : 99 »verdünnt« wird, beträgt das Mischungsverhältnis bei den D-(= Dezimal-)Potenzen jeweils 1:9.

Jahrelang gab Hahnemann, besonders bei chronischen Krankheiten, eine einzige Gabe, die er viele Wochen, manchmal monatelang wirken ließ. Etwa 40 Jahre später führten ihn seine Forschungen in eine neue Richtung. Er stand vor zwei zu lösenden Problemen. Das eine war: die langwierige Behandlung chronischer Krankheiten. Das zweite: die überschießende Reaktion, die sogenannte »Erstverschlimmerung« auf das Similimum, die auch bei höherer Potenzierung zwar nicht mehr so gravierend, aber trotzdem vorhanden war. Das erste Problem ging er folgendermaßen an: Er ließ seine Mittel häufiger wiederholen – bis zu einmal täglich. Da dies aber die Gefahr von überschießenden Reaktionen erhöhte, verdünnte er die jeweilige Potenz 1:100 in Alkohol, ohne zu schütteln, und ließ den Patienten einige Tropfen davon in etwas Wasser (also nochmals verdünnt) einnehmen.
Dieses zur Perfektion gebrachte Verfahren dokumentierte er in der sechsten und letzten Auflage seines homöopathischen Vermächtnisses, des »Organons«. Hahnemann starb 1843, bevor besagte letzte Auflage erscheinen konnte. Das Zusammenwirken vieler ungünstiger Faktoren machte das Erscheinen erst 1921 möglich. Aber erst 30 Jahre später wurde der Schatz – das neue Potenzierungsverfahren – von dem Schweizer Arzt Dr. med. Flury entdeckt. Dieses Verfahren geht in zwei Schritten vor sich. Der erste Schritt ist die Potenzierung, der zweite Schritt das Verdünnen der Potenzierung. Das heißt, um eine Potenz herzustellen, verdünnte Hahnemann erst ganz normal 1 : 100, aber diesmal versetzte er der Flasche 100 statt 10 Schüttelstöße. Dann gab er 500 Globuli (Zuckerkügelchen), von der Größe eines Mohnsamens in einen Filter und ließ die potenzierte Flüssigkeit durchfließen. Der erste Schritt bringt somit eine 100fache Verdünnung, der zweite Schritt nochmals eine 500fache Verdünnung: 100 mal 500 ergibt 50 000. Um die nächste Potenz herzustellen, nahm er wieder ein Kügelchen, löste es mit hundert Tropfen Alkohol auf und wiederholte die beiden Schritte. Diese Potenzen werden *LM-Potenzen* genannt. LM heißt 50 000, da es bei diesem Verfahren um eine fünfzigtausendfache Verdünnung geht.
Dadurch löste der geniale Hahnemann beide Probleme auf einen Schlag. Denn die LM-Potenzen wirken sehr sanft und können meist ohne erhebliche Verschlimmerungen häufig und über einen länge-

ren Zeitraum genommen werden. Sie sind in der chronischen Behandlung unersetzlich; denn der Patient erfährt keine Tiefs, die fast immer nach dem Einsatz von Einzelgaben in C-Hochpotenzen ausgelöst werden. Außerdem verkürzen LM-Potenzen die Behandlungsdauer erheblich, da man kontinuierlich den Patienten behandeln und betreuen kann, ohne monatelang nach einer Einzelgabe abwarten zu müssen.

Zwischen der Entwicklung der LM-Potenzen durch Hahnemann und ihrer Entdeckung lagen über 100 Jahre. Die Homöopathie hatte in der Zwischenzeit, besonders in Amerika, große Fortschritte gemacht. Da aber nur die C-Potenzen aus der 5. Auflage des Organons (1833) bekannt waren, beschränkten sich die Erfahrungen auf die C-Potenzen. Der größte Teil der Homöopathie-Welt ist immer noch auf die alten C-Potenzen fixiert. Die Renaissance der Homöopathie in Deutschland ist jedoch von der Benutzung der LM-Potenzen mitgeprägt. Als einzigem Land in der ganzen Welt haben die LM-Potenzen in Deutschland gut Fuß gefaßt. Es sieht ganz so aus, als ob der Geist Hahnemanns in seinem Heimatland über sein Erbe wacht.

Wenn nun aber die LM-Potenzen so wichtig sind, warum werden nur C-Potenzen in diesem Buch empfohlen? Erstens werden fast ausschließlich *akute* (im Gegensatz zu chronischen) Krankheitsgeschehen behandelt. Der zweite und wichtigere Grund liegt in der schwierigen Handhabung von LM-Potenzen, besonders für Laien, da dem Behandler viele Regeln und Gesetze völlig vertraut sein müssen.

Muß immer die empfohlene Potenz verwendet werden?

Nein! Wenn Sie nur eine andere, niedrigere Potenz zur Hand haben, kann sie auch genommen werden. Nur durch eine zu niedrige Potenz wird die gewünschte Wirkung oftmals herabgesetzt und kann sogar fehlen, so daß keine Besserung zustande kommt. Dies kann dazu führen, daß Sie alle möglichen Mittel probieren, obwohl Sie schon das richtige in der Hand hatten.

Die *C 200* hat sich für die akute Behandlung bewährt; denn sie setzt auf der geistigen Ebene an – eben genau in dem Bereich, in dem die Ursache der Krankheit liegt.

Die Regeln der Dosierung

Wie wird das Mittel gegeben?

» In der Regel wird das Mittel im akuten Fall alle 2 Stunden gegeben. Man nehme eine Tasse Wasser und gebe 2–3 Tropfen bzw. Kügelchen (bei Pulver: 1 Messerspitze) oder 1 Tablette hinein und rührt um. Ein Teelöffel von diesem Wasser wird als **eine Gabe** bezeichnet. Unter einer Gabe versteht man die Mitteleinnahme. Eine Gabe bedeutet eine einmalige Verabreichung, wobei die Menge unterschiedlich sein kann. Gewöhnlich bezeichnet man jedoch unter einer Gabe 1–3 Tropfen oder Globuli, die auch direkt auf die Zunge gegeben werden können.

Was ist zu beachten nach der Verabreichung des Mittels?
Schon nach der ersten Gabe, spätestens jedoch nach der dritten, muß eine Verbesserung eintreten, sonst war das Mittel nicht richtig gewählt. Bitte weiter suchen.

Besserungen sind oft so deutlich, daß kein Zweifel besteht. Aber in vielen Fällen sind sie von subtilerer Art.
Hierzu einige Beispiele:

- Der Patient fühlt sich einfach wohler.
- Der Patient wird ruhiger.
- Die Atmosphäre in dem Raum wird als wohltuend, heller, weniger bedrückend empfunden.
- Die Augen sehen nicht mehr krank aus, sie leuchten jetzt.
- Die Atmung wird ruhiger und tiefer.
- Der Patient fällt in einen tiefen, erholsamen Schlaf.

» Grundsätzlich: *Niemals aus dem Schlaf wecken, um das Mittel zu geben.*

Wenn die Verbesserung deutlich genug ist, kann der Abstand zwischen den Mittelgaben auf 4–6 Stunden verlängert werden.

Wann ist mit dem Mittel aufzuhören?

1. Wenn der Patient gesund ist.
2. Wenn der Patient einen gesunden Appetit bekommt.
3. Wenn der Patient das Mittel nicht mehr nehmen will.
4. Wenn keine weitere Besserung des Zustandes eintritt.
5. Wenn der Zustand sich ändert bzw. neue Symptome auftreten.
6. Wenn sich der Zustand des Patienten verschlimmert.

1. Gesundheit
   Den Zeitpunkt kann nur der Patient selber erkennen, gerade genesende Kinder wissen es oft eher als die Eltern.

2. Gesunder Appetit
   Der Körper signalisiert, daß er gesund ist. Er ist von der Krankheit befreit worden. Bitte jetzt möglichst jeden Speisewunsch erfüllen, wie ausgefallen er auch sein mag. Das gewünschte Essen gehört oft zu den Lieblingsgerichten des Patienten. Es verhilft ihm zu Stabilität.

3. Abneigung gegen das Mittel
   Das ist ein Signal. Es wird bei Menschen ausgelöst, die noch einen Zugang zu ihrer inneren Stimme haben. Besonders bei Kindern findet man dies oft.

4. Stagnation
   Hier hat das Mittel ausgewirkt; entweder weiter abwarten oder durch ein Ergänzungsmittel abrunden. Im Text werden zu diesem Punkt weitere Hinweise gegeben.

5. Änderung des Zustandes oder neue Symptome
   Hier ist ein neues Mittel notwendig und muß entsprechend der neuen Bedürfnisse und Symptome gewählt werden. Beispiele dazu sind im Text zu finden.

6. Verschlimmerung
   Die sogenannte *homöopathische Erstverschlimmerung* ist eine Überreaktion auf das Mittel, die sich von allein nach einiger Zeit wieder legt, wobei der Heilungsprozeß schon in Gang gesetzt worden ist, jedoch etwas zu stürmisch verläuft. *Auf keinen Fall*

das Mittel wiederholen! Der Patient ist in einem Überreaktionszustand und wird auf Wiederholungen noch heftiger reagieren. Manchmal tritt die Überreaktion erst nach einigen Gaben auf.

Wann ist ein neues Mittel zu suchen?

1. Wenn spätestens die dritte Gabe keine Besserung gebracht hat.
2. Wenn der Zustand sich ändert, ohne zur Genesung zu führen.
3. Wenn ein Stillstand eintritt, hat man die Wahl zwischen einem neuen Mittel oder abwarten.
4. Wenn nach Ablauf einer Überreaktion keine Besserung eintritt. In diesem Fall war das Mittel falsch. Es hat den Patienten in einen Überreaktionszustand gebracht. Hier muß man den Zustand neu überprüfen. Wie war er vor dem falschen Mittel? Was für Änderungen sind durch das falsche Mittel gekommen? Wenn Änderungen aufgetreten sind, geht man von diesen aus, wenn keine da sind, geht man zurück zum Originalzustand, um diesmal das richtige Mittel zu finden.

➽ *Im Zweifelsfall immer abwarten.*
Es ist besser, einen Fehler zu akzeptieren und sich an einen erfahrenen Homöopathen zu wenden, als noch weiteren Schaden anzurichten.

Muß die angegebene Dosierung in jedem Fall eingehalten werden?
Den angegebenen Wiederholungsabstand müssen Sie nicht starr und schematisch einhalten. Er ist aber erfahrungsgemäß für den jeweiligen Zustand meist der günstigste, also eine Art Durchschnittswert. Ist der Zustand sehr akut und ausgeprägt, kann manchmal häufigere Wiederholung notwendig werden. Der umgekehrte Fall wird eher vorkommen, *in dem das Mittel nicht so oft wiederholt werden muß,* da der Zustand nicht so gravierend ist.

Die Mittelwirkung

Wenn Sie das richtige Mittel eingesetzt haben, brauchen Sie nicht lange zu warten, bis Sie die positive Wirkung spüren. Bald setzt sich

ein Wohlbefinden ein, meist noch bevor die Intensität der Symptome nachläßt.
Schon nach der ersten Gabe ist bei akuten Krankheiten mit besonders heftigen Symptomen eine positive Wirkung zu beobachten. Manchmal ist sie für den Behandler bzw. den Patienten nicht so deutlich festzustellen. Spätestens nach der dritten Gabe muß aber eine deutliche Besserung ersichtlich sein, sonst sind Sie auf der falschen Spur.

» Als goldene Regel für die Richtigkeit der Mittelwahl sollten Sie grundsätzlich auf folgendes achten: Beim richtig gewählten Mittel kommt es immer zu einer *Besserung des Allgemeinzustands.* Der Betroffene *fühlt sich subjektiv wohler.*

» *Achtung:* Während der Einnahme des homöopathischen Mittels (± ½ Stunde) dürfen keine Bonbons mit ätherischen Ölen (Pfefferminz, Menthol etc.) gelutscht werden und darf keine geruchsintensive Zahnpasta verwandt werden. Diese würde die Mittelwirkung stark beeinträchtigen!

Die Fallaufnahme

Den Homöopathen interessieren bei der Befragung des Patienten genau diejenigen Symptome, die etwas über das subjektive Befinden aussagen – also genau die Symptome, mit denen der Schulmediziner in der Regel nichts anzufangen weiß. Nicht die Höhe des Fiebers entscheidet über die homöopathische Mittelwahl, sondern z. B. durch welche Wetterlage das Fieber ausgelöst wurde, worauf Durst besteht und wie groß er ist, die Hauptbeschaffenheit (Schweiß, Röte, Kälte, Hitze), ob der Patient unruhig oder benommen ist, usw.
Ein klinischer Befund – z. B. ob es sich um Viren oder Bakterien handelt, Blutanalyse oder Urinstatus – kann dem Homöopathen

nicht den Weg zum heilenden Mittel weisen. Wohl aber der Geruch, die Farbe und die Konsistenz des Urins, die Beschaffenheit des Urinstrahls, Schmerzhaftigkeit beim Wasserlassen etc.
Sie müssen bei der Fallaufnahme folgendes beachten: Alle Veränderungen im geistigen und körperlichen Bereich müssen sorgfältig registriert werden. Jedes Symptom muß soweit wie möglich gründlich abgefragt werden.

Ein *vollständiges Symptom* besteht aus folgenden drei Merkmalen:
1. Der genauen Lokalität bzw. dem Sitz des Symptoms.
2. Den genauen Empfindungen.
3. Der Modalität – wodurch wird das Symptom schlimmer oder besser?

Nehmen wir zum Beispiel eine verstopfte Nase.

1. Frage: Wo spüren Sie die Verstopfung?
   In der ganzen Nase, in der Nasenwurzel, in den Nasenhöhlen zum Rachen einseitig, links oder rechts?
2. Frage: Was empfinden Sie?
   Ist es ein Gefühl, als ob die Nase verstopft wäre, aber man kann gut durch die Nase atmen? Ist es eine Verstopfung durch das Sekret? Sind die Nasenschleimhäute geschwollen?
3. Frage: Wodurch wird die verstopfte Nase gebessert oder verschlimmert? Im Freien, im warmen Raum, im Liegen, im Schlaf? Zu welchen Tageszeiten: morgens, abends, nachts, usw.?
   Ergänzung zu Frage 3:
   Versuchen Sie genau herauszufinden, wodurch ein Symptom beeinflußt wird. Z. B. durch Wärme, Kälte, im Freien, im Raum, durch bestimmte Tageszeiten, Schlaf, Essen und Trinken, Liegen, Gehen, Bewegung.

Jetzt müssen Sie das *Allgemeinbefinden* und die *Bedürfnisse* abklären. Wodurch wird das Allgemeinbefinden beeinflußt?

Wonach besteht ein Bedürfnis? Z. B. das Wärme-Kälte-Bedürfnis, Bedürfnis nach frischer oder warmer Luft, Bedürfnis nach Bewegung oder Ruhe, nach Liegen oder Stehen. Friert der Betreffende oder fühlt er sich zu warm? Wie steht es mit Schwitzen, Wirkung auf das Allgemeinbefinden durch Schlaf und Tageszeiten? Wonach besteht Verlangen? Essen und Trinken. Versuchen Sie die *Stimmung* zu erfassen. Ärgerlich, unzufrieden, beleidigt, gereizt, fröhlich, traurig, weinerlich, ängstlich, unruhig, fahrig, trotzig usw.
Als nächstes fragen Sie die *Begleitumstände* ab. Bei Schnupfen können z. B. Kopfschmerzen, Husten, Bauch-, Blasenbeschwerden oder Fieber vorhanden sein.
Sie fragen, ob der Krankheit eine erkennbare *Ursache* zugrunde liegt. Z. B. Wettereinflüsse: feucht-kalt, trocken-kalt, windig, Nässe. Gemütserregungen: Zorn, Ärger, Kummer, Freude, Kränkung usw.
Zuletzt beziehen Sie Ihre *eigenen Beobachtungen* in die Fallaufnahme mit ein. Z. B. Aussehen, Verhalten, Geruch, Stimmung etc.
Am Anfang erscheint die Liste der zu stellenden Fragen recht lang, aber Sie sollten sich nicht abschrecken lassen. Die Befragung ist nicht so schwierig, wie sie erscheint, zumindest nicht bei akuten Krankheiten. Gerade bei Kindern genügt auch schon oft eine geschärfte Beobachtungsgabe. Fassen Sie Mut und fangen Sie einfach an, es wird sich lohnen.

Ordnung der Symptome

Jetzt ist es notwendig, unsere Beobachtungen zu gewichten. Folgende Reihenfolge empfiehlt sich:

A. Zum Repertorisieren erfassen Sie die *ausgeprägten* und die *vollständigen* Symptome.
B. Jetzt ordnen Sie die aufgeschriebenen Symptome folgendermaßen:
   1. Erfassen Sie den *Grundzustand* – was hat der Kranke wirklich?
   2. Suchen Sie nach *Modalitäten,* die den Grundzustand beeinflussen.

3. Erfassen Sie Symptome, die in direktem Zusammenhang mit dem Grundzustand stehen. Es können allgemeine, geistige oder sonstige Symptome sein.
4. Suchen Sie Allgemeinsymptome.
5. Begleitsymptome?

Fallbeispiel: Anhand eines Schnupfen-Falles wollen wir die Vorgehensweise erläutern.
Ihre Nase läuft, ist aber trotzdem verstopft, besonders nachts im Schlaf. Die Verstopfung spüren Sie direkt an der Nasenwurzel. Zusätzlich leiden Sie an Kopfschmerzen. Es sind dumpfe Schmerzen an der Stirn. Draußen werden die Schmerzen deutlich stärker. Warmes Essen tut Ihnen gut und bessert den Kopfschmerz. Sie haben Durst auf warme Getränke. Im Spiegel merken Sie, wie verspannt Sie aussehen.

Auswertung der Symptome anhand des Fallbeispiels:

A. *Die ausgeprägten und vollständigen Symptome*
- Nase verstopft, nachts im Bett schlimmer
- Nase verstopft an der Nasenwurzel
  (Anmerkung: Sie haben zwar recht, wenn Sie die beiden Symptome für ein einziges Symptom halten, aber im Symptomenverzeichnis sind alle Modalitäten getrennt angegeben.)
- Verlangen nach warmem Essen und Getränken
- dumpfer Stirnkopfschmerz, draußen schlimmer
- dumpfer Stirnkopfschmerz, warmes Essen bessert
  (Anmerkung: Sie haben Verlangen nach warmem Essen. Das bedeutet, Sie essen nur Warmes, weshalb Sie nicht behaupten können, daß ausschließlich warmes Essen den Kopfschmerz bessert, sondern es ist das Essen an sich. Bei solchen zweideutigen Symptomen nehmen Sie besser das Grundsymptom. Bei Ihnen wird das Symptom heißen: Kopfschmerz durch Essen besser.)
- verspannter Gesichtsausdruck

B. *Ordnung der Symptome*

1. Der Grundzustand:
   - ein Stockschnupfen
2. Modalitäten des Grundzustandes:
   - nachts schlimmer
   - im Schlaf schlimmer
3. Damit in Zusammenhang stehende Symptome:
   - Verstopfung der Nasenwurzel
   - verspanntes Gesicht
4. Die Allgemeinsymptome:
   - Verlangen nach warmem Essen
   - Verlangen nach warmen Getränken
5. Die Begleitsymptome:
   - Kopfschmerz

   Das Begleitsymptom muß genauso wie das Hauptsymptom erfaßt werden.

5.1 Der Grundzustand:
   - dumpfer Kopfschmerz

5.2 Modalitäten:
   - draußen schlimmer
   - essen bessert

5.3 Die Allgemeinsymptome sind in diesem Fall nicht anders als beim Hauptsymptom.

Nun müssen wir die Symptome in der Reihenfolge ordnen, die wir für die Repertorisation brauchen:

1. Stockschnupfen
2. Verstopfte Nase nachts schlimmer
3. Verstopfte Nase im Schlaf
4. Verstopfung der Nasenwurzel
5. Verspanntes Gesicht
6. Verlangen nach warmem Essen
7. Verlangen nach warmen Getränken
8. Kopfschmerz draußen schlimmer
9. Kopfschmerz durch Essen besser

Aufklärung des Falles auf Seite 65.

Sie finden in Ihrem Symptomenverzeichnis keine dumpfen Stirnkopfschmerzen, da das Repertorium nach Hauptzuständen aufgebaut ist. Für die Begleitsymptome werden nur die Modalitäten des Hauptzustandes (in diesem Fall Schnupfen) berücksichtigt. Damit haben Sie das notwendigste und wichtigste Material für die Wahl des Mittels. Wenn wir hier noch mehr auf die Begleitsymptome eingegangen wären, würden Sie den Überblick verlieren.

Benutzung des Symptomenverzeichnisses (Repertorium)

Nachdem Sie Ihren Fall so ausgearbeitet haben, ist es möglich, daß Ihnen das schon gelesene entsprechende Mittel wieder einfällt. Dann lesen Sie das in Frage kommende Mittel nochmals durch, um zu überprüfen, ob es wirklich paßt oder nicht.
In den meisten Fällen werden Sie anfangs die Hilfe des Symptomenverzeichnisses brauchen. Im Symptomenverzeichnis werden Sie viel mehr Symptome finden, als bei den Arzneimittelbeschreibungen in diesem Buch erwähnt sind. Dies hat seinen Grund darin, daß wir Sie nicht mit zu vielen Informationen überschütten wollten und Sie dann den »Wald vor lauter Bäumen« nicht mehr sehen. Außerdem möchten wir Ihnen durch eine erzählerische Beschreibung das Mittel lebendig vor Augen führen. Man könnte zu einem Mittel eine Symptomenaufzählung von mehreren Seiten bringen, die so trocken wäre, daß Ihnen die Lust am Lesen verginge, geschweige denn, daß Sie sich ein Bild daraus machen könnten. Aus diesen bildhaften, erzählerischen Beschreibungen können Sie langsam erkennen, warum wir die Mittel personifizieren und z. B. davon sprechen, daß Lycopodium einen Schnupfen hat, oder Nux vomica in Streß gerät. Diese Formulierungsweise hat sich im homöopathischen Sprachgebrauch durchgesetzt. Zwischen dem Mittel und dem Menschen wird nicht mehr getrennt.

Die Repertorisation

Nachdem Sie die Symptome geordnet haben, suchen Sie die Rubriken für den Grundzustand im Repertorium und schreiben sich die

dort aufgelisteten Mittel heraus. Dann machen Sie das gleiche mit den anderen Symptomen und schauen, welches Mittel oder welche Mittel am häufigsten vorkommen. Lesen Sie diese Mittel in der Beschreibung nach und wählen Sie das passende aus.
Manchmal werden Sie bei ausgefallenen Symptomen nur ein Mittel finden. Sie können sich in diesem Fall viel Zeit sparen, indem Sie das betreffende Mittel gleich durchlesen und es möglicherweise als das passende erachten.

Was tun, wenn das gewählte Mittel nicht hilft?

Standen schon bei der Repertorisation zwei Mittel in der engeren Wahl, dann könnten Sie jetzt das zweite Mittel nehmen. Hilft das zweite Mittel auch nicht oder kam allem Anschein nach nur ein Mittel in Betracht, dann müssen Sie Ihren Fall nochmals gründlich überprüfen, vielleicht die Symptome nochmals durchgehen und schauen, ob der von Ihnen gewählte Grundzustand auch den Tatsachen entspricht. Danach repertorisieren Sie neu. Wir haben die wichtigen und häufigen Mittel für die aufgeführten Zustände alle erwähnt, aber es gibt viele andere Mittel, die zwar seltener vorkommen, aber bei Ihnen durchaus in Frage kommen könnten.
Spätestens nach dem dritten Versuch muß Ihnen klar sein, daß Sie das Mittel nicht finden werden. In diesem Fall kann Ihnen ein erfahrener Homöopath weiterhelfen.

Woran erkennen Sie einen guten Homöopathen?

1. Er hat Zeit für Sie.
2. Er läßt Sie über sich und Ihre Beschwerden reden.
3. In geschickter Weise führt er Sie dazu, Ihre Probleme und Ihr Anliegen ausführlicher und deutlicher zu schildern.
4. Nachdem Sie Ihre Ausführungen beendet haben, geht er mit Ihnen alle Symptome durch, um sie zu vervollständigen und klarer herauszuarbeiten.
5. Am Ende der Befragung zieht er sein Repertorium zu Rate.

6. Braucht er mehr Zeit, um das Mittel auszuarbeiten, schickt er Sie ohne das Rezept nach Hause, um es Ihnen zu einem späteren Zeitpunkt zu geben.
7. Er verordnet Ihnen nur ein einziges Mittel (in seltenen Fällen zwei) oder verabreicht eine einzelne Gabe.
8. Er gibt Ihnen genaue Anweisungen, wie Sie das Mittel einzunehmen haben, wann Sie das Mittel absetzen und sich bei ihm melden sollen.
9. Gegebenenfalls gibt er Ihnen Diätempfehlungen und Anweisungen zur gesunden Lebensführung – sowohl körperlich als auch geistig-seelisch.
10. Mit der Homöopathie hilft er Ihnen, sich von Dauermedikation, Suchtmitteln etc. zu befreien.

Die Hausapotheke

Wir haben die Mittel, die in diesem Buch vorkommen, in drei Gruppen geteilt. Die erste Gruppe enthält die wichtigsten Mittel für die Behandlung von Erkältungen, Notfällen und Schmerzen. Sie reicht aus, um erste eigene homöopathische Erfahrungen zu sammeln.

Die kleine Hausapotheke

Aconitum, Apis, Arnica, Arsenicum album, Belladonna, Bellis perennis, Bryonia, Calcium carbonicum, Calendula, Cantharis, Carbo vegetabilis, Chamomilla, Colocynthis, Dulcamara, Gelsemium, Hepar sulfuris, Hypericum, Ipecacuanha, Kalium bichromicum, Lachesis, Ledum, Lycopodium, Magnesium phosphoricum, Mercurius solubilis, Mercurius jodatus flavus, Natrium muriaticum, Nux vomica, Phosphorus, Phytolacca, Pulsatilla, Rhus toxicodendron, Ruta graveolens, Silicea, Spongia, Staphisagria, Sulfur, Symphytum, Tuberculinum bovinum, Veratrum album, Vespa crabro.

Wenn Sie sich noch mehr in die Homöopathie einarbeiten möchten, empfehlen wir Ihnen, Ihre Hausapotheke nach und nach zu erweitern. Die folgenden Mittel bieten sich zusätzlich an.

Die erweiterte Hausapotheke

Allium cepa, Anacardium orientale, Angustura, Antimonium crudum, Antimonium tartaricum, Argentum metallicum, Argentum nitricum, Barium carbonicum, Berberis vulgaris, Botulinum, Bromium, Carcinosinum, Caulophyllum, Causticum, Chelidonium, China officinalis, Cina, Colchicum, Cuprum metallicum, Cuprum arsenicum, Diphtherinum, Dolichos pruriens, Euphrasia, Ferrum metallicum, Ferrum phosphoricum, Glonoinum, Graphites, Gunpowder, Hamamelis, Ignatia, Kreosotum, Lathyrus, Lyssinum, Magnesium carbonicum, Medorrhinum, Melilotus, Mercurius corrosivus, Millefolium, Natrium sulfuricum, Opium, Pertussinum, Pilocarpin, Psorinum, Rubeolinum, Rumex, Sanguinaria, Sepia, Sulfuricum acidum, Syphilinum, Thuja, Veratrum viride, Zeckenbißfiebernosode.

In der dritten Gruppe haben wir seltenere Mittel zusammengefaßt, die für speziellere Fälle in Frage kommen, wie z. B. für die Behandlung von Angina pectoris, die Geburtsbetreuung etc.

Die große Hausapotheke

Aceticum acidum, Alumina, Anagallis, Asarum europacum, Aurum metallicum, Cactus grandiflorus, Caladium, Camphora, Carbolicum acidum, Carbo animalis, Carboneum sulfuratum, Carduus marianus, Castor equi, Coffea cruda, Coffea tosta, Crataegus oxyacantha, Croton tiglium, Derris, Dioscorea, Drosera, Hecla lava, Illicium, Jalapa, Kalium carbonicum, Kalium sulfuricum, Lacticum acidum, Mentha piperita, Mercurius jodatus rubrum, Mitchella, Natrium carbonicum, Nux moschata, Phellandrium aquaticum, Plantago major, Pulex, Rheum, Sambucus nigra,

Spigelia, Stramonium, Tabacum, Terebenthina, Urtica urens, Varicellinum.

Wie sind die Mittel aufzubewahren?
Sie sind stets vor starken äußeren Einflüssen zu schützen: vor Sonne, Hitze, starken Gerüchen; nicht in oder auf den Kühlschrank stellen; nicht in die Nähe des Fernsehers stellen. Am besten bewahren Sie sie gut geordnet in einem Schränkchen oder in einem Karton auf.

Wie lange halten sich die Mittel?
Bei sachgemäßer Aufbewahrung sind sie unbegrenzt haltbar. Die Mittel, die Hahnemann vor bald 200 Jahren herstellte, wirken heute noch bestens.

Globuli oder Tropfen?
Das ist eine Geschmacksfrage. Die Globuli bestehen aus Milchzukker und werden gerne von Kindern genommen. Flüssige Mittel enthalten Alkohol und sollten nicht von Alkoholkranken genommen werden.

II. Erkältungskrankheiten

Der Mythos von der Ansteckung

Wenn jemand eine Erkältung bekommt, lautet die erste Frage: Bei wem habe ich mich angesteckt? Der Mensch ist einfach immer auf der Suche nach einem Schuldigen, den er für sein Unglück verantwortlich machen kann. Umgekehrt wird der »Verschnupfte« von der Umwelt behandelt, als hätte er die Pest. Er ist in den Augen der Umwelt der Täter, der sich mit Sätzen wie »Kommen Sie mir nicht zu nahe, ich habe einen Schnupfen« oder »Ich kann Ihnen leider nicht die Hand geben, da ich erkältet bin« in die Defensive begibt. Der Erkältete seinerseits fühlt sich als unschuldiges Opfer, das der Umwelt gerne die Schuld an der miserablen Lage, in die es geraten ist, anlasten möchte.

Dieses Denken spiegelt sich in der Freudschen Psychologie wider, die ihren Ursprung im letzten Jahrhundert nahm. Der aktuelle Erkenntnisstand der Psychologie weicht von dieser Opfer/Schuldigen-Haltung ab und belegt, daß alles, was einem Menschen passiert, durch sein Verhalten und sein Wesen bedingt ist. Das ist der Ansatzpunkt der modernen Psychologie, *der schon von Anfang an die homöopathische Denkweise* bestimmte. In der allopathischen Medizin allerdings gehören diese Ideen noch nicht zum selbstverständlichen Gedankengut, denn sonst wäre der Ansatzpunkt der Behandlung dort ein ganz anderer.

Krankheit ist kein Zufall

In der Homöopathie gibt es den sogenannten Zufall im üblichen Sinne von einem zufälligen Geschehen nicht, wohl aber in der Bedeutung von etwas, das einem zu-fällt. Es kann einem nur das zufallen, was man selber ausgelöst hat. Das entspricht dem Gesetz von Ursache und Wirkung, das in dem bekannten Spruch »Was du säest, das wirst du ernten« zum Ausdruck kommt.

Die Homöopathie geht davon aus, daß jeder Mensch die Erkrankung bekommt, die er braucht, um wirklich gesund, d. h. im Einklang mit sich und der Umwelt zu leben. Natürlich sind den meisten Menschen diese Vorgänge nicht bewußt. Durch das Einbrechen einer Krankheit in unser Leben werden wir aufgefordert, unsere Lebensweise neu zu überdenken. Krankheit hat immer etwas damit zu tun, was sich der Mensch selbst ausgesucht hat, um mehr über sich zu erfahren und sich weiterentwickeln zu können. Natürlich sucht sich niemand bewußt die eine oder andere Krankheit aus. Aber die »natürliche Intelligenz«, die Lebenskraft, weiß immer, wo es langgeht. Je weniger Widerstand wir unseren Selbstheilungskräften entgegensetzen, desto größer ist die Chance, schnell gesund zu werden.

Ein Gesunder steckt sich nicht an
Wenn wir die Ansteckung einmal von der körperlichen Ebene aus betrachten, braucht eine Krankheit immer ein bestimmtes Terrain, wo sie sich ausbreiten kann. Da, wo eine Ausscheidungsreaktion notwendig ist, wird es eher zu einer sogenannten »Ansteckung« kommen oder man wird anfällig für die eine Erkältung auslösenden Faktoren wie Kälte, Wind, Feuchtigkeit oder Durchnässung. Auch der Gesündeste kennt phasenweise Tiefs, wo ein solches Terrain sich entwickelt, und eine Erkältung sich ausbreiten kann.

Der akute Schnupfen und die Sinusitis
(Nasenneben- und Stirnhöhlenentzündung)

Schnupfen – eine natürliche Ausscheidungsreaktion
Für einen gesunden Menschen ist es völlig normal, ein- bis zweimal im Jahr einen Schnupfen zu bekommen, der bis zu einer Woche anhalten kann. Der Volksmund sagt: »Drei Tage kommt er, drei Tage steht er, drei Tage geht er« oder »Der Schnupfen dauert ohne Behandlung eine Woche, mit Behandlung sieben Tage«. Diese Prognose stellt sich mit einer homöopathischen Behandlung ganz anders dar.
Im Frühjahr und Herbst ist der Mensch anfälliger, da in den Übergangsjahreszeiten die Selbstreinigungskräfte aktiviert werden. Der akute Schnupfen ist letztlich der Versuch des Körpers, Stoffe loszuwerden, die über Leber, Nieren, Darm und Haut nicht ausgeschieden werden konnten.

Durch die homöopathischen Mittel wird ganzheitlich auf den Körper eingewirkt, denn die Mittel entfalten ihre Wirksamkeit nicht nur im Bereich der Nase. Die Funktion der übrigen großen Ausscheidungsorgane wird ebenso angeregt und optimal wiederhergestellt. Durch die generelle Entgiftung erreicht der Kranke in Kürze sein Wohlbefinden wieder. Der lästige Schnupfen wird jetzt sekundär. Die Dauer der Ausscheidung wird in den meisten Fällen erheblich verkürzt, wo das nicht der Fall ist, erscheint sie wenigstens nicht mehr so unangenehm.

Verwechseln Sie die Funktion der Homöopathie aber nicht mit Ableitungsverfahren. Bei Ableitungsverfahren wird auf ein Organ gezielt ein starker Reiz ausgeübt. Es wird gezwungen, mehr zu leisten, als es von sich aus arbeiten würde, und dadurch wird es belastet.

Die homöopathischen Mittel sprechen das Zentrum an, d. h. von dort werden die Selbstheilungskräfte aktiviert. Die Information, die jetzt an die Organe weitergegeben wird, ist sanft und auf die Funktion aller anderen Organe abgestimmt.

Unterdrückung durch sogenannte »Schnupfenmittel«

Wenn nun die Selbstheilungskräfte des Körpers immer wieder empfindlich gestört werden, sei es durch schleimhautabschwellende Nasensprays, sei es durch andere Medikamente, die die Absonderung unterdrücken, so wird sich so ein Mensch schnell wieder erkälten und auch für andere Krankheiten anfälliger werden. Nach einer Unterdrückung der Absonderung bleibt oft ein dumpfes Gefühl im Kopf und Schwere in den Gliedern zurück. Der Schnupfen ist zwar verschwunden, aber der Mensch fühlt sich kränker als zuvor.

Durch das richtige homöopathische Mittel stellt sich das Wohlbefinden schnell ein, und die Dauer des Ausscheidungsprozesses wird verkürzt.

Wie wichtig es ist, den Schnupfen auszuheilen und nicht zu unterdrücken, zeigt die Tatsache, daß Krebskranke vor Ausbruch der Krankheit oft jahrelang keine Erkältung mehr gehabt haben.

Der chronische Schnupfen

Man kann generell sagen, daß durch die richtige Behandlung von akuten Leiden die Konstitution am besten gestärkt wird. Hier kann eine gute homöopathische Therapie außerordentlich positive Auswirkungen auf den gesundheitlichen Allgemeinzustand mit sich bringen. In der Behandlung des akuten Schnupfens liegt die Domäne des Laienhomöopathen. Den chronischen Schnupfen überlasse man dem erfahrenen Homöopathen.

Eine einmalige akute Behandlung wird die Erkältungsneigung nicht ausheilen, insbesondere dann nicht, wenn Mittel wie *Belladonna* oder *Aconit* eingesetzt wurden, die auf die grundlegende Disposition wenig Einfluß haben.

Die anderen eingesetzten Mittel werden die Anfälligkeit mildern. Erkältungen werden zwar wieder auftreten, aber meist nicht mehr so heftig wie vorher.

Eine gründliche Behandlung der Diathese dauert, je nach Alter des Patienten und nach Stärke der Grundschwäche, sechs Monate bis zwei Jahre und länger. Die Anweisungen dazu würden den Rahmen dieses Buches sprengen, hierfür ist ein längeres Studium der Homöopathie notwendig.

»Hausmittel« – ja oder nein?

Grundsätzlich gilt: Keine anderen Medikamente neben homöopathischen Mitteln nehmen.

Warum?

Um schnell und sicher das richtige Heilmittel finden zu können, braucht der Homöopath ein genaues und vollständiges Bild des Zustandes des Kranken. Durch ein Kamillendampfbad z.B. werden die Schnupfensymptome geändert. Das Bild ist verschleiert, und das richtige homöopathische Mittel ist nicht mehr zu erkennen.

Das Kamillendampfbad kann den Schnupfen nur dann ausheilen, wenn Symptome von Kamille *(Chamomilla)* vorhanden sind. Eine Erkältung mit *Chamomilla*-Symptomen kommt allerdings selten vor, außer bei kleinen Kindern. Es spricht nichts gegen Kamillendämpfe, solange nicht gleichzeitig eine homöopathische Behandlung vorgenommen wird. Da Kamillendampfbäder oft routinemäßig eingesetzt werden, können sie den Schnupfen nur lindern, jedoch selten ausheilen. Im Gegensatz hierzu ist das Ziel der homöopathischen Behandlung die schnellstmögliche Ausheilung.

Vorbeugende Maßnahmen bei Verkühlungen

Wenn jemand durchgefroren ist und eine Erkältung befürchtet wird, aber der Körper noch nicht mit Krankheitszeichen reagiert hat, kann in diesem Stadium mit *Camphora-Urtinktur* (oder *D 6,* 5 Tropfen auf ein Glas Wasser) vorgebeugt werden.

Bei den meisten Menschen tritt nach einer Verkühlung ein natürliches Verlangen nach *heißen Getränken* auf, welche ein guter Schutz vor Erkältung sind und deswegen baldmöglichst getrunken werden sollten. Wenn man vor Kälte steif und durchgefroren ist und sich dabei erschöpft und müde fühlt, dann ist heißer, schwarzer Kaffee das beste Getränk.

Auch ein *heißes Bad* oder die *Sauna* schützen bekanntlich vor Erkältungen. Trotzdem kann es hier zu Fehlschlägen kommen. Wie ist das möglich? Wenn ein durchgefrorener Mensch sofort in die heiße Badewanne gesteckt wird, konzentriert sich das Blut auf die Oberfläche – ein Vorgang, der sonst physiologischerweise erst einige Zeit nach einer Unterkühlung auftritt. Wird dieser Mechanismus stark forciert, wird es eher zu Ausscheidungsreaktionen wie Schnupfen oder Husten kommen. Es ist günstig, ein warmes Getränk vor dem Bad zu trinken, so daß die Körpertemperatur schon von innen erhöht wird.

Das Aufwärmen im angewärmten Bett wirkt sanfter, ohne Überreaktionen.

Diätetische Unterstützung der Schnupfenbehandlung

Diejenigen, die keine klaren Bedürfnisse nach bestimmten Nahrungsmitteln entwickeln, können sich an die folgenden Empfehlungen halten:

1. Bei Appetitstörungen lieber zwei als drei Mahlzeiten zu sich nehmen, bis sich der gesunde Appetit wieder einstellt.

2. Keine Zwischenmahlzeiten.
3. Nicht zuviel auf einmal essen.
4. Keine schwere Kost.
5. Kein hochkonzentriertes Eiweiß, überhaupt wenig Eiweiß (wie z. B. Fleisch, Eier, Fisch, Käse, Nüsse, Hülsenfrüchte).
6. Wenn die Nase reichlich Absonderung produziert, dann sollten wenig Teigwaren und Getreideprodukte gegessen werden (wie z. B. Nudeln, Brot), ausgenommen Reis und Gerste.
7. Es ist empfehlenswert, genügend Flüssigkeit in Form von Suppen, Kräutertees, Brottrunk o. ä. zu sich zu nehmen, damit der Körper die Giftstoffe besser ausscheiden kann.
   Wenn zusätzlich Magenbeschwerden vorhanden sind und ein Verlangen nach kalten Getränken besteht, kann man Schweden- oder Buttermilch trinken. Diese Getränke dürfen allerdings nicht getrunken werden, wenn der Schnupfen zusammen mit Husten auftritt, da sie den Lungen- und Bronchienzustand verschlimmern.
   Bei Regen oder feuchtem Wetter sollte man ebenfalls keine Sauermilchprodukte zu sich nehmen, sondern besser kalte Kräutertees, Reistrunk o. ä.

Behandlung

Dosierung s. S. 35

Mittel bei kaltem, trockenem Wetter

ACONIT *(Acon.)*

Es herrscht ein trockenes, kaltes, sonniges Winterwetter. *Aconit* ist es zu warm geworden, und er hat seinen Pullover ausgezogen. Aber kurz nachdem er wieder zu Hause ist, fängt er heftig an zu niesen, heißes Wasser läuft ihm aus der Nase. Es besteht kein richtiges Krankheitsgefühl, aber der ganze Nasenbereich ist heiß. Wenn jetzt gleich Aconit genommen wird, wird es diesen Schnupfen abwenden. Bei so einem heftigen Schnupfen empfehle ich *Aconit (C 200)* alle ½ Stunde.

In einem ähnlichen Zustand geht Aconit zu Beginn des Katarrhs wieder nach draußen in die Kälte, da er sich mit einem heißen Gesicht im warmen Zimmer unwohl fühlt. Sofort wird diese Absonderung durch die Kälte zum Stocken gebracht und der Aconit-Mensch fühlt sich besser, aber später, wieder zu Hause, geht es ihm zunehmend schlechter. Er bekommt jetzt rasende Kopfschmerzen und wird sehr unruhig. Dabei ist er so wehleidig, daß er auch die anderen nicht zur Ruhe kommen läßt. Er mag nicht reden und kann nicht schlafen. Der Körper kann sehr heiß werden, hohes Fieber tritt nicht selten auf. Aconit wird den durch die kalte Luft unterdrückten Katarrh schnell wieder zurückbringen und ihn so rasch, wie er gekommen ist, ausheilen. Aconit entwickelt in kürzester Zeit sein volles Krankheitsbild und ist bekannt für seine Plötzlichkeit und Heftigkeit.

HEPAR SULFURIS *(Hep.)*
Bei einer ähnlichen Wetterlage bekommt auch der Hepar-Mensch einen Schnupfen, allerdings sehr langsam. Anfangs ist nur reichlich wäßrige Absonderung vorhanden. Da die anderen Symptome im Prodromalstadium wenig ausgeprägt sind, wird man es möglicherweise schlecht erkennen und hat vielleicht schon *Aconit* gegeben, aber ohne Erfolg. Der Schnupfen schreitet fort, und erst am nächsten Morgen fühlt sich der Mensch richtig krank. Nun wird deutlich, daß schon die geringste Kälte, z. B. beim Rausgehen, bei Zugluft durch das Öffnen von Türen oder Fenster, Niesanfälle auslöst. Die gelbliche Absonderung wird langsam dicker und fängt an, wie alter Käse zu riechen, wenn der Schnupfen andauert.
In Gebieten, wo Föhn herrscht, kann kaltes, trockenes Wetter plötzlich durch eine feucht-milde Wetterlage abgelöst werden, wobei Schnupfen und Allgemeinzustand von Hepar sulf. wesentlich besser werden, so daß manchmal einige Tage verstreichen, bevor der Hepar-Zustand erkannt wird. Gleichgültig, in welchem Stadium das Mittel eingesetzt wird, es wird rasche Heilung bringen.
Wenn man aufmerksam beobachtet, wird man gleich zu Beginn den Unterschied zwischen Hepar und Aconit erkennen, denn sie sind vom Typ her gegensätzlich.
Aconit ist ein heißblütiger Mensch und fühlt sich draußen immer besser. Wenn er aber schon krank ist und sich dann der Kälte aussetzt, verschlimmert sich der Zustand noch mehr.

Hepar ist verfroren, die frische Luft behagt ihm nicht, Niesen und Schnupfen werden schlechter, aber sobald er wieder im warmen Raum oder im Bett ist, geht es ihm besser.

BELLADONNA *(Bell.)*
Ein Kind hat lange bei kaltem Wetter draußen gespielt und kommt mit einer geschwollenen, roten Nase nach Hause. Je nachdem, ob das Kind auf die Signale des Körpers gleich gehört oder weitergespielt hat, ist die Intensität, mit der die Nase heiß und schmerzhaft wird, geringer oder stärker. Die Nasenspitze brennt und ist äußerst empfindlich. Nur aus einem Nasenloch fließt reichlich das Sekret.

- Dosierung: *BELLADONNA C 200* ½stündlich wird den Katarrh rasch beseitigen.

Ein anderes Beispiel, wo *Belladonna* schnell hilft:
Der Belladonna-Mensch hat sich in Eile die Haare gewaschen und hat keine Zeit, sie gründlich abzutrocknen. Prompt bekommt er einen Schnupfen. Oder er hat sich die Haare schneiden lassen und ist danach, ohne den Kopf zu schützen, ins Kalte gegangen. BELLADONNA ist hier angezeigt, wenn einseitiger Fließschnupfen mit Stockschnupfen alterniert.

- Dosierung: *BELLADONNA C 200* je nach Intensitität ½ bis 1stündlich geben.
  (Nasser Kopf: siehe auch *Nux vomica)*

BRYONIA *(Bry.)*
Bryonia bekommt in sehr kalten Wintern selten Schnupfen, es ist eher in mildem Klima zu finden oder während der Jahreszeiten Herbst und Frühjahr.
Der Bryonia-Mensch wacht morgens mit steifen Gliedern auf und fühlt sich unwohl, aber sonst sind keine weiteren Symptome vorhanden. Tagsüber scheint es nicht mehr so schlimm zu sein, er nießt zwar ab und zu, und etwas mehr Bedürfnis nach Ruhe ist auch da. Er hat keine Lust zu arbeiten, aber in diesem Stadium wird kein Bryonia-Mensch sagen, daß er krank sei. Er möchte sich am liebsten hinlegen und ausruhen. Er kann sich aber einige Tage zur Arbeit zwingen. Der Körper rebelliert gegen jeden Versuch, sich zu bewegen oder zu arbeiten, mit zunehmenden Schmerzen. Hinzu gesellen sich oft Kopfschmerzen.

Er hat wenig oder keinen Appetit. Nach und nach entwickelt sich großer Durst. Er muß nicht sehr häufig trinken, aber wenn, dann große Mengen Kaltes. Außer wenn er friert, dann braucht er Warmes. Seine Unbeweglichkeit drückt sich über den Darm so aus: Verstopfung ist gleich zu Beginn des Hustens da oder kommt später hinzu.
Bryonia ist sehr gereizt und möchte nicht antworten.
Bei einem Allopathen bekommt der Bryonia-Mensch schmerzlindernde Medikamente oder Laxative, die auf den fortschreitenden Schnupfen keinen Einfluß haben, ja den Menschen sogar kränker machen können.
Wenn Bryonia den akuten Schnupfen gut gebessert, aber nicht vollständig ausgeheilt hat und der Mensch sich nicht mehr krank, aber auch nicht ganz gesund fühlt, dann folgt *Sulfur* und rundet den Fall ab. Siehe S. 65

NUX VOMICA *(Nux-v.)*
Nux ist wie Hepar ein überaus verfrorener Mensch. Er kann kaum ein Körperteil der Kälte aussetzen, ohne sich gleich zu erkälten. Besonders, wenn sein Kopf – sei es durch Naßwerden, Haareschneiden oder Wind (vergleiche *Bell.* und *Aconit*) – oder sein Gesäß (sitzen auf kalten Steinen), Rücken oder Füße kalt werden, bekommt er sofort Schnupfen.
Bei Nux ist die Nase verstopft und trocken, besonders draußen oder nachts. Wenn er schlafen will, kann er kaum atmen.
Im warmen Raum hingegen läuft die Nase. Morgens sind das Niesen und der Fließschnupfen am schlimmsten. Ein Nasenloch ist meist verstopft, mal ist es das rechte, mal das linke.
Er reagiert höchst empfindlich und gereizt auf alles, was auf ihn zukommt. Man hüte sich davor, dem Nux-Patienten zu sehr mit Fragen auf die Nerven zu gehen, denn er wird nur patzige Antworten geben. (*Bryonia* antwortet gar nicht.) Selbst den geringsten Kältereiz kann er nicht ertragen. Am liebsten würde er sich auf den Ofen hocken.
Er kennt einen Trick, um sich vor Erkältung zu schützen. Wenn er rechtzeitig ein heißes Fußbad nimmt, dann kann er sich oft die kranken Tage ersparen. Wenn allerdings sein Kopf naß oder kalt wird, kommt jede Hilfe zu spät.

Nux ist jedoch meist zu beschäftigt, um sich die Zeit für ein aufwendiges Fußbad zu nehmen. Statt dessen schüttet er bei der Arbeit literweise heiße Getränke in sich hinein, in der Hoffnung, sich innerlich zu erwärmen. Aber er wird trotzdem krank.

Mittel bei kaltem, feuchtem Wetter

DULCAMARA *(Dulc.)*
Nach einem Spaziergang setzt sich Dulcamara zum Ausruhen auf die Wiese. Inzwischen ist es früher Abend geworden. Zu Hause muß sie feststellen, daß sie sich einen Schnupfen geholt hat, und die Detektivarbeit des Homöopathen kann beginnen.
Was war die Ursache, die uns den Weg zum richtigen Mittel zeigt? War das Wetter zu warm oder zu kalt? War es windig? Hat sie sich überanstrengt, geschwitzt und dann gefroren?
Alle Fragen werden verneint. Übrig bleibt nur die Wiese: es lag schon Tau auf dem Gras. Nach dem Spaziergang war es Dulcamara warm, die Feuchtigkeit war ihr unangenehm und sie erkrankte an einem Stockschnupfen, der durch kalte Luft verschlimmert wird. Über die ganze Geschichte ist sie ungehalten und kann die Genesung vor Ungeduld kaum erwarten, aber sie ist auch kein Mensch, der vor Ärger Temperamentsausbrüche bekommt, im Unterschied zu Nux. Dafür verläuft die Erkältung auch weniger heftig.
Feuchte Kälte macht Dulcamara zu schaffen.
Typisch für Dulcamara ist die Modalität »Erkältung durch Temperaturwechsel von warm auf feucht-kalt«, auf z. B. kühle, feuchte Meeresluft oder Wind, Schneeluft oder Regen.

RHUS TOXICODENDRON *(Rhus-t.)*
Der Rhus-Mensch reagiert auf alle Arten von Kälte, Feuchtigkeit und Durchnässung. Wir stellen uns einen Menschen vor, der sich am wohlsten fühlt, wenn er sich bewegt. Er ist z. B. durch eine anstrengende Wanderung ins Schwitzen geraten. Die Feuchtigkeit allein würde ausreichen, um einen Schnupfen auszulösen; gerät Rhus aber danach in einen Regen oder nimmt ein kaltes Bad, um sich zu erfrischen, dann ist eine Erkältung unausweichlich. Auch Nebel kann einen Schnupfen auslösen.

Mit der Erkältung ist eine Störung des Allgemeinbefindens verbunden. Er wird unruhig, besorgt, deprimiert.
Dieser quälende Zustand wird schlimmer, wenn es anfängt, dunkel zu werden. Bewegung, z. B. nachts umhergehen, bessert den Schnupfen und die Unruhe. Im Gegensatz zu *Dulcamara,* die sich unbedingt im warmen Raum bewegen muß, macht Rhus tox. die kalte Luft nichts aus, wenn er warm gekleidet ist.
Er hat großen Durst auf kalte Getränke, aber diese tun ihm im allgemeinen nicht gut; er friert dadurch nur noch mehr.
Der Schnupfen ist oft mit Halsentzündung verbunden.
Die Nasenspitze ist rot, durch häufiges Naseputzen entsteht ein Wundheitsgefühl. Die Nase ist trocken und geschwollen. Der Atem erscheint so heiß, als ob er in der Nase brennen würde.
Er neigt zu krampfhaften Niesanfällen.

Mittel im Frühling, bei Föhn oder Wetterwechsel
Bei Wechsel von kalt auf warm-feucht

CARBO VEGETABILIS *(Carb-v.)*
Wenn nach kühlen Frühlingstagen warmer Wind aufkommt bei hoher Luftfeuchtigkeit, ist Carbo vegetabilis hochgradig anfällig für Erkältungen. Er fühlt sich unwohl, wird schlapp und lustlos, ist blaß und voller Selbstmitleid, weil er schon spürt, daß seine Nase anschwillt. Es kribbelt und prickelt in der Nase, was ihn ständig zum Niesen reizt, aber er kann nicht richtig niesen. Da dieser Schnupfen selten ohne Bronchienbeteiligung vorkommt, tritt bald ein Husten mit Wundheit in der Brust auf.

GELSEMIUM *(Gels.)*
Gelsemium wird im Frühling oder in einem milden Winter krank, wenn zum ersten Mal wieder die Sonne lacht, aber die Luftfeuchtigkeit durch den Schnee noch hoch ist.
Er bekommt einen richtigen Fließschnupfen, der ätzt. Die Innenseite der Nasenflügel wird wund, dadurch fühlt sich die Absonderung brennend heiß an (bei Aconit ist sie wirklich heiß). Der Körper fühlt sich schwer und müde. Der Kranke kann sich auf nichts mehr konzentrieren und liegt benommen im Bett. Im Rücken ist es ihm

kalt. Dabei ist er völlig durstlos. Benommen machende Kopfschmerzen begleiten oft den Schnupfen.

Bei Wechsel von kalt auf warm-trocken

NATRIUM MURIATICUM *(Nat-m.)*
Bei Natr. mur. fällt die große Menge eiweißartiger Absonderungen auf. Der Mensch hat kaum Zeit, mit einem heftigen Niesanfall fertig zu werden, wobei sich reichlich Sekret löst, schon kommt der nächste Anfall. Dieser Zustand wechselt mit Stockschnupfen.
Nat-m. neigt auch zu Fieberbläschen um Lippen und Nasenflügel. Letztere werden wund und empfindlich, allerdings nicht durch eine ätzende Absonderung, sondern durch das ständige Naseputzen.
In der Regel geht der Geruchssinn verloren, meist auch der Geschmackssinn.

PULSATILLA *(Puls.)*
Sie hat das Gefühl, daß die Nase immer verstopfter wird. Die Verstopfung erreicht nachts den Höhepunkt, aber sie hindert nicht am Schlafen. Morgens fließen aus der Nase große Mengen dicken, milden Sekrets, welches anfangs weiß ist und später gelb bis gelbgrün oder grün wird. Pulsatilla wird milder und nachgiebig, wenn sie krank ist. Sie ist appetit- und durstlos und hat den Geruchs- und Geschmackssinn verloren. Trost und Beistand tun ihr in jeder Lebenslage gut und bessern ihren Zustand. Ihr ist es zu warm, und ohne frische Luft fühlt sie sich elend.
Ein klares Pulsatilla-Bild entwickelt sich meist nach ein paar Tagen.

KALIUM SULFURICUM *(Kali-s.)*
Wenn nur ein Teil des Bildes von Kali-s. erfaßt wird, könnte man es mit *Pulsatilla* verwechseln: Da sind auch die milden, dicken gelb bis gelblich-grünen Absonderungen, er braucht frische Luft und abends geht es ihm, wie Pulsatilla, schlechter.
Kali-s. hat aber ein eher übelriechendes Sekret und ist, im Gegensatz zu *Pulsatilla,* durstig. Er hat einen richtigen Horror vor allem Heißen (Zimmer, Getränke, Speisen, Wetter).

Der gelbe Schleim auf der Zunge ist eine Differentialdiagnose zu *Pulsatilla*, deren Zunge weiß belegt ist.

Sonstige Mittel

ALLIUM CEPA *(All-c.)*
Unter den Homöopathen ist Allium cepa (die Zwiebel) bei Schnupfen ein Favorit, aber es kommt nicht so häufig vor, wie es gerne gegeben wird.
Wir sind alle schon in einen Allium-cepa-Zustand geraten, wenn wir eine rohe Zwiebel geschnitten haben. Die Augen tränen, die Nase läuft und wird wund, hinzu gesellt sich oft Kopfweh. Es wird einem zu warm, und man wird durstig. Im warmen Raum und abends fühlt man sich schlechter, draußen geht es einem besser.
WARNUNG: Wenn Allium cepa nicht das Similimum ist und routinemäßig eingesetzt wird, kann es den Fall komplizieren. Wenn dann der Schnupfen auf die Lungen schlägt, bringt *Phosphor* die Lungenkomplikation wieder in Ordnung.
Nux ist auch ein Mittel, welches gerne routinemäßig, aber nicht nach Symptomen, gegeben wird. Wenn es hier zu Lungenkomplikationen kommt, ist ebenfalls *Phosphor* das Mittel der Wahl.
Bitte beachten, daß in diesen Fällen *Phosphor* hilft, weil sich in der Regel ein Phosphor-Zustand entwickelt. Besonders wenn das routinemäßig gegebene Mittel nicht ähnlich genug war, den Katarrh verdrängt, aber nicht ausgeheilt hat. Hat das Mittel gar nicht gepaßt und überhaupt keine Wirkung gezeigt, muß man die Symptome neu überprüfen.

➽ Ist noch kein klares Symptomenbild vorhanden, dann muß man *abwarten*, bis das Symptomenbild klar wird. *Es ist nicht ratsam, zu voreilig ein Mittel zu geben.* Erst mit zunehmender Erfahrung werden Sie das richtige Mittel immer eher erkennen können.

EUPHRASIA *(Euphr.)*
Ganz im Gegensatz zu *Allium cepa* ist der Tränenfluß ätzend und das Nasensekret milde. Besonders charakteristisch für Euphr. sind die durch Wind gereizten, blutunterlaufenen Augen, z. B. bei Mo-

torradfahrern oder Skifahrern ohne Brille. Weiteres s. Abschnitt »Husten«, da Husten meist bald eintritt.

ARSENICUM ALBUM *(Ars.)*
Ars. fühlt sich sehr elend, wenn er krank ist, was man ihm gut ansehen kann. Es kitzelt ihn ständig wie mit einer Feder in der Nase, aber das Niesen bringt für ihn keine Erleichterung, er fühlt sich dadurch noch elender, und das Kitzeln hört nicht auf. Die Nase ist zwar verstopft, aber gleichzeitig läuft ständig eine wäßrige, wundmachende Absonderung heraus.
Er ist genauso verfroren wie *Nux.* Er möchte nur Warmes trinken und es warm haben. Als ob dieser quälende Zustand nicht genug wäre, kommt auch noch Schlaflosigkeit hinzu. Hierzu sei auch

CALCIUM ARSENICUM *(Calc-ars.)*
erwähnt, der nachts ebenfalls nicht schlafen kann. Trotz seines Leidens kommt er uns wie eine komische Figur vor. Jedesmal, wenn man ins Eßzimmer kommt, sieht man ihn dort sitzen, mit einem Teller Suppe vor sich auf dem Tisch. Selbst nachts sitzt er aufrecht im Bett und löffelt seine Suppe. Nur dann fühlt er sich leidlich wohl.

KALIUM BICHROMICUM *(Kali-bi.)*
Kalium bichromicum ist ein Frühlings- und Herbstmittel. Die typische Beschaffenheit des Sekrets läßt Kali-bi. zum Einsatz kommen. Es ist dick, gelb, manchmal grünlich, zäh, fadenziehend. Die eitrige Absonderung klebt in der Nase und kann in langen Fäden wie Gummi herausgezogen werden. Die Nase fühlt sich sehr trocken an. Ein drückender Schmerz sitzt in den Nasenknochen und entwickelt sich bis zur Nasenwurzel.
Kali-bi. paßt für große, kräftig gebaute Leute, die sehr viel dunkles Bier trinken und sich leicht durch Abkühlung erkälten. Diesen Menschen wird es schnell zu heiß, weshalb sie oft zu leicht bekleidet sind, dann holen sie sich durch die geringste Kälte, vielleicht abends im Biergarten, einen Schnupfen.

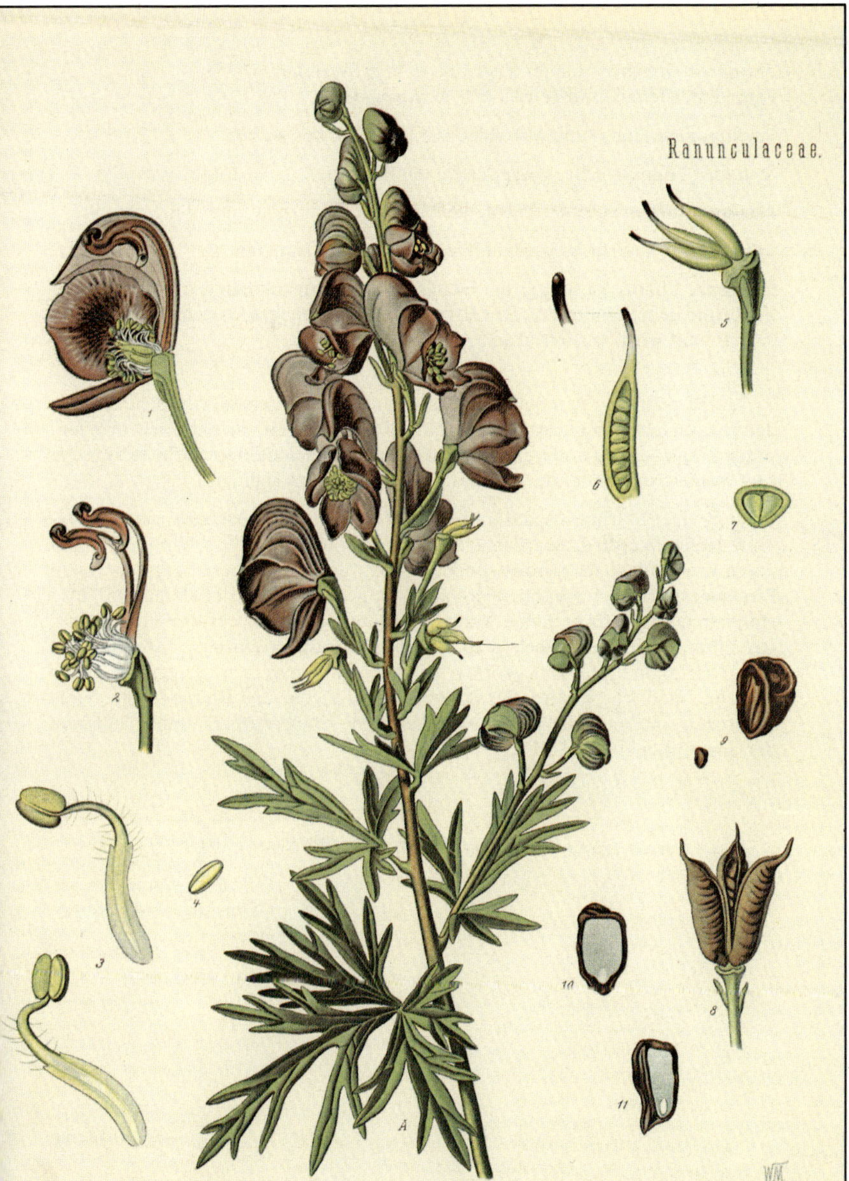

Aconitum Napellus L.

ACONITUM

Aconitum napellus – blauer Eisenhut, echter Sturmhut.
Familie der Hahnenfußgewächse – *Ranunculaceae*.

Vorkommen: Hoch- und Mittelgebirge Europas, bes. Alpen.

Standort: Humusreiche, gutgedüngte Almwiesen.

Verwendete Pflanzenteile: Die ganze blühende Pflanze mit der Wurzelknolle.

Inhaltsstoffe: Die giftigen Alkaloide Aconitin und Napellin.

Die ganze Pflanze ist sehr giftig. Der Grad der Giftigkeit hängt von der Zeit der Ernte und dem Standort ab. Der Eisenhut ist eine beliebte Gartenpflanze. Wenn er kultiviert wird, verliert er jedoch seine Heilkräfte.

Typus: Er paßt, wie sein Standort erahnen läßt, besonders für Menschen, die in den Bergen leben, für kräftig gebaute, vollblütige Typen, die sich leicht erregen, selten krank werden und wenn, dann das für Aconit charakteristische stürmische (der Name „Sturmhut" deutet darauf hin) Fieber bekommen.

Prüfung: Der Sturmhut spielt in der Geschichte der Homöopathie eine interessante Rolle. Wurde diese Pflanze doch als erste im Jahr 1762 schon vor Hahnemann bruckstückhaft geprüft, und zwar von dem in Württemberg geborenen Professor und österreichischen Hofarzt Anton von Stoerck, der als ein Vorläufer Hahnemanns gilt, da er einige Arzneimittel am Gesunden prüfte und die geprüften Pflanzen teilweise nach dem Ähnlichkeitsprinzip einsetzte. Hahnemann selber hat Aconit gründlich geprüft. Mit Aconit kämpfte er erfolgreich gegen die damalige modische Unsitte des Aderlasses bei Fieber und Blutüberfülle. Viele Menschen wurden so lange zur Ader gelassen, bis sie starben – unter anderem der Sonnenkönig Louis XIV.

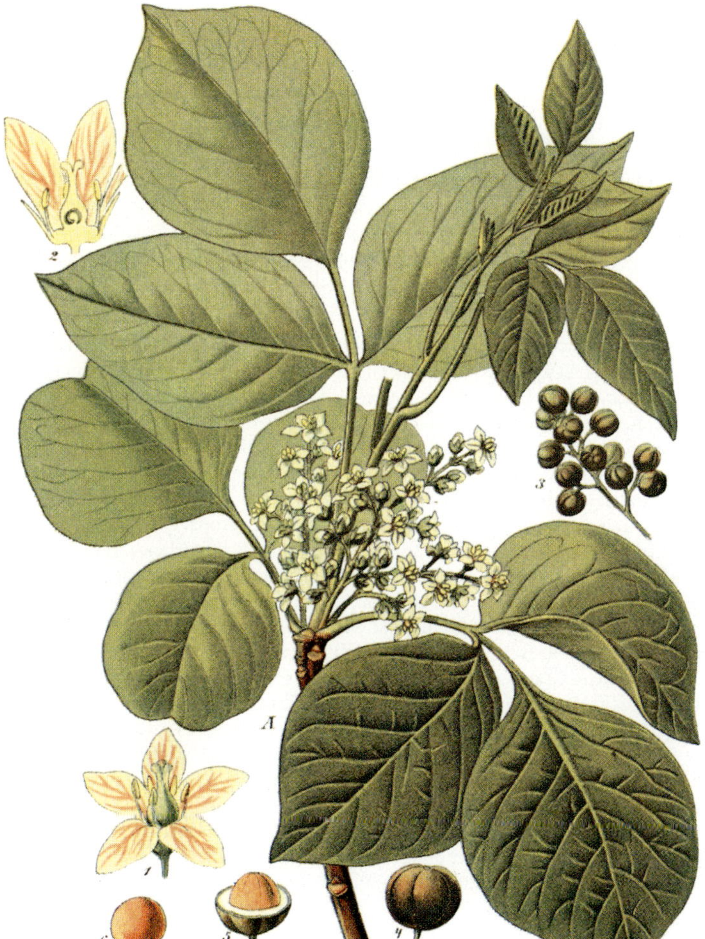
2
3
A
1
6
5
4

RHUS TOXICODENDRON

Rhus toxicodendron – Giftsumach.

Familie der Anacardiengewächse – *Anacardiaceae.*

Vorkommen: Nordamerika.

Standort: Dickicht, Wälder, besonders an den Wegrändern im Wald, aber auch an Zäunen.

Verwendete Teile: Frische Blätter, bei Sonnenaufgang gesammelt, kurz vor der Blütezeit.

Inhaltsstoffe: Urushiol (Toxicodendrol), Flavone, Gallussäure.

Der Name „Rhus" kommt vom keltischen „rhudd" = rot, und bezieht sich auf die Farbe von Blumen und Blättern einiger Arten im Herbst. Rhus radicans (Poison Ivy = Giftefeu) und Rhus toxicodendron (Poison Oak = Gifteiche) sind ein und dieselbe Pflanze. Poison Sumach (Rhus venenata) ist eine andere derselben Familie, und zwar die giftigste. Aus unbekannten Gründen wurde aber Rhus toxicodendron auf deutsch Giftsumach genannt.

Rhus toxicodendron ist ein sehr verbreiteter Giftstrauch in Nordamerika. Der Kontakt führt bei ca. 90 % der Menschen zu einem brennenden, juckenden, bläschenförmigen Hautausschlag, der weitaus unangenehmer ist als Hautreaktionen durch Brennesseln. Der Hautausschlag tritt u. U. erst nach vielen Kontakten mit der Pflanze auf. Später kann sogar die bloße Nähe von Rhus toxicodendron ausreichen oder der Rauch von den brennenden Blättern. Als weitere Folge stellen sich bald Schwindel, Schwäche und eine Art Vergiftungsgefühl ein. Gesicht und Augen röten sich und schwellen an, große Unruhe, Schmerzen, Durst und Fieber können auftreten. Mund und Hals schwellen an, es kommt zu Husten, Übelkeit und Erbrechen, später zu rheumatischen Schmerzen und Steifigkeit in den Gelenken, die Glieder werden taub. Der Kranke wird immer verwirrter, sogar delirös, zumindest sehr schlecht gelaunt. Besonders nachts möchte er aus dem Bett springen. Dies ist nicht verwunderlich, denn der Giftgehalt ist nachts und durch Feuchtigkeit erhöht. Der Kranke, der Rhus toxicodendron braucht, hat seine Verschlimmerungszeit nachts. Viele Beschwerden entstehen als Folge von Feuchtigkeit und Durchnässung. Des weiteren behebt Rhus die Folgen von Verkühlungen, Überanstrengungen und Verrenkungen.

Rhus übt eine tiefgreifende Wirkung auf den Bewegungsapparat aus, wie es schon vom Vergiftungsbild her zu erkennen ist. Charakteristisch ist die Besserung durch fortgesetzte Bewegung, wobei allerdings zunächst verstärkte Schmerzen kurzfristig zu Beginn der Bewegung auftauchen.

Typus: Rhus paßt für die rheumatoide Konstitution, wenn die Beschwerden durch Nässe, besonders im Zusammenhang mit Überhitzung, auftreten oder verschlimmert werden.

LYCOPODIUM *(Lyc.)*
Der Lycopodium-Schnupfen beginnt oft mit einer ätzenden Absonderung, die die Oberlippe wund macht; bald geht er in einen Stockschnupfen über. Es entwickelt sich ein sehr verspannter Gesichtsausdruck. Spürbar wird die Verstopfung an der Nasenwurzel. Die Nase wird immer verstopfter, und das Besondere daran ist, daß die Nase völlig zugeht, sobald der Kranke sich nachts zum Schlafen ins Bett legt, so daß nur noch durch den Mund geatmet werden kann. Die Nase ist die ganze Nacht zu und morgens meist voll von eitrigen, schleimigen Absonderungen. In der Nase bilden sich auch oft elastische Schleimpfropfen. Nach dem Aufstehen und Herumgehen fühlt sich der Kranke besser, die Nase wird freier.
Dumpfe Kopfschmerzen begleiten in der Regel den Stockschnupfen. Dieser dumpfe, hämmernde Schmerz tritt meist zwischen den Augen, in der Stirnmitte oder auf der ganzen Stirn auf. Er bessert sich durch Essen, es besteht ein Verlangen nach warmem Essen und Getränken.

SULFUR *(Sulf.)*
Sulfur-Schnupfen können sich in einer Vielfalt von Möglichkeiten äußern. Auch die Wetterlage kann nicht genau bestimmt werden. Es fängt meist mit einem heftigen Fließschnupfen an, kurzzeitig kann ihm zu Beginn fröstelig sein, doch bald wird ihm zu warm. Immer wieder schießt Hitze ins Gesicht und warme Räume empfindet er als unangenehm. Die Nase ist auch im Warmen verstopft und fließt im Freien. Trotz dieser Wärmeabneigung braucht er Warmes für seinen Magen, besonders warme Getränke.
Die Absonderung kann brennend, ätzend, klebrig, von grünlicher oder gelblicher Farbe sein.

TUBERCULINUM BOVINUM *(Tub-bov.)*
Es gibt zahlreiche Tuberkulin-Präparate. Ich persönlich habe gute Erfahrungen mit Tub-bov., Koch alt und zum Teil mit Bacillinum gemacht. Da keine Indikationen für die anderen Tuberkuline bei akuten Erkrankungen zu finden sind, habe ich sie nicht eingesetzt. Im Laufe der Jahre hat sich für mich Tub. bov. mit seinen unfehlbaren Anzeigen für bestimmte akute Erkrankungen herauskristallisiert.

Tub. ist gleich am Anfang eines Schnupfens erkennbar. Der Mensch, der Tub. braucht, entwickelt ein unstillbares Verlangen nach erfrischendem Obst. Sie sollten hier gegenüber dem Menschen differenzieren, der gelesen hat, Vitamin C sei gut bei Erkältungen, der aber kein echtes Verlangen nach Zitrusfrüchten hat. Es ist einfach der Zustand, in dem erfrischendes Obst gebraucht wird: Orangen, Zitronen, Clementinen, Ananas, auch Kiwis; aber auch Bananen und ähnliches. Meist trinkt Tub. den Saft von frisch gepreßten Früchten.
Tuberculinum ist eine Nosode, und diese wird anders dosiert als die übrigen Mittel. (Siehe auch »Nosoden« S. 297).
Tub. unter der 200. Potenz ist nicht zu empfehlen, da es in diesem Fall leicht zu Überreaktionen (siehe Punkt 6) kommt, oder die Wirkung nicht zufriedenstellt und daher die Heilung zu lange dauert.

- Dosierung: 1 × täglich eine Gabe *TUBERCULINUM BOVINUM C 200.* Erfahrungsgemäß ist der Schnupfen nach 2–3 Tagen ausgeheilt.

FERRUM PHOSPHORICUM *(Ferr-p.)*
Ferr-p. ist eines der Mittel, die gerne routinemäßig zu Beginn einer Erkältung gegeben werden.
Die Erfolgsquote ist sehr niedrig, da das Mittel meiner Erfahrung nach selten in der Praxis angezeigt ist. Ich habe eher mit Fällen zu tun gehabt, die durch Ferr-p. kompliziert worden sind. *Prinzipiell möchte ich davor warnen, im Prodromalstadium, wenn sich die Symptome noch nicht deutlich entwickelt haben, ein Mittel voreilig einzusetzen.* Der Schaden ist nicht so leicht wieder zu beheben.
Oft ist in den Fällen, wo Ferr-p. vorschnell gegeben wurde, eher *Phosphor,* manchmal *Ferrum metallicum* angezeigt.
Ferrum phosphoricum ist müde und fühlt sich so schwach, daß er gezwungen ist, sich hinzulegen. Wenn er untätig ist, fühlt er sich aber auch nicht wohl. Seine Kraft reicht nicht aus, um sich anzustrengen. Tut er es dennoch, dann geht es ihm noch schlechter.
Ferr-p. ist in ständiger, sehr langsamer Bewegung. Er schleppt sich ruhelos von einem Zimmer ins andere. Er versucht mal bei der einen, mal bei der anderen Arbeit behilflich zu sein. Man merkt, wie

schwach und krank er eigentlich ist und empfiehlt ihm immer wieder, sich auszuruhen.
Die frische Luft behagt ihm nicht, da die Kälte seine Beschwerden verschlimmert.
Er bekommt selten einen reinen Schnupfen. Oft gesellt sich von Anfang an eine Bronchitis oder eine Kehlkopfentzündung hinzu.
Die Absonderung aus der Nase ist blutig. Bald wird sie ätzend, später eitrig. Krusten bilden sich in der Nase. Es besteht die Neigung zu Nasenbluten, besonders morgens, beim Naseputzen oder beim Husten.
Oft sind Kopfschmerzen vorhanden. Wegen des Kopfwehs kann er schlecht sehen, mag jedoch die Augen nicht schließen. Der Kopf fühlt sich heiß und voll an. Kalte Kompressen und kalte Luft lindern die Kopfschmerzen.
Das allgemeine Verhalten von Ferrum phosphoricum ist so charakteristisch, daß das Mittel schon einen Tag nach Beginn der Krankheit erkannt werden kann. Wird es dann rechtzeitig gegeben, kann es die Erkältung bald stoppen, so daß Husten, Nasenbluten und Kopfschmerzen nicht mehr entstehen werden.

SILICEA *(Sil.)*
Die Silicea-Erkältung hat meist eine lange Vorgeschichte. Das heißt, es dauert lange, bis Silicea richtig erkrankt. Die Prodromalphase erstreckt sich oft über mehrere Tage, wobei aber kein richtiges Krankheitsgefühl vorhanden ist. Sil. hat zwar großen Hunger, aber keinen Appetit mehr. Seine Lieblingsspeisen, besonders Süßigkeiten, munden nicht mehr wie sonst. Doch der Hunger »treibt's rein«. Da er aber dem Geschmack nicht mehr viel abgewinnen kann, versucht er Qualität durch Quantität zu kompensieren. Dies gelingt selbstverständlich nicht.
Angegriffen sind in erster Linie die Nebenhöhlen und die Lungen. Sil. spürt, wie die Nebenhöhlen immer voller werden, bis der Schnupfen einsetzt, der meist von Anfang an dick-eitrig und gelb bis grün gefärbt ist.
Wenn Husten vorhanden ist, dann mit einem dicken, eitrigen, gelb bis grünen Auswurf. Besonders morgens werden große Eitermengen beim Husten und Naseputzen ausgeschieden. Selbst wenn der

Patient völlig auf Schonkost umgestellt wird, zeigt der Körper keine Tendenz, geringere Ausscheidungsmengen zu produzieren. Sil. ist es jetzt eigentlich egal, was er ißt, denn es schmeckt ihm sowieso nichts mehr.
Nach der ersten heftigen Woche kann dieser Zustand bis zu mehr als vier Wochen anhalten und klingt dabei ganz allmählich ab.
Auch nach dem Einsatz von Silicea sollte nicht erwartet werden, daß es weniger als vier bis sieben Tage dauert, bis die Eiterbildung aufhört. Der gesunde Appetit wird vorher wieder zurückkehren. Sil. fühlt sich nun trotz der Ausscheidungen wohl und kann seine Arbeit ohne weiteres verrichten.
Grundsätzlich gilt: Die Homöopathie kann die normale Dauer einer Krankheit erheblich reduzieren.
● Dosierung: *SILICEA C 200,* 3 × täglich eine Gabe.

Symptomenverzeichnis

Mittel:
Aconit (Acon.), Allium cepa (All-c.), Arsenicum album (Ars.), Belladonna (Bell.), Bryonia (Bry.), Carbo vegetabilis (Carb-v.), Dulcamara (Dulc.), Euphrasia (Euphr.), Ferrum phosphoricum (Ferr-p.), Gelsemium (Gels.), Hepar sulfuris (Hep.), Kalium bichromicum (Kali-bi.), Kalium sulfuricum (Kali-s.), Lycopodium (Lyc.), Natrium muriaticum (Nat-m.), Nux vomica (Nux-v.), Pulsatilla (Puls.), Rhus toxicodendron (Rhus-t.), Silicea (Sil.), Sulfur (Sulf.), Tuberculinum bovinum (Tub-bov.)

Verschlimmerung:

Essen, nach dem:	Nux-v.
Freien, im:	Phos., Puls., Sulf.
Kalte Luft:	Dulc.
Kaltwerden:	Nux-v.
Reden:	Acon.
Schneeluft:	Puls., Rhus-t.
Warmes Zimmer:	All-c., Carb-v., Nux-v., Phos.

Besserung:

Bewegung:	Dulc., Phos., Rhus-t.
Föhn:	hep.
Freien, im:	Acon., All-c., Bry., Nux-v., Phos., Puls.
Gehen:	Dulc., Phos., Puls., Rhus-t.
Warmes Zimmer:	Ars., Dulc.

Empfindungen und Art des Schnupfens:

Fließschnupfen:	Acon., All-c., Ars., Bell., Bry., Carb-v., Dulc., Euphr., Gels., Hep., Kali-bi., Kali-s., Lyc., Nat-m., Nux-v., Puls., Rhus-t., Sil., Sulf.
Fließschnupfen, einseitig:	Bell., Hep., Nux-v., Phos.
Fließt nur, oder schlimmer durch:	
Freien, im:	Ars., Dulc., Euphr., Puls., Sulf.
Warmes Zimmer:	All-c., Nux-v., Puls.
Windiges Wetter:	Euphr.
Zeiten:	
Tagsüber:	Carb-v., Euphr., Nux-v.
Morgens:	Acon., Carb-v., Euphr., Nux-v., Puls., Sulf.
Morgens, Aufstehen, nach:	Nux-v.
Morgens, Bett, im:	Carb-v.
Nachmittags:	Sulf.
Abends:	All-c., Carb-v., Puls., Sulf.
Heftig:	Ars., Bry., Carb-v., Lyc., Sil.
Stockschnupfen:	Acon., All-c., Ars., Bell., Bry., Carb-v., Dulc., Hep., Lyc., Nat-m., Nux-v., Phos., Puls., Sil., Sulf.
Stockt, oder schlimmer durch:	
Freien, im:	Nux-v.,
Warmes Zimmer:	Ars., Puls., Sulf.,
Zeiten:	
Morgens:	Carb-v., Nat-m., Nux-v., Sil.
Abends:	Carb-v., Euphr., Nux-v., Puls., Sulf.
Nachts:	Euphr., Nux-v.
Wechselt mit Fließschnupfen ab:	Ars., Bell., Nat-m., Nux-v., Phos., Puls., Sil., Sulf.
Verspannung im Gesicht:	Ars., Bell., Lyc., Nat-m.

Verstopfung der Nase	
Morgens:	Bell., Hep., Kali-bi., Lyc., Sil.
Abends:	Carb-v., Euphr., Kali-bi., Lyc., Puls.
Nachts:	Ars., Lyc., Nux-v., Sil.
Abwechseln der Seiten:	Nux-v.,
Schlaf, im:	Ars., Lyc.,
Warmen Zimmer, im:	Carb-v., Puls., Sulf.
Nasenwurzel, an der:	Ars., Kali-bi., Lyc.

Begleitsymptome bzw. -zustände

Fieber, mit:	Acon., All-c., Ars., Bell., Bry., Gels., Hep.
Frösteln, mit:	Acon., Ars., Bry., Nux-v., Puls., Sil., Sulf.
Geschmacksverlust:	Hep., Nat-m., Nux-v., Puls., Sil., Sulf.
Hitze im Gesicht:	Nux-v.
Hunger, vermehrt:	All-c., Hep., Tub-bov.
Husten, mit:	Acon., All-c., Ars., Bell., Bry., Carb-v., Euphr., Ferr-p., Gels., Hep., Kali-bi., Lyc., Nat-m., Phos., Rhus-t., Sil., Sulf.
Kehlkopfentzündung, mit:	Acon., Ars., Bry., Carb-v., Dulc., Hep., Kali-bi., Nat.-m., Phos., Puls., Sulf.
Kopfschmerzen, mit:	Acon., All-c., Ars., Bell., Bry., Carb-v., Dulc., Ferr-p., Gels., Hep., Lyc., Nux-v., Phos., Puls., Rhus-t., Sil., Sulf.

Auslösende Ursache: (Schnupfen)

Abkühlung durch, bei Überhitzung:	Ars., Carb-v., Puls., Sil.
Entblößen des Kopfes, durch:	Hep., Nat.-m.
Haareschneiden, durch: oder -waschen	Bell., Nux-v., Puls.

Husten und Bronchitis

Um die Mittelsuche zu erleichtern, habe ich die Mittel wie schon bei »Schnupfen« nach den unterschiedlichen Wetterlagen geordnet. Aber man sollte nicht zu schematisch nach dieser Anordnung vorgehen, da immer andere Faktoren mit hineinspielen können. Um genauer verordnen zu können, ist Flexibilität im Denken unerläßlich. Wenn z. B. der Husten als Folge eines Schnupfens auftritt oder von Fieber begleitet ist, schauen Sie bitte auch unter den Kapiteln »Schnupfen« und »Fieber« nach.
Da Sie den Husten homöopathisch behandeln wollen, verabreichen Sie bitte weder andere Medikamente, noch legen Sie Brustwickel an. Beide Maßnahmen verschleiern die Symptome und verhindern das Erkennen des optimalen homöopathischen Mittels (Simili-mum).
Wenn Sie allerdings mit der homöopathischen Behandlung nicht vorankommen, dann können Sie den Husten durch äußere Anwendungen lindern. Heiße Brustwickel oder Wickel mit in Schweineschmalz gedünsteten Zwiebeln fördern und lösen den Auswurf.
Eine Kompresse mit warmem Öl auf den Fußsohlen kann die Krämpfe beim Husten nehmen.

Diätetische Wirkungen bei Husten

1. Folgende Maßnahmen verschlimmern den Husten:
   a) Sauermilchprodukte,
   b) Zitrusfrüchte,
   c) Milch (verschleimt).
2. Verzögerung der Heilung durch:
   a) Süßigkeiten,
   b) fette Speisen,
   c) starke Gewürze.
3. Gut vertragen werden Teigwaren.
4. Besonders günstig sind:
   a) Gemüse, roh oder gekocht,
   b) Salat.

Behandlung

Mittel bei trockener, kalter Wetterlage

ACONITUM *(Acon.)*
ist ein Mittel, das häufig bei trocken-kalter Wetterlage angezeigt ist. Die Beschreibung seines Symptomenbilds finden Sie im Abschnitt »Krupphusten«.

BELLADONNA *(Bell.)*
Siehe unter »Krupphusten«.

BRYONIA (Bry.)
Bei Bryonia tritt der Husten gerne im Herbst auf. Die Bronchitis fängt mit einem kleinen, trockenen Husten an, der sich langsam steigert. Wie wir es schon vom Schnupfenverlauf her kennen, wird Bry. immer unbeweglicher. Die Hustenstöße fangen bald an wehzutun. Beim Husten entsteht ein stechender Schmerz, so stark, daß er den Betroffenen richtig schüttelt und er sich die Brust halten muß. Jegliche Bewegung kann Hustenstöße auslösen, die lange anhalten.

Besonders schlimm ist es nach dem Essen, wo ein Hustenanfall dem nächsten folgt und ihn durch die Schmerzen wie am Boden zerstört zurückläßt. Er darf auch nicht zu tief einatmen, weil diese geringe Bewegung des Brustkorbes ausreicht, Husten auszulösen. Am Anfang, wenn er noch nicht durch den Husten das Bett hüten muß, tritt der Husten beim Eintreten in ein warmes Zimmer auf.
Er hat Verlangen nach kalten Getränken, sollte diese jedoch nicht trinken, weil sie den Husten verschlimmern. Sein Durst ist groß. Warme Getränke lindern den Husten. Es kann aber auch vorkommen, daß Bry. keinen Durst hat, obwohl seine Schleimhäute charakteristischerweise für ihn sehr trocken sind.
Bry. hat oft Kopfschmerzen beim Husten. Dann wird es richtig qualvoll, weil sich der Kopfschmerz beim Husten verschlimmert sodaß er den Kopf am liebsten pressen möchte. Dies kann er aber nicht, da er sich schon die Brust halten muß. So sieht man ihn vornübergebeugt im Bett knien, den Kopf auf die Matratze gepreßt.

CAUSTICUM *(Caust.)*
Der Causticum-Mensch mag kalte Tage im Herbst und kalten, trockenen Wind nicht, weil ihm dieses Wetter auf die Bronchien schlägt, sie trocken und rauh werden. Ein harter Husten setzt schnell ein, und bis zum Abend ist Caust. heiser. Am nächsten Morgen kann er kaum sprechen.
Der Husten foltert ihn, die Lungen fühlen sich an, als ob sie voller Schleim wären. Er hat nicht die Kraft, den Schleim hochzuhusten, obwohl er kämpft und kämpft. Alle stehen ratlos und besorgt um ihn herum, bis einer auf die Idee kommt, ihm ein Glas Wasser zu reichen. Nach einem Schluck schon hört der Husten schlagartig auf. Je kälter das Wasser, um so besser hilft es ihm.

HEPAR SULFURIS *(Hep.)*
Es herrscht kaltes, trockenes Wetter, und Hepar hat sich lange draußen aufgehalten. Abends spürt er noch keine Veränderung, aber am nächsten Morgen wacht er mit Husten auf, der die charakteristischen Hepar-Schmerzen hat: ein Gefühl, als ob Splitter unterhalb des Kehlkopfes bis hin zu den oberen Bronchien stecken würden. Die Schmerzen nehmen langsam zu. In den ersten Tagen

meldet sich der Husten nur in der kalten Luft, aber nach und nach muß sich Hepar vor der geringsten Kälteeinwirkung schützen. Er hat gelernt, wie er mit dem Husten umgehen muß, da die Schmerzen sonst kaum auszuhalten sind. Hepar ist nämlich auch ein sehr schmerzempfindlicher Mensch. Also legt er sich ins Bett und deckt sich mit fünf Decken zu, aber wehe, wenn auch nur der kleine Zeh herausschaut oder jemand ins Zimmer kommt: der Luftzug genügt, um einen Hustenanfall auszulösen (wie bei *Rhus tox.)*.
Bald setzt reichlich dicker, zäher, gelber Auswurf ein, der meist leicht abzuhusten ist.
Kalte Getränke verschlimmern. Warme Getränke verträgt er zwar, aber sie bessern den Husten nicht.
Der Husten wird durch Feuchtigkeit, z. B. Regen, sofort besser, auch wenn es dabei kalt ist. Wenn die Luft feucht und warm ist, kann der Husten sogar ganz verschwinden.
Bei keinem anderen Mittel ist die Besserung des Hustens durch feuchte Luft ausgeprägter als bei Hepar.
Zusätzliche unterstützende Maßnahmen:
- Feuchte Tücher oder eine Wasserschale auf der Heizung können helfen, den Husten zu lindern.
- Inhalieren von heißen Dämpfen ohne Öl- oder Kräuterzusätze.
- Türkisches Dampfbad.

Diese Tips gelten nur für Hepar und einige wenige andere Mittel, während bei *Nat-s.* und *Dulc.* zum Beispiel (siehe »Schnupfen«) feuchte Luft den Husten verschlimmern würde.

NUX VOMICA *(Nux-v.)*
Nux leidet auch an trockenem Husten, der abends und nachts schlimmer wird. Der Auswurf wird tagsüber abgehustet. Nux-v. spürt einen ständigen Kitzel im Hals, und die Brust fühlt sich wund an, als ob beim Husten etwas losgerissen würde. Der Husten an sich ist stärker morgens, beim Aufwachen im Bett, und es dauert einige Zeit, bevor der Auswurf kommt. Dann ist Ruhe. Tagsüber kann immer wieder etwas abgehustet werden. Oft hat er dabei Kopfschmerzen, als ob der Kopf beim Husten berste (siehe auch *Bry., Bell.)*.
Zusätzlicher Hinweis: Warme Getränke sind sehr wohltuend, be-

sonders morgens, wenn sich der Schleim nicht löst. Dann beruhigt ein heißer Tee den Husten, und der festsitzende Schleim kann abgehustet werden.

RUMEX *(Rumx.)*
Es ist auffallend, wie deutlich bei Rumex das Einatmen von kalter Luft einen Husten auslöst. Der Rumex-Mensch muß sich die Bettdecke über den Kopf ziehen, um sich vor dem Einatmen kalter Luft zu schützen. Der Husten wird erst besser, wenn sich die Luft unter der Decke erwärmt hat. Deckt jemand die Decke ab, weil er meint, frische Luft täte gut, so löst dies einen schlimmen Hustenanfall aus. Draußen bindet sich der Rumex-Mensch einen dicken Schal vor den Mund. Atmet er viel kalte Luft ein, kann es zum Stimmverlust kommen.
Typisch für Rumex ist, daß er den ganzen Tag über hustet, da die Luft, die er einatmet, ihm meistens nicht warm genug ist.
Der Husten ist trocken, ein ständiger Kitzel reicht von der Halsgrube bis zur Abzweigung der Bronchien. Es ist wenig Auswurf vorhanden.

SPONGIA *(Spong.)*
Siehe unter »Krupphusten«

Mittel bei kalter, feuchter Wetterlage und nach Durchnässung

RHUS TOXICODENDRON *(Rhus-t.)*
Bei Rhus-t. denkt man an Husten als Folge von feuchter Witterung und insbesondere als Folge der verschiedenen Arten des Naßwerdens (z. B. Unterkühlung durch Baden oder Regennässe).
Der Husten tritt besonders nachts auf. Der Kranke schläft sehr unruhig, deckt sich immer wieder ab und bekommt dadurch einen längeren, heftigen Hustenanfall. Er wacht aber dabei nicht richtig auf, im Halbschlaf deckt er sich wieder zu und schläft weiter.

DULCAMARA *(Dulc.)*
Wir wissen schon, daß Dulc. durch den Wetterumschlag von warm

auf kalt krank wird. Er bekommt Husten durch Naßwerden oder durch feuchtes Wetter, besonders im Winter. Die Bronchien sind stark verschleimt, so daß die Atmung erschwert wird, hinzu kommt Heiserkeit. Meist ist reichlich lockerer Auswurf von geschmacklosem Schleim vorhanden, der oft blutgestreift ist.
Dulc. bekommt einen steifen Nacken während oder nach der Erkältung.
Dulc. braucht Bewegung, die aber nicht in Anstrengung ausarten darf; er muß allerdings die Kälte meiden. Gut tut ihm leichte Bewegung im Haus.
Dulc. trifft oft für alte Leute und Kinder zu, die einen keuchhustenartigen Krampfhusten haben. Hier ist der Auswurf jedoch festsitzend.

Mittel bei mildem Wetter und im Frühling

IPECACUANHA *(Ip.)*
Dies ist ein Mittel, das besonders wichtig ist bei feucht-warmem Wetter. Es kommt am häufigsten bei Kindern und auch schon bei Säuglingen vor.
Es gibt zwei typische Zustände:

1. Zustand
Der Husten ist erstickend, der Schleim ist laut rasselnd zu hören, so krampfartig, daß die Kinder kaum mehr atmen können. Sie werden purpurrot bis blau im Gesicht und ganz steif. Diese Zustände sind typisch für Krupp- und Keuchhusten.

- Dosierung: Eine Gabe *IPECACUANHA C 200* wird den Krampf lösen. Darauf alle 2 Stunden wiederholen.
  Wenn der Hustenkrampf auch nur in abgeschwächter Form zurückkehrt, Ip. sofort wieder nehmen.

Auch bei kaltem Wetter kann Ip. manchmal vorkommen. Man geht mit dem Kind spazieren. Bei der Rückkehr ist das Kind halb erfroren. Es wird blau, steif, kann kaum atmen, hat einen erstickenden Husten. Wie oben behandeln.

2. Zustand
Durch Kitzeln im Kehlkopf wird ein Erstickungsgefühl ausgelöst. Der Husten ist trocken mit wenig Auswurf. Dieser Auswurf hat einen schlechten, ekelerregenden Geschmack, der Übelkeit und ein krampfartiges Erbrechen auslösen kann.
Bei jeder Art von *Ip.*-Husten wird Kurzatmigkeit zu finden sein. Bewegung an der frischen Luft löst einen Hustenanfall aus. Gegen Ende der Erkältung kann Heiserkeit bis zu kurzzeitigem Stimmverlust zurückbleiben.

GELSEMIUM *(Gels.)*
Gelsemium hat gewöhnlich Husten und Schnupfen gleichzeitig (siehe auch unter »Schnupfen« Seite 61).
Der Husten ist trocken, die Brust fühlt sich wund an.
Der Atemrhythmus ist beschleunigt, und die Kräfte schwinden. Der Kranke ist lustlos, er möchte in Ruhe gelassen werden.

CINA *(Cina)*
Cina ist ein wichtiges Kindermittel.
Wenn ein Kind im Frühling zahnt und dabei Husten bekommt, so kann man mit großer Sicherheit sagen, daß es Cina braucht. Meist ist der Husten kruppartig trocken, manchmal kommt etwas Schleim hoch. Das Gesicht ist glühend rot.
Diese Kinder neigen dazu, plötzlich zusammenzuschrecken. Sie mögen nicht berührt werden. Sie reagieren widerspenstig, fast als ob sie von Sinnen wären. Sie beruhigen sich, wenn sie getragen werden. Am wohltuendsten sind heftige Schaukelbewegungen.

Sonstige Mittel

KALIUM CARBONICUM *(Kali-c.)*
Der Patient spürt beim Husten einen stechenden Schmerz in der Brust, der sich bevorzugt in der rechten unteren Brust lokalisiert. Der Schmerz stellt sich unabhängig von Bewegung ein und kann auch wandern (vergleiche *Bry.:* stechende Schmerzen durch Bewegung, muß sich die Brust festhalten).

Der Kranke wacht nachts gewöhnlich gegen 2 Uhr durch den Husten auf.
Manchmal gelingt das Einschlafen erst nach Stunden wieder. Gegen 3 Uhr nachts erreicht der Husten den Höhepunkt.
Eine weitere Indikation für Kali-c. sind die mit Wasser gefüllten oberen Augenlider (Lidödeme).

EUPHRASIA *(Euphr.)*
Es gibt eine Reihe von Mitteln, bei denen meist der Wind die Krankheit auslöst. Aber wenn außer den Atemwegen die Augen stark betroffen sind, kommt in erster Linie Euphrasia in Betracht. Wenn auf den Euphr.-Schnupfen ein Husten folgt, kann sich der Schnupfen durch den nun ausgelösten harten Husten noch mehr verschlechtern.
Die Augen sind gerötet und lichtempfindlich. Reichlicher Tränenfluß ist die Regel. Der Husten verschlechtert sich tagsüber und bessert sich nachts im Liegen. Finden wir Husten und Schnupfen gleichzeitig, so zeigt der Schnupfen ein gegensätzliches Symptomenbild: Der Schnupfen ist nachts schlimmer als tagsüber und verschlechtert sich im Liegen. Abhusten von Schleim tritt verstärkt morgens und tagsüber auf. Er ist übelriechend und löst beim Räuspern und Hochhusten einen Brechreiz aus, so daß oftmals das Essen wieder erbrochen wird.
Bei Bewegung an der frischen Luft muß er sich ständig räuspern.

PHOSPHOR *(Phos.)*
Die Erkältung von Phos. fängt in der Nase, im Hals oder im Kehlkopf mit heiserer Stimme an. Langsam entwickelt sich ein harter, trockener, festsitzender Husten. Ich habe schon erwähnt, daß Phos. dann in Frage kommt, wenn ein Schnupfen nicht durch ein Mittel ausgeheilt wurde und sich auf die Bronchien gelegt hat (siehe Seite 63).
Phos. charakterisiert ein schmerzhafter Husten, besonders morgens nach dem Aufstehen. Wenn er kalte Luft einatmet oder ihm kalt wird, verschlechtert sich der Husten. Ebenso verschlimmert sich der Husten, wenn er vom Warmen ins Kalte kommt oder umgekehrt. Er kann kaum sprechen, besonders das Lachen ist sehr unangenehm,

denn durch das Kitzeln im Kehlkopf fängt Phos. unweigerlich sofort an zu husten. Der Kehlkopf reagiert extrem empfindlich, begleitet von starker Heiserkeit, die bis zum Verlust der Stimme führen kann. Nachts muß er auf der rechten Seite schlafen, weil ihm der Husten dann nicht so zu schaffen macht. Dreht er sich im Schlaf auf die linke Seite, folgt sofort ein starker Hustenanfall, der ihn aus dem Schlaf reißt und ihn nicht mehr liegenbleiben läßt. Er muß sich aufsetzen, hält sich die Rippenbögen vor Schmerzen, stöhnt und zittert dabei. Nach dem Anfall ist er ganz erschöpft.

Kalte Getränke verschlimmern zwar den Husten, aber er braucht für sein Wohlbefinden eiskalte Getränke. Er fühlt sich dadurch erfrischt, und die Schwäche weicht, besonders wenn die Getränke süß sind.

PULSATILLA *(Puls.)*

Der Pulsatilla-Husten ist am Tag kaum zu spüren, er scheint ausgeheilt zu sein, besonders beim Aufenthalt im Freien. Kinder, die den ganzen Tag draußen spielen, husten überhaupt nicht. Nur wenn sie sich sehr anstrengen, bekommen sie einen richtigen Hustenanfall.

Leichte, langsame Bewegung in gut gelüfteten Räumen, besser noch im Freien, lassen sie den Husten vergessen. Aber auch im warmen Raum ist der Husten am Tag locker und hört sich nicht so schlimm an.

Gegen Abend wird der Husten etwas stärker und trockener. Nachdem der Betreffende zu Bett gegangen ist, fängt ein krampfhafter, trockener Husten an – oft mit zwei Hustenstößen. Der Kranke kann kaum aufhören zu husten, das geht bis zum Würgen. Setzt er sich im Bett auf, wird der Husten wesentlich besser. Nachdem er sich die »halbe Lunge ausgehustet« hat, kann er nach mehrmaligen Versuchen irgendwann einschlafen und findet endlich Ruhe.

Der Auswurf ist hauptsächlich morgens von zäher, gelber und dicker Konsistenz.

SULFUR *(Sulf.)*

Auch der Sulfur-Husten ist am Tage locker. Der weißlich-dicke Auswurf kommt nach dem Aufwachen beim Husten, oder erst später nach dem Aufstehen. Die Besserung im Freien ist nicht ganz

so deutlich ausgeprägt wie bei *Pulsatilla,* aber in ähnlicher Weise läßt sie sich beobachten.
Der Husten von Sulfur kann schon abends im Bett schlimmer werden, so daß der Kranke schlecht einschlafen kann, aber in der Nacht nimmt er noch weiter zu. Der Husten wird dann trocken und hart. Der Kranke hustet eine Zeitlang im Schlaf, bis er davon aufwacht. Jetzt wird der Husten besonders heftig und erschüttert den ganzen Körper. Der Kranke kann aber liegenbleiben. Oft folgen zwei Hustenstöße hintereinander, die so heftig und hart sind, daß er ein Gefühl hat, als ob der Kopf in Stücke gerissen und wegfliegen würde. Wenn der Anfall vorbei ist, gibt es meistens eine längere Ruhepause, in der der Kranke schlafen kann, bis der nächste Anfall kommt.

TUBERCULINUM BOVINUM *(Tub-bov.)*
Der Tuberculinum-Husten ist hart, trocken und meist mit langanhaltenden Anfällen verbunden. Auswurf entwickelt sich erst später, wenn die Intensität nachläßt. Er ist von dicker, gelber, auch grüner Konsistenz und kommt in großen Mengen.
Meistens beginnt es mit einem nächtlichen Husten, der sehr hart ist. Der Kranke hustet die ganze Nacht. Nach und nach, wenn der Husten immer stärker wird, kann er abends kaum einschlafen. Erst nach langem Wachliegen gelingt ihm dies, aber schon bald wird er wieder vom Husten aufgeweckt. So werden die Nächte immer unruhiger, bis schließlich in großen Mengen Auswurf kommt. Erst dann kehrt wieder die nächtliche Ruhe ein.
Anstrengung an der frischen Luft oder allein schon kalte Luft kann heftigen Husten provozieren. Trotzdem entwickelt der Patient großen Lufthunger.
Eine ähnliche Modalität finden wir bei den Getränken. Kalte Getränke verschlimmern den Husten; trotzdem möchte der Kranke Kaltes, am liebsten Eiskaltes trinken, wobei er den Hustenanfall in Kauf nimmt. Er braucht viel Bewegung, frische Luft und Kaltes. Das kann so weit gehen, daß er wenig bekleidet, ja sogar nackt sein will, obwohl dies mit tödlicher Sicherheit einen Hustenanfall auslöst.

- Dosierung: *TUBERCULINUM BOVINUM C 200* 1 × täglich, bis der Husten deutlich nachläßt, danach alle 2–3 Tage. Es ist ratsam, nach Beendigung des Hustens Tub. ca. 2 Wochen lang alle 3 Tage zu geben, um dic Erkältungsneigung zu verringern.

Symptomenverzeichnis – Husten

Mittel:

Bryonia (Bry.), Causticum (Caust.), Cina (Cina), Dulcamara (Dulc.), Euphrasia (Euphr.), Gelsemium (Gels.), Hepar sulfuris (Hep.), Ipecacuanha (Ip.), Kalium carbonicum (Kali-c.), Nux vomica (Nux-v.), Phosphor (Phos.), Pulsatilla (Puls.), Rhus toxicodendron (Rhus-t.), Rumex crispus (Rumex), Sulfur (Sulf.), Tuberculinum bovinum (Tub-bov.)

Verschlimmerung:

Atmen tief:	Bry., Cina, Dulc., Euphr., Hep., Ip., Kali-c., Phos., Puls., Rhus-t., Rumx., Sulf., Tub-bov.
Bewegung:	Bry., Cina, Ip., Kali-c., Nux-v., Phos.
Entblößen:	Hep., Nux-v., Rhus-t., Rumx.
Entblößen der Hände:	Hep., Rhus-t.
Essen:	Bry., Caust., Euphr., Hep., Ip., Kali-c., Nux-v., Phos., Puls., Rhus-t., Rumx., Sulf.
Freien, im:	Bry., Cina, Hep., Ip., Nux-v., Phos., Rhus-t., Rumx., Sulf.
Freien, gehen im:	Cina, Ip., Nux-v., Phos., Rhus-t., Sulf.
Gehen:	Cina, Hep., Ip., Rumx.
Getränke, kalte:	Hep., Kali-c., Phos., Rhus-t., Rumx., Tub-bov.
Getränke, warme:	Phos.
Kaltwerden:	Bry., Caust., Dulc., Hep., Kali c., Nux-v., Phos., Rhus-t., Rumx., Sulf., Tub-bov.
Kaltwerden, Arm oder Hand:	Hep., Rhus-t., Sulf.
Liegen:	Bry., Caust., Dulc., Hep., Kali-c., Nux-v., Phos., Puls., Rhus-t., Rumx., Sulf.
Liegen, abends:	Bry., Kali-c., Nux-v., Puls., Rumx., Sulf.
Liegen, nachts:	Dulc., Kali-c., Puls., Rhus-t., Rumx., Sulf.
Liegen, Rückenlage:	Nux-v., Phos., Rhus-t.
Liegen, Seitenlage:	Bry., Kali-c., Phos., Puls., Sulf.

Liege, Seitenlage links:	Bry., Ip., Phos., Puls., Rhus-t., Rumx., Sulf.
Liegen, Seitenlage rechts:	Cina, Ip., Kali-c., Phos., Tub-bov.
Luft, feuchte:	Dulc., Rhus-t., Sulf.
Luft, kalte:	Bry., Caust., Cina, Dulc., Hep., Ip., Kali-c., Nux-v., Phos., Rhus-t., Rumx., Sulf.
Luft, trockene:	Hep., Phos., Rumx.
Reden:	Bry., Caust., Cina, Dulc., Euphr., Hep., Ip., Phos., Rhus-t., Rumx., Sulf., Tub-bov.
Reden, laut:	Phos., Tub-bov.
Sitzen:	Euphr., Kali-c., Phos., Puls., Rhus-t.
Stehen:	Euphr., Sulf.
Trinken:	Bry., Hep., Kali-c., Nux-v., Phos.
Wind:	Euphr., Hep.

Besserung:

Bewegung:	Dulc., Euphr., Nux-v., Phos., Puls., Rhus-t., Sulf., Tub-bov.
Essen:	Euphr.
Freien, im:	Bry., Dulc., Nux-v., Puls., Sulf.
Getränke, kalte:	Caust., Euphr., Ip., Kali-c., Sulf.
Getränke, warme:	Bry., Nux-v., Rhus-t.
Liegen:	Bry., Euphr., Sulf.
Liegen, Rückenlage:	Bry.
Trinken:	Bry., Caust., Euphr., Kali-c.

Empfindungen und Art des Hustens:

Bellend:	Dulc., Hep., Phos., Sulf., Tub-bov.
Erschöpfend:	Caust., Ip., Kali-c., Nux-v., Phos., Puls., Rhus-t., Rumx., Sulf., Tub-bov.
Erschütternd:	Bry., Caust., Dulc., Ip., Kali-c., Nux-v., Phos., Puls., Rhus-t., Sulf.
Feder in der Halsgrube:	Cina, Sulf.
Fremdkörper im Kehlkopf:	Hep., Phos., Rumx.
Gerstengranne im Kehlkopf:	Rumx.
Hart:	Caust., Cina, Kali-c., Nux-v., Phos., Puls., Rhus-t.
Hüsteln:	Bry., Caust., Cina, Dulc., Gels., Hep., Ip., Kali-c., Phos., Rhus-t., Rumx., Sulf., Tub-bov.
Heiser:	Caust., Cina, Dulc., Gels., Hep., Nux-v., Rhus-t., Rumx.

Hohl:	Bry., Caust., Cina, Euphr., Hep., Ip., Nux-v., Phos., Tub-bov.
Hustenreiz, Luftwegen, in den:	Caust., Gels., Kali-c., Nux-v., Phos., Sulf.
Hustenreiz, Brust, in der:	Phos., Puls., Rhus-t.
Hustenreiz, Halsgrube:	Rumx.
Hustenreiz, Kehlkopf:	Bry., Caust., Cina., Euphr., Gels., Hep., Ip., Kali-c., Nux-v., Phos., Puls., Rhus-t., Rumx., Sulf.
Hustenreiz, Magengrube:	Bry., Hep., Nux-v., Puls.
Krampfhaft:	Bry., Caust., Dulc., Gels., Hep., Ip., Kali-c., Nux-v., Phos., Puls., Rhus-t., Rumx., Sulf.
Kurz:	Bry., Caust., Cina, Dulc., Hep., Ip., Kali-c., Nux-v., Phos., Puls., Rhus-t., Rumx., Sulf.
Locker:	Bry., Cina, Dulc., Hep., Kali-c., Phos., Puls., Sulf.
Pfeifend:	Hep.
Rasselnd:	Bry., Caust., Cina, Hep., Ip., Nux-v., Phos., Puls., Rumx., Sulf.
Rauch, als ob der Hals durch Rauch von ranzigem Fett gereizt würde:	Hep.
Schwefeldampf, Gefühl:	Bry., Ip., Puls.
Staub:	Hep., Ip., Puls., Sulf.
Trocken:	Bry., Caust., Cina, Dulc., Euphr., Gels., Hep., Ip., Kali-c., Nux-v., Phos., Puls., Rhus-t., Rumx., Sulf., Tub-bov.
Zusammenschnürung, Brust:	Ip., Sulf.
Zusammenschnürung, Kehlkopf:	Gels., Hep., Ip., Kali-c., Phos., Puls., Sulf.

Begleitsymptome:

Brennen in der Brust:	Caust., Euphr.
Brennen im Kehlkopf:	Caust., Phos.
Niesen, Husten endet mit:	Bry., Hep., Sulf.
Niesen, mit:	Bry., Cina, Hep., Nux-v., Sulf.

Auslösende Ursache:

Kalt – trockener Wind:	Hep.
Naßwerden:	Dulc., Rhus-t., Sulf.

Der fieberhafte Infekt

»Die zunehmende Kenntnis des Grippevirus führt zwar zu dem Schluß, daß es seine nur ihm eigenen antigenen, enzymatischen und genetischen Eigenschaften besitzt, zugleich aber zu der Erkenntnis, daß es chemisch von Bruchstücken des Plasmas der Zellen, in denen es parasitiert, nicht unterscheidbar ist. Bei aller Hochachtung vor den Triumphen des biologischen Vorgehens wird es doch immer offenkundiger, daß ein Verständnis für die grundlegenden Prozesse in der Biologie wohl eines völlig anderen Vorgehens bedarf. . .«

F. M. Burnet,
australischer Grippeforscher

Grippe ist nicht gleich Grippe
Der Laie verwechselt den leichten, grippalen Infekt gern mit der schweren echten Grippe, der »Influenza epidemica«. Wenn uns jemand erzählt, daß er »die Grippe« habe, dann versteht er darunter gewöhnlich einen Schnupfen mit einem Katarrh der Luftwege sowie etwas Fieber. Der medizinische Sprachgebrauch faßt dagegen unter dem Ausdruck »Grippe« alle schweren fieberhaften Erkrankungen zusammen, die von dem Influenza-Virus ausgelöst werden.
Die echte Grippe tritt selten sporadisch, häufiger epidemisch auf, im Abstand von einigen Jahrzehnten sogar pandemisch; d. h. die Epidemie breitet sich über ganze Kontinente aus. Das erste als solches aktenkundig gemachte Geschehen ging als »russischer Schnupfen« (1889–1892) in die Geschichte der Grippe ein. Bis 1918 sprach man übrigens allgemein nur von Influenza und bezeichnete fast jeden fieberhaften Infekt so. Seit der schrecklich wütenden »spanischen Grippe« von 1918–1920, die sich von Spanien aus über den ganzen Erdball seuchenartig ausbreitete und 22 Millionen Menschenleben forderte, setzte sich die Bezeichnung Grippe durch. In den Hungerjahren nach dem Ersten Weltkrieg fielen ihr besonders junge Menschen, schwangere oder stillende Frauen oft innerhalb weniger Tage zum Opfer.

Viele erwarteten nach dem Zweiten Weltkrieg eine ähnliche Katastrophe. Die nächste Pandemie überzog aber erst 1957/58, aus Asien kommend, die nördliche Hemisphäre. Die letzte große Grippewelle, die »Hongkong-Grippe«, überrollte uns in den Jahren 1968/69.*
Die Grippe hat die Schulmediziner durch ihre Chamäleonhaftigkeit herausgefordert und vor immer neue Rätsel gestellt. Es gibt weder eine Gesetzmäßigkeit im Aufflammen von Pandemien noch in der Wahl ihrer Opfer. Die Grippe befällt Gesunde und Kranke, alte und junge Menschen aller sozialen Schichten. Sie fügt sich in kein Schema ein. Der Grippeforschung hat die Schulmedizin die Erkenntnis zu verdanken, daß es für eine Krankheit verschiedene Erreger gibt; denn das Grippevirus verändert sich ständig. Ein noch aktuelleres Beispiel: Aids. Für ein und dieselbe Krankheit entdeckt man nach und nach verschiedene Erreger.
Für die richtige Mittelfindung in der Homöopathie ist es nicht notwendig, die verschiedenen Krankheitserreger zu erkennen und zu benennen; denn die Homöopathie setzt mit ihrer Therapie nicht am Erreger, sondern beim Menschen als Ganzes an. Sie registriert das Erscheinungsbild des Erkrankten in seiner ganzen Komplexität. Ein und derselbe Erreger kann bei verschiedenen Menschen ganz unterschiedliche Symptomenkomplexe produzieren. Selbst unter den Schulmedizinern scheint sich jetzt eine neue Auffassung über die Rolle der Krankheitserreger durchzusetzen. Prof. Dr. Höring (Berlin)** schreibt: »Daß Grippeepidemien nicht etwa deshalb immer wieder neu auftreten, weil die Menschen keine Immunität gegen die Grippe behalten, sondern weil sich das Grippevirus seinerseits der Immunisierung ›anpaßt‹ und sich verändert, um fast alljährlich dieselben Menschen, auch wenn sie noch durch die Vorfahren des Virus immunisiert sind, doch wieder neu befallen zu können.«
Den gleichen Vorgang finden wir bei einer künstlich gesetzten Infektion mit Krankheitserregern, der sogenannten Schutzimpfung.

* Mehr zum Thema »Grippe« und zur wahrscheinlich kurz bevorstehenden nächsten Grippeepidemie finden Sie im »Homöopathie-Kurier« Heft 5 (s. Literaturverzeichnis).
** »Ärzte sprechen zu Dir«, herausgegeben von Prof. Dr. H. Denning, Thieme Verlag

Am Beispiel der Grippe haben wir gesehen, daß sich das Virus entsprechend der speziell gegen dieses Virus gebildeten Antikörper eine neue Tarnung sucht. Auch bei jeder anderen Impfung kann sich dieser Vorgang wiederholen.

»Die Grippeschutzimpfung ist, schon was ihren Namen anbelangt, ein Betrug an unserer Bevölkerung«, behauptet der Impfschadenexperte Dr. G. Buchwald. Denn die Impfung soll nicht gegen den grippalen Infekt, im allgemeinen Sprachgebrauch »Grippe« genannt, schützen, sondern nur gegen die echte Virusgrippe, die sowieso selten sporadisch, meist aber epidemisch auftritt, also auf bestimmte Gebiete und Zeitabschnitte begrenzt ist. Logisch wäre es, wenn überhaupt, dann nur bei einer drohenden Epidemie zu impfen. Eine Impfung gegen den grippalen Infekt wird immer an der Zahl von ca. 300 bis jetzt bekannten Grippeerregern scheitern. Wie bei kaum einem anderen Krankheitserreger zeichnet sich die Wandelbarkeit aller Lebensprozesse beim Grippevirus ab. Das Grippevirus verändert sich aufgrund der Immunisierung und ist in der Lage, sich jedem Impfstoff anzupassen und dadurch auszuweichen. Wenn diese widersinnige »Grippeimpfung« schon nicht helfen kann, so sollte sie doch wenigstens harmlos sein! Nach Dr. Buchwald erkrankte nach dieser Impfung fast jeder 2. deutsche Bundesbürger an einem besonders schweren grippalen Infekt. Viele werden das Phänomen selber erlebt haben oder aus ihrem Bekanntenkreis kennen. Meine Nachbarin erzählte mir, daß sie und ihre Kollegen sich ihrem Chef zuliebe gegen Grippe hatten impfen lassen. Sie hatte sich vorher einer blühenden Gesundheit erfreut und kannte gar keine richtige Erkältung. Nach der Impfung erkrankte sie gleich zweimal an einer schweren Grippe mit hohem, einmal sogar delirösem Fieber.

Es ist unverständlich, warum diese Fakten bislang nicht ins Bewußtsein der Öffentlichkeit gedrungen sind.

Hat die Homöopathie bei der echten Grippe eine Chance?

Die Schulmedizin steht der Grippe, dem grippalen Infekt und auch dem harmlosen Schnupfen machtlos gegenüber, weil ihre Behandlungsstrategie zur Lösung des Problems am falschen Punkt ansetzt. Was haben ihre bisherigen Erkenntnisse über die verschiedensten

Krankheitserreger letztendlich zur Verbesserung der Gesundheitslage des Patienten beigetragen?
In der Homöopathie steht nicht der »Beschuß« der Bakterien und Viren im Vordergrund der Behandlung, sondern der ganze Mensch wird behandelt. Schon lange vor der Entdeckung der Viren hat der geniale Hahnemann ein Konzept zum Schutz vor Epidemien und zur Behandlung derselben aufgestellt. *Nur wer das entsprechende Milieu, das die Viren zu ihrer Verbreitung brauchen, in sich trägt, kann überhaupt erkranken.* Auf Epidemien übertragen sieht das folgendermaßen aus: Es scheint, als ob alle Menschen gleichzeitig in einen bestimmten seelischen Zustand geraten würden, der sie für eine kollektive Ansteckung empfänglich macht. Wenn eine Epidemie ausbricht, kristallisiert sich nach und nach aufgrund der in Erscheinung tretenden Symptome ein Mittel heraus, welches auf den größten Teil der in einem ähnlichen (psychischen) Klima lebenden Erkrankten zutrifft. Die Geschichte der Homöopathie kennt Epidemien, wo an einem Ort fast alle Menschen ein und dasselbe homöopathische Mittel benutzten und geheilt wurden. In solch einem Fall wird dieses betreffende Mittel »Genius epidemicus« genannt.
Bei einem einfachen grippalen Infekt ist das »Genius epidemicus« nicht so deutlich zu erkennen; trotzdem lohnt es sich immer für einen Homöopathen und seine Patienten, es herauszufinden. Wenn das Mittel erkannt ist, kann der erfahrene Homöopath oft mit einem Blick erkennen, ob ein Erkrankter es braucht oder nicht. Um das »Genius epidemicus« bei den alljährlichen grippalen Infekten leichter zu erkennen, habe ich die Mittel unter »Schnupfen« nach der Wetterlage geordnet. Leider wechselt das Wetter gerade in der »Schnupfenzeit« so rasch, daß es uns schwerfällt, die Auslösefaktoren und Besonderheiten ohne weiteres wahrzunehmen.

Unterdrückung ist mit Spätschäden verbunden
Fieber ist als Heilreaktion des Körpers auf Krankheit zu verstehen. In der Naturheilkunde werden Methoden angewendet, die Fieber künstlich erzeugen, um chronische Krankheiten (z. B. Krebs) zu heilen. Bei der homöopathischen Behandlung reguliert der Körper

allein die notwendige Temperatur, um Erreger und schädliche Schlackstoffe zu verbrennen.
Unterdrücken Sie möglichst nicht das Fieber!!
Beachten Sie, daß auch Wadenwickel zu den fiebersenkenden Maßnahmen gehören!
Wenn Sie gleich von Anfang an den kranken Körper durch Diät oder Fasten entlasten und das richtige homöopathische Mittel geben, besteht kein Grund zur Besorgnis.
Mir ist aufgefallen, daß in den europäischen Ländern die Furcht vor dem Fieber sehr verbreitet ist. Das überraschte mich, denn so etwas kannte ich aus Indien nicht. Noch mehr verwunderte es mich, daß die Menschen im Westen selten eine rationale Erklärung für ihre Angst vor dem Fieber geben können.
Die erste Reaktion der Inder bei Fieber ist: *Bettruhe und Fasten.* In Deutschland begegnete ich anderen Maßnahmen: fiebersenkenden Medikamenten und dem Ruf nach dem Notarzt.
Die übertriebene Angst vor Fieber kann sich auf der Basis von Unwissenheit und Panikmacherei ausbreiten. Um sich von der Angst zu befreien und die Verantwortung für sich selber tragen zu können, brauchen Sie einige grundlegende Informationen über das Fieber.
Fieber ist eine heilsame Reaktion des Körpers auf innere oder äußere Reize. Die normale Körpertemperatur beträgt 37,0 °C. Bei Temperaturen bis 38,0 °C spricht man von leicht erhöhter Temperatur. Kinder neigen eher dazu, schnell sehr hohes Fieber zu bekommen. Temperaturen bis zu 41,0 °C müssen für Kinder noch nicht sehr besorgniserregend sein und gefährden den jugendlichen Kreislauf nicht.
Ich habe Kinder erlebt, die bis zu sechs Tage mehr als 41,0 °C Fieber gehabt haben (wie es z. B. oft bei Typhus-Fällen vorkommt), bevor sie zum Homöopathen gebracht wurden. Durch die richtige homöopathische Behandlung verschwand das Fieber sehr schnell und der Gesundheitszustand der Kinder verbesserte sich merklich. Das Gehirn wurde in keiner Weise geschädigt.
Bei alten Menschen werden Herz und Kreislauf durch die hohen Temperaturen sehr stark strapaziert, da das Herz bei Fieber schneller schlägt, um das Blut rascher zu allen Organen zu pumpen. Die

Atmung ist beschleunigt, um die Aufnahme des Sauerstoffs zu erhöhen. In solchen Fällen könnten Wadenwickel angezeigt sein. Bei hohem Fieber und gleichzeitiger Lungenerkrankung sollte der Kranke auf alle Fälle unter die Obhut eines erfahrenen Homöopathen gestellt werden.
Bei Säuglingen und Kleinkindern kann es durch plötzlichen Temperaturanstieg zu Fieberkrämpfen kommen. Auch hier sind Wadenwickel sicherlich von Nutzen. Allerdings wirkt die Verabreichung von *Belladonna* (½stündlich eine Gabe *C 200*) wesentlich stärker und wohltuender, da wir mit dem Similia- und nicht dem Contraria-Prinzip arbeiten.

Allgemeine und diätetische Maßnahmen bei der fieberhaften Erkältung

Der Kranke braucht völlige Ruhe, am besten Bettruhe.
In der Regel besteht bei der fieberhaften Erkältung Appetitlosigkeit. Wenn unter diesen Voraussetzungen *gefastet* wird, dann sind die besten Erfolge für die Behandlung zu verzeichnen.
Wenn die völlige Nahrungsenthaltung aus psychischen oder körperlichen Gründen unmöglich ist, aber auch keine deutlichen Bedürfnisse beim Essen zu erkennen sind, sollte man sich an die folgenden Ratschläge halten:

1. Einmal täglich eine Mahlzeit, bestehend aus Getreideschleimsuppe.
2. Nur nach Bedarf trinken (siehe Rezepte S. 405).
   Kräutertees sind generell nicht zu empfehlen, außer wenn ein starkes Verlangen nach einem bestimmten Heilkraut besteht. Sie sind zu arzneilich und stören die Wirkung des homöopathischen Mittels oder stören bei der Suche nach dem Similimum.
3. Bedürfnisse des Patienten beachten und auf sie eingehen (z. B. Frischluftzufuhr oder nicht, Schweiß abwischen oder auch nicht).

Behandlung

ECHINACEA *(Echi.)*
Dies ist ein richtiges Grippemittel und wird sowohl bei der gewöhnlichen leichteren Form als auch bei der schwereren ernsten Form benutzt.
Der Patient fühlt sich matt und erschöpft. Er hat das Gefühl, als ob er schon lange krank sei. Damit haben wir ein wichtiges Merkmal des Mittels, und wenn man es gleich am Anfang erkennt, erspart es einem viel Zeit. Bevor Echinacea überhaupt richtig krank wird (im Prodromalstadium), fragt er schon: Wann werde ich endlich wieder gesund? Es ist aber keine Ungeduld, sondern er fühlt sich wirklich schon so krank. Er hat überall Schmerzen, alles tut ihm weh.
Wenn er etwas ißt, fängt es an, im Magen zu gären. Der Bauch bläht sich. Der Patient muß öfters aufstoßen mit dem Geschmack der verzehrten Speisen. Bald kommt Säure hoch und brennt im Hals. Er hat Durst auf kaltes Wasser.
Er hat jedoch keinen Appetit, und er fühlt sich so elend, daß er nichts essen kann.
Er friert, wobei ihm besonders übel wird. Die Übelkeit bessert sich, wenn er sich hinlegt.
Die Zunge ist weiß belegt mit roten Rändern.
Bekommt er Fieber, dann meist in Kombination mit Frösteln oder Schüttelfrost im Rücken. Von der Hitze des Fiebers färbt sich das Gesicht rot.
Er hat das Gefühl, als sei sein Kopf voll. Der Puls schlägt schnell und kräftig.
Er fühlt sich zunehmend dumpf im Kopf und müde, bleibt aber dabei gereizt. Er kann sehr ärgerlich reagieren, wenn etwas gegen seinen Wunsch gemacht oder er korrigiert wird. Z. B. wenn der Echinacea-Patient sagt: »Ich bin jetzt schon so lange krank und möchte endlich wieder gesund werden«, und man erwidert darauf: »Du bist aber doch erst seit gestern krank«, so verstimmt ihn das.
Solche Aussagen nicht zu werten, sondern schlicht und einfach als einen Teil des Krankheitsbildes zu betrachten, zeichnet das homöopathische Denken aus.

FERRUM PHOSPHORICUM *(Ferr-p.)*
Ferrum phosphoricum ist ein wichtiges Mittel bei katarrhalischem Fieber bzw. Grippe. Der unter »Schnupfen« beschriebene Zustand kann schon bei Beginn von Fieber begleitet sein oder es kommt anschließend dazu.
Es gibt bei Ferr-p. aber auch Fieber ohne Katarrh. Der Verlauf bleibt ähnlich. Der Mensch fühlt sich erschöpft, mag sich aber nicht ausruhen. Auf kalte Luft reagiert er empfindlich.
Das Gesicht wird rot.
Meist finden wir Fieber ohne Frösteln.
Nach dem Schlaf wacht Ferr-p. sehr erhitzt mit rotem Gesicht auf, schwitzt dabei aber nicht und hat Durst auf kaltes Wasser. Dabei taucht der Wunsch auf, immer wieder an einer Zitrone zu lecken.

ACONIT *(Acon.)*
Das Aconit-Fieber kommt gewöhnlich als Folge einer Abkühlung, wenn der Betreffende erhitzt war oder schwitzt oder wenn extreme Temperaturen herrschten, wie kalt-trockene Wetterlage bzw. kalt-trockener Wind. Es gibt auch andere Mittel, die bei Unterkühlung erkranken. Die Besonderheit bei Aconit besteht aber im raschen Einsetzen der Symptome und deren Heftigkeit. Oftmals treten die grippalen Symptome kurz nach Kälteeinwirkungen auf. Z. B. geht jemand in den kalten Wind hinaus. Kurze Zeit nachdem er wieder im Hause ist, spürt er Schüttelfrost, dabei kann ihm alles weh tun, und bald hat er hohes Fieber, das von großem Durst auf Kaltes begleitet wird.
Der Kranke ist immer unruhig, wirft sich herum und kann sein Leiden kaum ertragen. Seine Haut ist heiß und trocken, trotzdem friert er meist schon durch das geringste Abdecken oder durch Bewegung.
Beim Aufsitzen wird er ganz blaß im Gesicht und fühlt sich so schwach und schwindlig, daß er sogar ohnmächtig aufs Bett zurück fallen kann. In den meisten Fällen ist er sehr ängstlich; was sich im Extremfall bis zur Todesfurcht steigern kann.

- Dosierung: *ACONIT C 200* ½stündlich, bis der Schweiß ausbricht. Danach tritt in der Regel ein heilsamer Schlaf ein.

BELLADONNA *(Bell.)*
Belladonna und Aconit sind manchmal schwierig voneinander zu unterscheiden. Das Belladonna-Fieber setzt – ebenso wie das von Aconit – sehr schnell ein und wird in kürzester Zeit sehr heftig. Aber dann entwickelt sich das Symptombild in eine andere Richtung. Eine brennende Hitze prägt die Belladonna-Erkrankung. Die Haut strahlt eine solche Hitze aus, daß das Berühren fast wie ein Schock ist. Die Haut ist zu Anfang immer trocken, kann aber später feucht werden. Durst fehlt meist, allenfalls kleine Flüssigkeitsmengen werden getrunken. Zunge, Mund und Halsbereich pflegen sehr trocken zu sein. Kopf und Hals sind glühend rot und werden im Lauf der Zeit dunkelrot und gefleckt. Trotz eines sehr heißen Kopfes und Körpers können oft die Körperglieder, besonders Hände und Füße, kalt sein. Eine Art unruhige Fahrigkeit beherrscht Belladonna. Das geringste Geräusch oder helles Licht können den Kranken hochfahren lassen – auch im Schlaf oder beim Einschlafen –, als ob ihn ein elektrischer Stromschlag träfe. Kleinkinder können nachts bei hohem Fieber Krämpfe bekommen.
Es besteht die Neigung zu Delirien (Fieberphantasien).

- Dosierung: *BELLADONNA C 200* ½stündlich 1 Gabe.
  Hinweis: Wenn »Schnupfen« oder »Husten« im Vordergrund der Erkrankung stehen, lesen Sie bitte auch in den entsprechenden Kapiteln über das Arzneimittelbild von Belladonna nach.

PULSATILLA *(Puls.)*
Ein Puls.-Fieberzustand entwickelt sich gewöhnlich im Herbst und im Frühjahr, wenn die Temperaturen unbeständig oder die Tage im Verhältnis zu den Nächten warm sind.
Puls. friert sehr, besitzt aber trotzdem eine Abneigung gegen warme Räume und warme Luft. Sie braucht kalte, frische Luft. Wir treffen sogar auf Fälle, die im warmen Raum noch mehr frieren. Erst wenn man die Fenster aufmacht und richtig durchlüftet, hört sie auf zu frieren. Sie friert hauptsächlich im Kreuz. Sie möchte in einem kühlen, durchgelüfteten Raum sein, aber gut zugedeckt. Wenn man einen Puls.-Kranken anfaßt, dann spürt man die glühend heiße Haut. Puls. verliert jegliche Lust am Essen und Trinken. Nach ein paar Tagen bekommt sie etwas Durst auf kleine Mengen sehr kalter

Getränke, aber nur, wenn ihr richtig heiß ist und sie nicht mehr friert.
Ihr Gesicht ist blaß und der Ausdruck sanft. Kinder, manchmal auch Frauen, brechen leicht in Tränen aus.
Abends fühlt sie sich körperlich und geistig besonders schlecht.
Hohes Fieber und trockene Hitze bekommt sie meist nachts.

BRYONIA *(Bry.)*
Bry. braucht gewöhnlich Zeit, bis die Symptome ausgeprägt sind. Aber meist ist das Mittel am zweiten oder dritten Tag zu erkennen. Wenn Bry. erkrankt, dann bewirkt sein Krankheitsgefühl, daß er sich nur langsam bewegen kann. Entgegen seinem Körperbedürfnis nach Ruhe muß er sich jetzt zum Arbeiten zwingen. Dadurch hofft er, genügend Energie zu aktivieren, um die Krankheit durch Arbeit zu vertreiben. Mit diesem Bemühen braucht er jedoch seine letzten Energiereserven auf. Die Folge von so einem unvernünftigen Verhalten spürt er am nächsten Morgen. Er wacht auf mit dem Gefühl, todkrank zu sein. Der Kopf tut weh und er verspürt nur den Wunsch, ganz ruhig liegenbleiben zu dürfen. Nach einer Weile kann er sich mit Mühe und Not dazu aufraffen, aufzustehen, in der irrigen Meinung, es doch irgendwie zu schaffen.
Bei der Arbeit begleitet ihn ein leicht fiebriges Gefühl. Abends ist er todmüde. Gegen neun Uhr abends werden die Auswirkungen seines unvernünftigen Handelns deutlich. In der Nacht steigt die Temperatur an und großer Durst stellt sich ein. Er kann und will jetzt nur noch bewegungslos liegen.
Wie viele Tage ein Bry.-Mensch die Krankheit hinauszuzögern vermag, hängt von vielen Faktoren ab: von seinen Energiereserven, von dem Ausmaß an Ruhe, das er sich gönnt, und davon, was er ißt und trinkt.
Er hat keinen richtigen Appetit und Hunger.
Die Verdauungstätigkeit ist verlangsamt. Wenn er aber dieses Körpersignal nicht beachtet und trotzdem ißt, werden seine Energiereserven noch mehr strapaziert, besonders durch Schwerverdauliches.
Bier wirkt in einem solchen Zustand wie reines Gift auf ihn.
Wenn er nur Suppen und Wasser (auch Brot ist schlecht) zu sich nimmt, wird er möglicherweise nicht schwerkrank. Handelt es sich

nur um eine leichte Attacke, kann sie hierdurch sogar abgewendet werden.
Ganz allgemein tut ihm Suppe sehr gut.

RHUS TOXICODENDRON *(Rhus-t.)*
Bei naß-kaltem Wetter oder überhaupt bei feuchtem Wetter mag sich Rhus-t. nicht mehr bewegen. Er weiß, er müßte sich bewegen, aber da er eine Abneigung gegen Nässe hat, achtet er nicht auf dieses Bedürfnis. Dabei fühlt er sich jedoch unruhig. Besonders wenn er sich hinsetzt oder -legt, überkommt ihn eine große Unruhe, so daß er nicht lange in einer Position bleiben kann.
Der Körper wird steif und tut weh. Jede Bewegung ist schmerzhaft, aber trotzdem kann er nicht ruhig bleiben. Würde er sich kräftige Bewegung verschaffen, dann ließen die Schmerzen nach.
Er friert, weshalb er gerne draußen laufen würde – wenn nur das Wetter nicht so schrecklich wäre.
Nach und nach nehmen Steifigkeit, Mattigkeit und Schmerzen zu. Er liegt im Bett und dreht sich ruhelos permanent von einer Seite auf die andere.

GELSEMIUM *(Gels.)*
Die Gruppe der Symptome, die den Zustand von Gelsemium auszeichnen, umfaßt Schwere und Müdigkeit, Frösteln im Rücken, benommener Kopfschmerz und Durstlosigkeit.
Gelsemium entwickelt sich langsam. Oft ist das Kältegefühl von Anfang an ausgeprägt. Kälteschauer laufen den Rücken hinauf und hinunter oder wechseln sich mit Hitzewellen ab. Die Glieder fühlen sich schwer an. Der Betreffende hat kaum die Kraft, sie zu bewegen oder zu heben. Langsam kommt ein dumpfer Kopfschmerz, der vom Nacken hochsteigt, dazu. Die Augenlider sind so schwer und müde, daß er sie kaum aufhalten kann. Die Augen sehen glasig aus. Das Gesicht ist dunkelrot bis purpur. Der Patient sieht aus wie betrunken. Bei Schüttelfrost zittert der ganze Körper, als ob er jede Kontrolle über seine Bewegungen verloren hätte. Der Kranke möchte festgehalten werden. Er liegt durch die Schwäche betäubt und gelähmt bewegungslos da. Bei dem hohen Fieber sind Kopf und Körper heiß, aber die Glieder kalt. In der Regel hat er wenig Durst.

Symptomenverzeichnis

Ein vollständiges Symptomenverzeichnis für Fieber müßte so umfangreich sein, daß es eher Verwirrung stiften würde. Aus diesem Grund haben wir darauf verzichtet. Die im Vorausgegangenen erwähnten acht Mittel sind schnell durchzulesen und werden viel schneller zur Mittelwahl führen.
Bei den anderen Erkältungskrankheiten können Ihnen allgemeine Modalitäten (s. S. 107) helfen, das ähnlichste Mittel zu finden, besonders wenn Fieber ein Begleitsymptom von Schnupfen oder Husten ist.
Die allgemeinen Symptome sind die wichtigsten für die homöopathische Behandlung und führen in erster Linie zum Similimum. Zum Beispiel lesen Sie über *Sulfur* in dem Kapitel »Schnupfen«: Sulfur fühlt sich warm beim Schnupfen. Er hat ein Bedürfnis nach kühler, meist frischer Luft, aber trotzdem braucht er warme Getränke. Tritt dieser Symptomenkomplex bei Fieber auf, ist Sulfur höchstwahrscheinlich das Mittel, wenn kein anderes Mittel aufgrund anderer deutlicherer und wichtigerer Symptome besser paßt.

Halsschmerzen, Mandelentzündung, Angina

Chronisch vereiterte Mandeln – von der operativen Entfernung ist abzuraten
Kein Körperteil oder Organ spielt eine so geringe Rolle im Organismus, daß auf es ohne weiteres verzichtet werden könnte. Das gilt auch dann, wenn die medizinische Forschung die Funktion mancher Gewebe, Drüsen und Organe noch nicht vollständig erklären kann und sie für überflüssig hält. Dieser Einstellung fallen häufig die Adenoiden (»Polypen«), die Tonsillen (Mandeln), der Appendix (»Blinddarm«) und bei Frauen nach den Wechseljahren die Unterleibsorgane zum Opfer. »In Amerika werden jährlich noch rund 1 Million Mandeloperationen durchgeführt und annähernd 600 Kin-

der sterben jedes Jahr an Blutungen und anderen Komplikationen.«*

Sie sind jetzt hinreichend über die Homöopathie informiert, um zu erkennen, daß eine Operation als palliative Maßnahme niemals die zugrundeliegende Ursache heilen kann. Dem Kranken mag sie zwar kurzfristig eine Erleichterung verschaffen, aber auf lange Sicht gesehen bringt die Operation mehr Schaden als Nutzen.

Die chronische Vergrößerung der Mandeln ist ein weitverbreitetes Leiden, besonders bei zarten, zu Skrofulose neigenden Kindern. An der Nord- und Ostsee, also im rauhen, feuchten Klima lebende Kinder, neigen deutlich vermehrt zu Lymphdrüsenschwellungen im Nasen-Rachen-Raum.

Am Übergang vom Mund-Nasen-Raum zur Speise- und Luftröhre befindet sich eine Anhäufung von lymphatischem Gewebe mit mehreren Verdickungen, der sogenannte »Waldeyersche Rachenring«. Er besteht aus: der Rachendachmandel (im Volksmund »Polypen« genannt), der Zungengrundmandel und den Gaumenmandeln (Tonsillen).

Die Mandeln muß man sich wie Wächter am Tor vorstellen. Sie sollen den Organismus vor dem Eintritt von Krankheitserregern schützen. Die Tonsillen bilden Antikörper oder nehmen Bakterien in sich auf und zerstören sie. Bei Überforderung schwellen sie an und erkranken.

Halsschmerzen, gerötete, mit »Stippchen« bedeckte Mandeln, geschwollene Lymphknoten und Fieber sind die bekannten Symptome. Sie sollten jedoch wissen, daß es auch völlig schmerzlose Mandelentzündungen gibt (für die in der Homöopathie wiederum spezielle Mittel angezeigt sind). Z. B. ist bei Kindern, die über Bauchweh klagen, auch an eine Tonsillitis zu denken.

Schauen Sie Kindern, die dauernd quengelig bzw. auffallend schlecht gelaunt sind, in den Rachen, oder tasten Sie die Lymphdrüsen unterhalb des Unterkiefers und am Hals nach einer Schwellung ab.

Von einer Mandelentfernung raten wir ab, weil wir in der Praxis immer wieder beobachten können, daß die Anfälligkeit für chro-

* Panos und Heimlich: »Die homöopathische Hausapotheke«

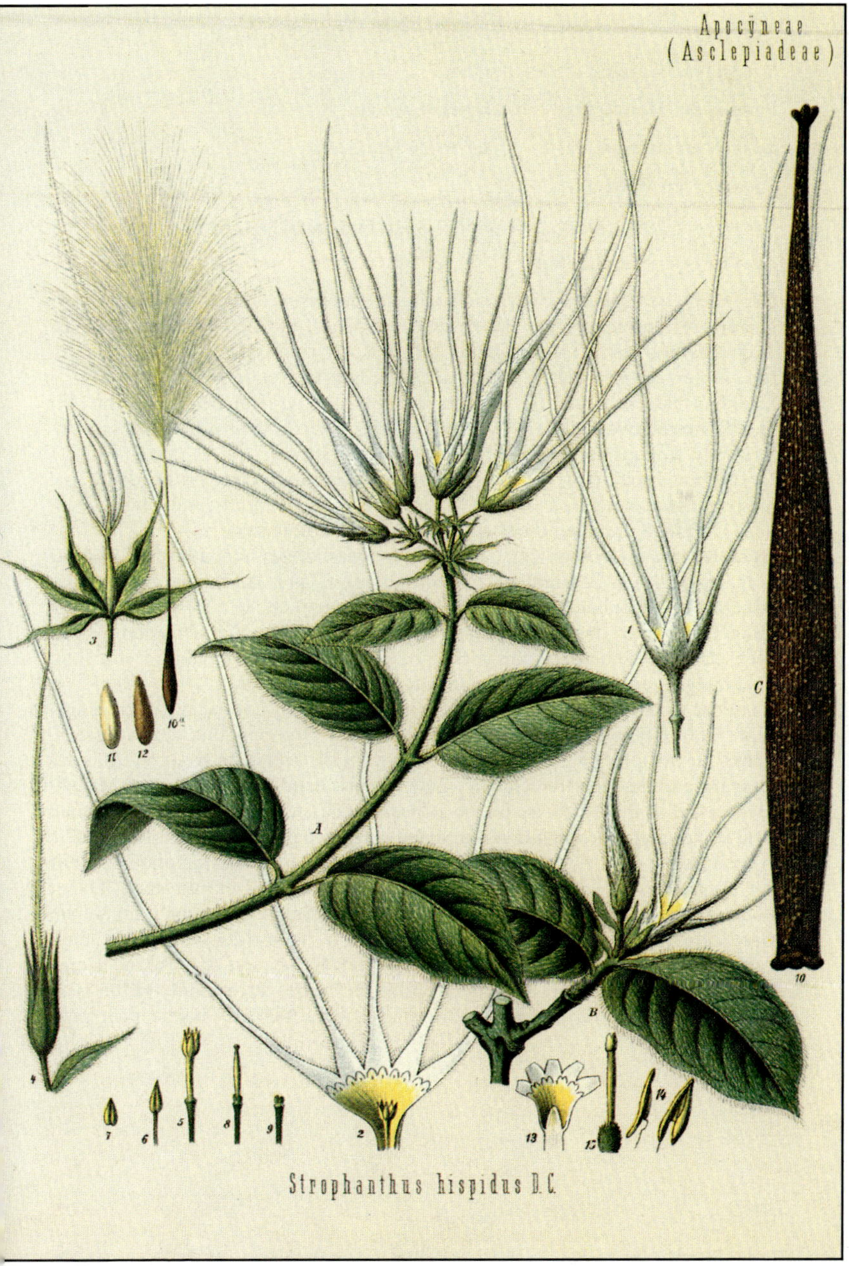

Strophanthus hispidus D.C.

STROPHANTHUS

Strophantus hispidus – Strophanthus.

Familie der Hundsgiftgewächse – *Apocynaceae.*

*Vorkommen:*China, das tropische Asien und Afrika.

Standort: Im Wald.

Verwendete Teile: Reife, getrocknete, entfettete Samen.

Inhaltsstoffe: Strophanthin.

Der Name ist abgeleitet von griechisch „strephein“ = drehen und „anthos“ = Blume, in Anspielung auf die Korallensegmente, die sich drehen, bevor sie aufgehen. Aus dem Holz werden in Indien Bohlen gemacht, und eine Zubereitung aus den Samen wurde in Afrika als Pfeilgift verwendet.
Strophanthus erweitert die Herzkranzgefäße und wird in der Allopathie bei Herzkranzgefäßverkalkung, Angina pectoris, Herzkranzinsuffizienz, Herzinfarkt und Kollaps als Strophanthin intravenös gespritzt.
Durch homöopathische Prüfungen kamen folgende Symptome an den Tag.: Verdauungsstörungen, Übelkeit, Erbrechen, Speiseröhren- und Magenbrennen, Durchfall und die bereits erwähnte Herzsymptomatik.
Es bestehen zwei wesentliche Unterschiede zwischen der allopathischen und der homöopathischen Behandlung mit Strophanthus. Die Allopathie benutzt das Alkaloid (= Strophanthin), die Homöopathie nimmt den ganzen Samen. Hierin können wir auch das Grundprinzip der Homöopathie erkennen, den ganzen Menschen zu behandeln und nicht nur einen Teil, eine Funktion von ihm, unabhängig vom Gesamtzusammenhang.
Zweitens wird Strophanthin in der Allopathie nach dem Contraria-Prinzip eingesetzt, um Gefäße zu erweitern, wogegen in der Homöopathie der Ausgangspunkt für Strophanthus das schwache Herz ist, die schlechte Kontraktilität des Herzens und die schlaffen Gefäße. Eine entsprechende Beziehung zum Magen-Darm wird in der Regel zu finden sein, besonders dann, wenn Alkoholgenuß eine Rolle spielt. Strophanthus nimmt bei entsprechender Herzsymptomatik die Abhängigkeit vom Alkohol. Die plötzliche Abneigung, die Alkoholabstinenz zur Folge hat, provoziert keine Entzugserscheinungen (Delirium etc.). Daher können wir am Beispiel des homöopathisch eingesetzten Strophanthus sehen, was echte Heilung bedeutet. Alkohol wird von diesen Menschen nicht mehr verlangt, das Herz regeneriert sich nach einer Weile, und dann braucht man dieses Mittel nicht mehr. Nach dem Contraria-Prinzip angewandte Mittel müssen immerfort und in steigender Dosierung gegeben werden – bis sie nicht mehr wirken.

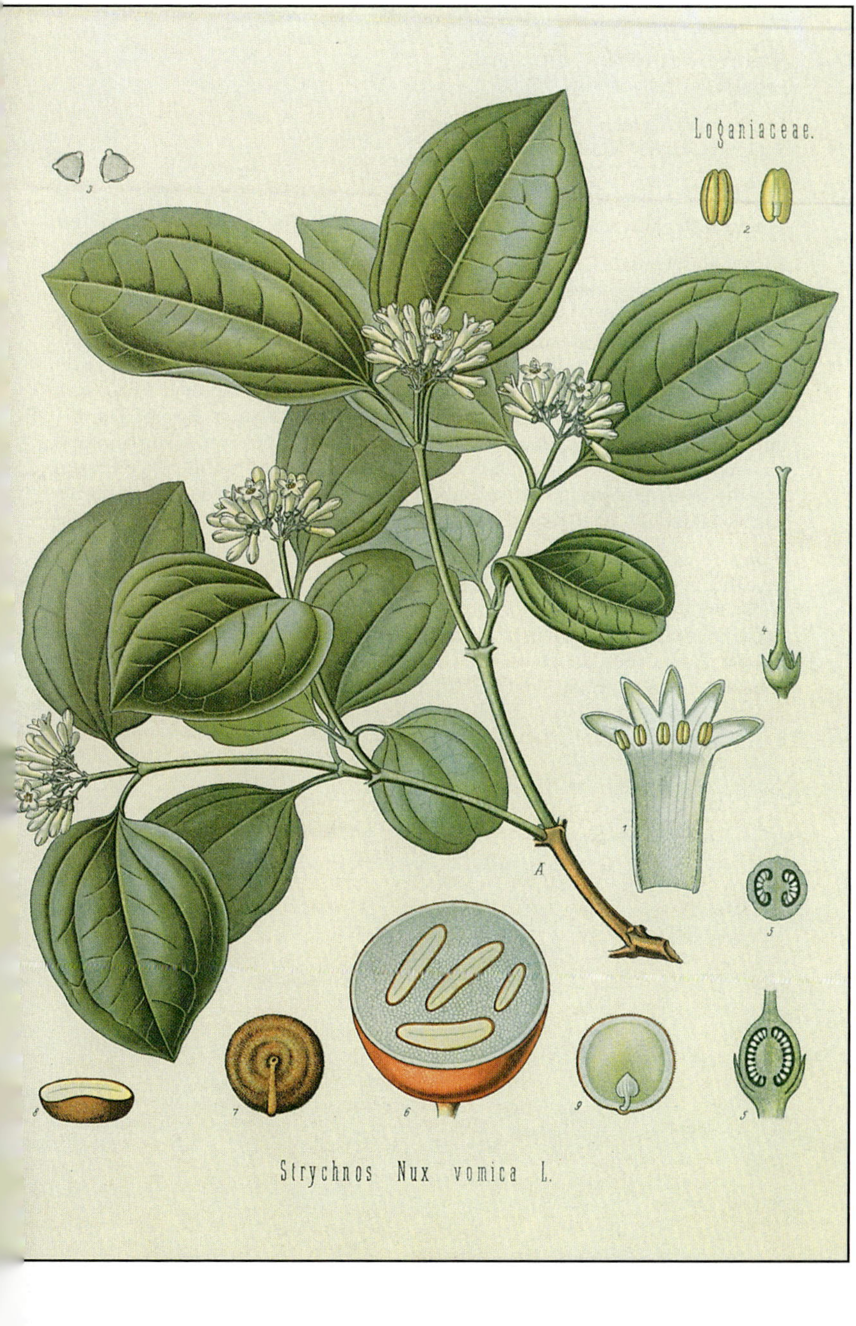
Loganiaceae.
3
2
4
1
A
5
5
8
7
6
9
Strychnos Nux vomica L.

NUX VOMICA

Strychnos nux vomica – Brechnuß.
Familie der *Loganiaceae.*

Vorkommen: Indien.
Standort: An der Küste.

Verwendete Teile: Getrocknete Samen.

Inhaltsstoffe: Die Alkaloide Strychnin, Brucin, Vomicin u. a.

Nux vomica landete fälschlicherweise unter dem Namen Brucea antidysenterica auf dem Arzneimittelmarkt, und es kam zu vielen Vergiftungen (bevor der Fehler entdeckt wurde), die sich folgendermaßen äußern: heftige Krampfanfälle, Opisthotonus (der ganze Körper biegt sich wie eine Brücke nach hinten durch), Krämpfe der willkürlichen und unwillkürlichen Muskulatur, die durch geringste taktile, optische und akustische Reize provoziert werden. Seine Wirkung in homöopathischen Gaben wird durch Wein, Kaffee, Kampfer u. a. aufgehoben. Nux vomica ist selbst ein wichtiges Antidot bei Folgen von Narkotika und drastisch wirkenden pflanzlichen Mitteln (z. B. Abführmitteln). Ferner beseitigt Nux die Folgen von verdorbenem Magen aufgrund von übermäßigem Tabak-, Alkohol- oder Kaffeegenuß.

Typus: Nux ist ein vielseitiges Mittel und kann nicht mit ein paar Worten geschildert werden – was übrigens für alle gut geprüften Mittel gilt. Der gängige Nux-Typus entspricht dem reizbaren, ausgesprochen empfindlichen Menschen, der sehr gewissenhaft ist bzw. sein will. Er ist extrem ungeduldig und fährt sofort aus der Haut, wenn die Dinge nicht so laufen, wie er sich das vorstellt. Ärger, Jähzorn, Überempfindlichkeit und Nervosität sind weitere nuxtypische Synonyme.

nisch schwerwiegende Infekte in anderen Körperbereichen nach einer solchen Operation gewöhnlich zunimmt. Andere Lymphknoten im Körper müssen die Funktion der Mandeln mit übernehmen, und das bei diesen Menschen *geschwächte Lymph- und Abwehrsystem* wird nun doppelt belastet. Meist treten erst vermehrt Seitenstranganginen auf und dann wandert der Sitz der Krankheit weiter nach unten. Die Bronchien werden belastet, eine bis dahin nicht gekannte Anfälligkeit für Husten kann sich herauskristallisieren. Uns ist aufgefallen, daß nach einer Entfernung der Mandeln (Tonsillektomie) relativ oft eine Appendektomie (Blinddarmoperation) notwendig wurde. Wahrscheinlich deshalb, weil der Blinddarm, der auch als »Darm-Tonsille« bezeichnet wird, beim Wegfall der Mandeln überbelastet wird!

Die Befürworter der Mandelentfernung werden nun folgenden Einwand erheben: Vereiterte Mandeln streuen Toxine! Das stimmt. Chronisch entzündete Mandeln müssen deshalb unbedingt behandelt werden, sonst besteht die Gefahr von Gelenk-, Herzklappen-, Nieren-, Nerven- und Muskelentzündungen sowie von Rheuma. Diese Leiden können aber auch während einer akuten Angina oder Wochen danach auftreten.

Zur klassischen allopathischen Rheumabehandlung gehört in jedem Fall die Sanierung aller in Betracht kommenden Herde. Die Entfernung des Herdes ist aber keine Patentlösung – sie ist nicht das »Ei des Kolumbus«. Die Ursache liegt in der besonderen Struktur des Organismus, der sogenannten lymphatischen Diathese. Hiermit ist eine besondere Neigung des Körpers gemeint, auf innere oder äußere Reize mit einer überschießenden Abwehrreaktion des Lymphsystems zu reagieren. Mandelentzündungen sind immer ein deutliches Signal der Psyche. Solche Menschen sind zwar bereit, viele Eindrücke aufzunehmen, sie können diese jedoch nicht »schlucken« und verarbeiten.

Bei Kindern können die Mandeln so stark anschwellen, daß auch im körperlichen Bereich der Schluckvorgang erschwert ist – die schlechten Esser, die sich am liebsten von Brei und Suppe ernähren würden.

Wenn wir nun keine andere Alternative hätten, müßten wir die Mandeloperation bejahen. Aber mit Hilfe der Homöopathie kön-

nen wir das lymphatische Terrain sehr günstig beeinflussen. Selbst wenn Herz und Nieren, wie z. B. beim Rheuma, durch die vereiterten Mandeln belastet sind, sollte wenigstens erst ein Versuch unternommen werden, den Herd homöopathisch zu beeinflussen, bevor unwiderruflich zum Messer gegriffen wird. Denn auch diese Sekundärschäden können durchaus noch homöopathisch behoben werden.
Es liegt am fundierten Wissen des Homöopathen, das richtige Mittel zu wählen.

»Polypen«
Wucherungen der Rachendachmandel können die Entwicklung von Kindern erheblich blockieren, und zwar auf geistigem wie auf körperlichem Gebiet. Diese Kinder sollten unbedingt homöopathisch behandelt werden, aber von einer operativen Entfernung ist auch hier abzuraten.
Die Vergrößerung der »Polypen« zieht zwei direkte Folgen nach sich:
Erstens verlegt sie die Ohrtrompete (Eustachische Röhre) und verursacht Mittelohrkatarrhe mit Schwerhörigkeit; und zweitens verengt sie die Verbindungswege zwischen Nase und Rachen, die Choanen. Das Kind kann nicht mehr durch die Nase atmen. Bei der ausschließlichen Mundatmung wird die Hypophyse nicht stimuliert. Diese zentrale Hormondrüse hat ein sehr breites Wirkungsspektrum. Eine Verminderung ihrer Tätigkeit hat auf hormonellem Wege direkten Einfluß auf das körperliche und geistige Wachstum des Kindes. Auch Lispeln läßt auf »Polypen« rückschließen. Ebenso wie ein ständig leicht geöffneter Mund und eine röchelnde, schnarchende Atmung, die diesen Kindern einen etwas »dümmlichen« Gesichtsausdruck verleiht.

Allgemeine Maßnahmen
Wenn Sie *kein* homöopathisches Mittel finden, können Sie sich mit einfachen Hausmitteln helfen. Wenn der Kranke das Bedürfnis hat, seinen Hals zu bedecken, oder wenn man das Similimum nicht findet, können Halswickel angelegt werden. Es gibt zwei Möglichkeiten:

1. Ein Baumwolltuch wird mit eiskaltem Wasser befeuchtet, gut ausgewrungen und um den Hals gelegt. Darüber kommt ein trockenes Baumwoll- oder Leinentuch und zuletzt ein Wollwikkel.
2. Wickel mit Woll- oder Seidentüchern

Kräutertees können je nach Vorliebe getrunken werden.

Behandlung bei Angina

ACONIT *(Acon.)*
Durch kalten, trockenen Wind kommt Aconit zu Halsschmerzen, wobei der Rachen sehr rot und trocken ist.
Schlucken und Sprechen verursachen brennende, prickelnde und stechende Schmerzen. (Siehe auch unter »Schnupfen«.)

BELLADONNA *(Bell.)*
Belladonna ist ein wertvolles Mittel bei Mandelentzündungen, aber auch bei Halsschmerzen.
Rachen und Mandeln sind sehr rot und geschwollen, dabei ist der Hals trocken und brennt, was den Kranken dauernd zum Schlucken zwingt. Er hat großen Durst. Die Beschwerden verstärken sich aber durch das Schlucken. Die Schmerzen haben rasch, plötzlich und heftig eingesetzt. Erst entzündet sich die rechte, dann die linke Mandel. Sie sind dann äußerst empfindlich.
Eine Hauptindikation für Bell. ist das Sich-Verschlucken durch die Zufuhr von Nahrung in flüssiger oder fester Form. Sobald die Nahrung den Kehlkopf erreicht, kommt es zum Kehlkopfkrampf, wobei die Flüssigkeit aus Mund und Nase spritzt. Wenn Bell. nicht rechtzeitig gegeben wird, vereitern die Mandeln sehr schnell unter scharfen schießenden Schmerzen.

MERCURIUS SOLUBILIS *(Merc.)*
Beachte: Es ist wichtig, daß nachfolgendes Symptomenbild mit Sicherheit vorhanden ist, sonst kann der Einsatz von Merc. den Fall verschleiern, und man findet dann das richtige Mittel nicht mehr. Warten Sie ab, bis sich das vollständige Bild von Mercurius entwikkelt hat, es können ein paar Tage vergehen.

Bei Merc. gibt uns die *Zungendiagnose* wertvolle Hinweise. Es gibt zwei verschiedene Möglichkeiten.

1. Die Zunge ist schlaff, blaß, feucht und aufgequollen, mit deutlich sichtbaren Zahneindrücken am Zungenrand.
2. Ein schmutzig-gelber Belag bedeckt die Zunge.

Auffällig bei beiden Grundrichtungen: der widerliche Mundgeruch, der schon wahrnehmbar ist, wenn man das Zimmer betritt.
Merc. entwickelt reichlich flüssigen oder zähen Speichel, den er ständig herunterschlucken muß.
Meist ist großer Durst vorhanden, aber wenn sich erst Eiter auf den Mandeln gebildet hat, wird das Trinken immer schmerzhafter. Im Hals brennt es, als ob heiße Dämpfe hochstiegen. Ein süßer, metallischer Geschmack gibt einen zusätzlichen Hinweis auf Merc. Durch Druck entstehen brennende Schmerzen.
Wärme, besonders Bettwärme, verschlimmert. Das Einatmen kalter Luft oder Kaltwerden verschlimmert aber auch. So wird dem Patienten z. B. zu warm im Bett, er deckt sich auf. Aber bald fängt er an zu frieren, und die Schmerzen werden schlimmer. Er muß sich ständig auf- und wieder zudecken.
Hinweis: Wenn die verschiedenen Merc.-Salze zum Einsatz kommen, bitte keine Halswickel machen, da Druck verschlimmert.

MERCURIUS CORROSIVUS *(Merc.-c.)*
Im Unterschied zu *Mercurius solubilis* sind Hals *und* Zäpfchen betroffen. Entzündung und Schwellung sind sehr stark ausgeprägt. Der Halsschmerz ist besonders stark beim Leerschlucken. Aber auch das Trinken bereitet Pein. Merc-c.-Patienten sind durch eine gelb-weiß belegte Zunge gekennzeichnet, die auch schmutzig aussehen kann.
Kalte Getränke verursachen heftige Schmerzen, wogegen warme Getränke besser verträglich sind.
Besondere Schmerzen bereitet die Untersuchung des Rachenraums mit dem damit verbundenen Herunterdrücken der Zunge durch einen Spatel. Unter den Mercurius-Salzen hat Merc-c. die unerträglichsten Schmerzen.

MERCURIUS JODATUS FLAVUS *(Merc-j-f.)*
Die Zunge ist schmutzig gelb belegt, aber noch wichtiger ist der sehr helle, dick-gelbe Belag auf der Zungenwurzel. Meist sind Zungenspitze und Ränder rot und weisen Zahneindrücke auf. Was in erster Linie an Merc-j-f. denken läßt, ist die Rechtsseitigkeit (wie bei Lyc.). Entweder fangen die Schmerzen gleich rechts an und gehen dann nach links, oder die rechte Seite ist deutlich schlimmer.
Kalte Getränke bessern, warme verschlimmern.
Alle Mercurius-Salze haben Schmerzen beim Leerschlucken, aber bei Mercurius jodatus brennt es dabei.

MERCURIUS JODATUS RUBER *(Merc-j-r.)*
Die Zunge ist gelb belegt. Ausschlaggebend ist aber, daß Merc-j-r. im Gegensatz zu *Merc-j-f.* die linke Seite befällt. Der Rachen ist dunkelrot.
Nach dem Schlaf sind die Schmerzen besonders stark.

HEPAR SULFURIS *(Hep.)*
Die Halsschmerzen werden durch Kälte ausgelöst. Hepar sulfuris ist verfroren und braucht viel Wärme.
Hier sind wieder die uns schon bekannten Hepar-Schmerzen zu finden: stechend, splitterartig, besonders beim Schlucken. Sie erstrecken sich beim Gähnen oder Kopfdrehen bis zum Ohr. Jegliche Art von Kälte verschlimmert, z. B. kalter Luftzug, kalte Halswickel, kalte Getränke. Ein warmer Schal um den Hals und warme Getränke lindern die Halsschmerzen.

ARSENICUM ALBUM *(Ars.)*
Ars. alb. ist gekennzeichnet durch Halsschmerzen bis zur Mandelentzündung, die von Schwäche, Angst und Unruhe begleitet werden. Wie bei *Hepar* verschlechtert sich auch bei Arsen der Zustand durch Kälte und bessert sich durch warme Getränke.
Arsen sorgt sich um seinen Zustand. Die Schmerzen nehmen abends stark zu und machen ihn sehr unruhig und ängstlich. Er fühlt sich absolut schwach und kraftlos.
Die Schmerzen besitzen brennenden Charakter. Bei diesen brennenden Schmerzen wirken warme, süße Getränke sehr wohltuend.

Zusätzlicher Tip: Falls kein Ars. zur Hand ist, kann man zur Schmerzlinderung bei einem Arsenfall einen Kandiszucker auf der Zunge zergehen lassen oder ein heißes Getränk – halb Milch und halb Wasser mit Kandiszucker gesüßt – zu sich nehmen. Die Milch sollte verdünnt werden, um die Verdauungsorgane nicht zu sehr zu belasten.

LYCOPODIUM *(Lyc.)*
Die Halsschmerzen oder die Entzündung sind entweder nur auf der rechten Seite oder sie wechseln von der rechten auf die linke Seite. Relativ schnell kommt es zur Vereiterung der Mandeln.
Da Lycopodium dazu neigt, große Mengen zu essen, ist der Magen oft mitbeteiligt. In so einem Fall sind warme Getränke wohltuend. Wenn der Magen nicht beteiligt ist, bessern auch kalte Getränke.
Lycopodium ist das einzige Mittel, bei dem sowohl warme als auch kalte Getränke die Halsschmerzen bessern.

LACHESIS *(Lach.)*
Im Gegensatz zu *Lycopodium* treten hier die Schmerzen linksseitig auf (wie bei Merc-j-r.).
Lachesis geht es schlechter durch Wärme. Kalte Getränke bessern merklich. Hals und Mandeln sind trocken, sehr geschwollen und äußerst empfindlich.
Beim Schlucken verursachen selbst die kalten Getränke Schmerzen, aber hinterher sind die Schmerzen deutlich besser. Auch Leerschlucken bereitet Schmerzen, die sich dabei bis ins Ohr erstrecken.
Nach dem Schlaf geht es Lachesis schlechter, die Schmerzen nehmen zu (wie *Merc-j-r.*).
Die geringste Berührung des Halses oder Druck durch Kleidung wird als ausgesprochen unangenehm empfunden.
Wegen der großen Empfindlichkeit des Halses gestaltet sich – ebenso wie bei *Merc-c.* – die Untersuchung sehr schwierig.
Hat Lach. Schleim im Hals, so tut ihm das Hochräuspern ausgesprochen weh. Der Rachen ist purpurrot, manchmal aber auch nur die Mandeln.

PHYTOLACCA *(Phyt.)*
Wenn wir in den Mund schauen, leuchten uns die Mandeln purpurrot (wie Lack) aus dem roten bis dunkelroten Rachen entgegen. Es gibt einen typischen Schmerz, der beschrieben wird als das Gefühl eines Stückchens von der harten Schale eines Apfelkerngehäuses, das im Rachen festsitzt. Eine grau-gelb belegte Zunge ist ein zusätzlicher Hinweis.
Phyt. hat mit *Lachesis* einige Gemeinsamkeiten:
- Kopf nach vorne herunterbeugen verschlechtert,
- Wärme verschlechtert, kalte Getränke bessern,
- Schmerz erstreckt sich bis ins Ohr, besonders beim Schlucken.

Unterschiede zu *Lach.*:
- Phyt. ist ein rechtsseitiges Mittel,
- keine Schlafverschlimmerung,
- Rachen dunkelrot,
- Apfelkerngehäuseschmerz,
- Kaltwerden verschlechtert.

BRYONIA *(Bry.)*
Bryonia bekommt Halsschmerzen, wenn er sich nach Überhitzung abgekühlt hat, z. B. durch Eis oder eiskalte Getränke.
Er hat einen trockenen Mund und ist durstlos. Er hat das Gefühl, etwas Hartes stecke im Hals, welches das Schlucken erschwert und schmerzhaft macht. Bry. kennzeichnen wunde, schießende Schmerzen, begleitet von Trockenheit und Rauhigkeit im Rachen, die das Sprechen erschweren. Jegliche Kopfbewegung verschlimmert den Schmerz, ebenso die Berührung des Halses oder eine Beugung des Kopfes nach unten.
Bry. sollte man nicht ansprechen, er möchte in Ruhe gelassen werden; denn jegliche Störung empfindet er als extrem lästig. Er kann auf wiederholte Fragen ausgesprochen reizbar reagieren, was wiederum seinen Zustand verschlimmert.

BROMUM *(Brom.)*
Brom. kommt zwar seltener vor, aber man sollte es kennen, da es oft wegen seiner Linksseitigkeit mit *Lachesis* verwechselt wird. Auf den Mandeln ist ein Netz von blutgefüllten Kapillaren zu sehen – tiefrot und geschwollen.

Die äußeren Drüsen sind geschwollen und hart. Brom. empfindet ein Rauheitsgefühl im Hals.
Unterschiede zu *Lachesis:*

- Mandeln tiefrot,
- kapillares Netzwerk,
- Mandeln eher hart, vereitern selten; *Lach.* hat meist eitrige Mandeln,
- Kopf nach vorne beugen verstärkt den Schmerz.

BARIUM CARBONICUM *(Bar-c.)*
Bar-c. kennzeichnet vergrößerte Drüsen, besonders im Nacken, am Unterkiefer und hinter dem Ohr.
Hier finden wir eine rechtsseitige Lokalisation des Schmerzes, die Mandeln sind bald eitrig. Leerschlucken schmerzt am meisten, aber auch essen tut weh. Die brennenden Schmerzen verschlechtern sich erheblich nachts oder durch Schlucken.
Wenn in einem solchen Zustand Verlangen nach trockenem Brot besteht, sollte man eher an *Barium muriaticum* denken.

IGNATIA *(Ign.)*
Ign. klagt über ständiges Kloßgefühl im Hals, das beim Schlucken verschwindet, um aber gleich darauf wieder zurückzukehren.
Das Charakteristische bei Ign. sind seine widersprüchlichen Symptome: je festere und härtere Speisen Ignatia zu sich nimmt, desto besser werden die Schmerzen.

NUX VOMICA *(Nux-v.)*
Der Hals fühlt sich rot und verätzt an, als ob er abgeschabt sei. Die kalte Luft wird als sehr schmerzhaft empfunden. Warme Getränke bessern die Halsschmerzen. Schlucken tut zwar weh, aber erst hinterher schmerzt es richtig (siehe auch Nux-v.-Beschreibung unter »Schnupfen« und »Husten«).

Symptomenverzeichnis – Halsschmerzen, Angina

Mittel:

Aconit (Acon.), Arsenicum album (Ars.), Barium carbonicum (Bar-c.), Belladonna (Bell.), Bromium (Brom.), Bryonia (Bry.), Hepar sulfuris (Hep.), Ignatia (Ign.), Lachesis (Lach.), Lycopodium (Lyc.), Mercurius-solubilis (Merc.), Mercurius corrosivus (Merc-c.), Mercurius jodatus-flavus (Merc-j-f.), Mercurius jodatus rubrum (Merc-j-r.), Nux vomica (Nux-v.), Phytolacca (Phyt.)

Verschlimmerung:

Berührung:	Bell., Brom., Bry., Ign., Lach., Phyt.
Bewegung:	Bell., Merc.
Einatmen:	Hep.
Getränke, kalte:	Ars., Lyc., Merc-c.
Getränke, warme:	Lach., Lyc., Merc-j-f., Phyt.
Luft, kalte:	Bell., Hep., Merc., Nux-v.
Kaltwerden:	Ars., Hep., Lyc., Merc., Phyt.
Kopfdrehen, beim:	Bell., Brom., Bry., Hep., Lach.
Kopf, beugen nach vorne:	Brom., Phyt.
Liegen:	Bell., Lach.
Luftzug:	Hep.
Räuspern:	Bell., Lach.
Schlaf, nach:	Lach., Merc-j-r.
Schlucken, beim:	Acon., Ars., Bar-c., Bell., Brom., Bry., Hep., Ign., Lach., Lyc., Merc., Merc-c., Merc-j-f., Merc-j-r., Nux-v., Phyt.
Schlucken, Flüssigkeiten:	Bell., Ign., Lach., Lyc., Merc-c.
Schlucken, Speisen:	Bar-c., Bry., Hep., Lach., Nux-v.
Leerschlucken:	Ars., Bar-c., Bell., Bry., Hep., Lach., Merc., Merc-c., Merc-j-f., Merc-j-r., Nux-v.
Schlucken, nach:	Bry., Nux-v.
Nicht schlucken:	Ign., Lach., Nux-v.
Wärme:	Lach., Merc., Phyt.
Bettwärme:	Merc.
Zimmerwärme:	Bry.

Besserung:

Essen:	Acon., Lach.

Getränke, kalte:	Lach., Lyc., Merc-j-f., Phyt.
Getränke, warme:	Ars., Hep., Lyc., Nux-v.
Schlucken, nachher:	Bell., Ign., Lach., Merc.
Trinken:	Bry., Ign.
Wärme:	Ars., Hep.

Schmerz erstreckt sich zu:

Drüsen des Unterkiefers:	Merc.
Kehlkopf:	Lach.
Magen:	Lach.
Ohr:	Bell., Bry., Hep., Ign., Lach., Lyc., Merc., Nux-v., Phyt.
Ohr, beim Schlucken:	Brom., Lach., Merc., Nux-v., Phyt.

Empfindungen und Art der Halsschmerzen:

Apfelkern, wie durch einen, (Kerngehäuse)	Merc., Phyt.
Brennender Schmerz:	Acon., Ars., Bar-c., Bell., Hep., Lach., Lyc., Merc., Merc-c., Merc-j-f., Merc-j-r., Nux-v., Phyt.
Essen, schlechter:	Lyc.
Kalte Getränke, schlimmer:	Ars., Hep., Merc-c.
Warme Getränke, besser:	Ars., Hep.
Schlucken, beim:	Ars., Bar-c., Hep., Lyc.
Leerschlucken:	Bar-c., Merc-j-f., Merc-j-r.
Drückend:	Bar-c., Bell., Bry., Ign., Lach., Lyc., Merc., Merc-c., Merc-j-r., Nux-v.
Schlucken, beim:	Bar-c., Nux-v.
Reißend:	Ars.
Roh:	Acon., Ars., Bell., Bry., Hep., Ign., Lach., Lyc., Merc., Merc-c., Nux-v., Phyt.
Luft, kalte einatmen:	Nux-v.
Schlucken, beim:	Bar-c., Bry., Hep., Nux-v.
Schneidend:	Merc-c.
Splitter, wie von:	Hep., Ign., Lach., Merc.
Schlucken, beim:	Hep.

Stechend:	Acon., Ars., Bar-c., Bell., Brom., Bry., Hep., Ign., Lach., Lyc., Merc., Merc-c., Merc-j-r., Nux-v.
Atmen, tief:	Hep.
Schlucken verschlimmert:	Bar-c., Bell., Bry., Hep., Lach., Lyc., Merc.
Stechend, nicht schlucken verschlimmert:	Ign.
Stechend-brennend:	Acon., Bell., Merc.
schlucken verschlimmert:	Merc.
Wund:	Acon., Ars., Bell., Brom., Ign., Lach., Lyc., Merc., Merc-c., Merc-j-f., Merc-j-r., Nux-v., Phyt.
links:	Lach., Merc-j-r.
rechts:	Ars., Bell., Lyc., Merc., Merc-j-f., Phyt.
Ziehend:	Merc-c.

Appetit bei Erkältungen – Symptomenverzeichnis

Essen und Trinken:

Appetit auf:	
Äpfel:	Sulf.
bittere Sachen, Getränke:	Nat-m.
Bier, dunkles:	Kali-bi.
Brot und Butter:	Ign., Merc.
Eis:	Merc-c.
Eiscreme:	Phos., Tub-bov.
Erfrischende Sachen:	Ars., Phos., Puls., Tub-bov.
Essig:	Ars., Hep.
Fisch:	Nat-m., Phos.
Fleisch:	Tub-bov.
Flüssige Nahrung:	Bell., Bry., Calc-ars., Sulf.
Gewürzte Speisen, gut:	Hep., Phos., Sulf., Tub-bov.
Herzhaftes (Schmackhaftes, deftiges, wie Steak, Pizza)	Tub-bov.
Heiße Getränke:	Tub-bov.

Honig:	Tub-bov.
Kaffee:	Nat-m., Nux-v.
Kakao:	Nux-v., Tub-bov.
Kalte Getränke:	Acon., Ars., Bry., Caust., Cina, Dulc., Echi., Kali-bi., Kali-s., Lyc., Merc., Phos., Puls., Rhus-t., Tub-bov.
eiskalte:	Merc-c., Phos., Puls., Tub-bov.
Speisen:	Kali-s., Merc-c., Phos.
Kartoffeln:	Tub-bov.
Käse:	Ign.
Limonade:	Bell., Puls
Milch:	Ars., Rhus-t.
Milch, kalte, (aus dem Kühlschrank):	Phos., Tub-bov.
Obst:	Ars., Lach., Tub-bov.
Zitrusfrüchte:	Tub-bov.
Rohkost:	Sulf.
Salziges:	Carb-v., Nat-m., Phos., Sulf., Tub-bov.
Saures:	Ars., Ferr-p., Hep., Phos., Puls.
Suppe:	Calc-ars.
Tomaten:	Tub-bov.
Warme Getränke:	Ars., Bell., Bry., Lyc., Sulf.
auch wenn es ihm warm ist:	Sulf.
Warme Speisen:	Ars., Lyc.
Suppen:	Bry., Calc-ars.
Zwiebeln, rohe:	All-c.

Zungenfarbe:

Blaß:	Ars., Ip., Merc., Nat-m., Phos.
Blau:	Ars.
Braun:	Ars., Bry., Carb-v., Hep., Lch., Lyc., Merc., Merc-j-f., Nux-v., Phyt., Rhus-t.
gelblich:	Carb-v., Merc-j-f.
rote Spitze und Ränder:	Lyc., Rhus-t.
Gelb:	Ars., Bry., Carb-v., Hep., Kali-bi., Kali-s., Lach., Lyc., Merc., Merc-c., Merc-j-f., Merc-j-r., Nux-v., Phos., Puls., Rhus-t., Sulf.
Zungengrund:	Ars., Kali-bi., Kali-s., Merc., Merc-j-f., Nux-v.

grau:	Phyt.
kräftiges:	Merc-j-f.
schmutzig:	Ars., Lach., Merc., Merc-c., Merc-j-f.
weiß:	Ars., Bell., Gels., Kali-bi., Merc-c., Rhus-t.
weiß, dick:	Acon., Ars., Gels.
weiß, Zungengrund:	Rhus-t.
Rot:	Acon., Ars., Bell., Bry., Gels., Kali-bi., Lyc., Merc., Merc-c., Nux-v., Phos., Rhus-t., Sulf., Tub-bov.
feuerrot:	Bell., Phyt.
Flecke:	Merc.
glänzend:	Kali-bi., Lach., Phos.
Mitte:	Kali-bi., Phos., Rhus-t., Sulf.
Streifen in der Mitte:	Ars., Bell., Caust., Kali-bi., Merc-c., Phos., Tub-bov.
Spitze:	Ars., Lach., Lyc., Merc-j-f., Phyt., Rhus-t., Sulf.
Spitze, wie ein Dreieck:	Rhus-t.
Weiß:	haben fast alle Mittel und deshalb zu unspezifisch
angestrichen, wie:	Ars.
blaß:	Acon., Ars., Phos.
Flecken, mit roten inselartigen:	Nt-m.
käsig:	Merc-j-f.
milchig:	Bell.
schmutzig:	Rhus-t.
silbrig:	Ars.
Mitte der Zunge:	Bell., Bry., Gels., Phos., Sulf.
Seiten:	Caust., Kali-s.
einseitig:	Rhus-t.

Begleitsymptom Kopfschmerzen, Modalitäten für alle Erkältungszustände

Verschlimmerung:

Aufstehen vom Liegen:	Ars., Bell., Bry., Dulc., Hep., Nux-v., Phos., Puls., Sil., Sulf.

Augenanstrengung:	Bell., Gels., Kali-s., Lyc., Nat-m., Phos., Rhus-t., Sil., Sulf., Tub-bov.
Essen, nach dem:	Ars., Bry., Carb-v., Ferr-p., Gels., Kali-s., Lyc., Nat-m., Nux-v., Phos., Puls., Rhus-t., Sil., Sulf.
Freien, im:	Bell., Bry., Euphr., Hep., Lyc., Nat-m., Nux-v., Phos., Sulf.
Gehen:	Acon., Ars., Bell., Bry., Carb-v., Ferr-p., Lyc., Nux-v., Phos., Puls., Sil., Sulf.
Gehen, im Freien:	Acon., Bell., Bry., Dulc., Hep., Lyc., Nat-m., Nux-v., Puls., Rhus-t., Sulf.
Lesen:	Bry., Carb-v., Lyc., Nat-m., Nux-v., Sil., Sulf., Tub-bov.
Luft, kalte:	Ars., Bell., Bry., Carb-v., Dulc., Hep., Kali-bi., Lyc., Nat-m., Nux-v., Phos., Puls., Rhus-t., Sil., Sulf.

Besserung:

Aufstehen, vom Liegen:	Ars., Bell., Carb-v., Gels., Hep., Nat-m., Nux-v., Phos., Puls., Rhus-t.
Augenschließen:	Acon., Bell., Bry., Nat-m., Nux-v., Rhus-t., Sil., Sulf.
Essen, nach dem:	Gels., Kali-bi., Lyc., Phos., Rhus-t.
Freien, im:	Acon., All-c., Ars., Bell., Carb-v., Dulc., Kali-s., Lyc., Nat-m., Phos., Puls., Sulf.
Gehen:	Gels., Lyc., Nat-m., Phos., Puls., Rhus-t., Sulf.
Gehen, im Freien:	Ars., Lyc., Nat.-m., Phos., Puls., Rhus-t., Sulf.
Hitze:	Ars., Bell., Bry., Euphr., Ferr-p., Gels., Kali.-s., Lyc., Nux-v., Phos., Puls. Rhus-t., Sil., Sulf.
Luft, kalte:	Ars.,
Umschläge, heiße:	Ars., Bry., Gels., Sil.
Umschläge, kalte:	Acon., Ars., Bell., Bry., Ferr-p., Nat-m., Phos., Puls., Sulf.

Nachbehandlung

ACONIT: Wenn nach Aconit die Kräfte am nächsten Tag noch nicht ganz wiederhergestellt sind: *Sulfur.*

• Dosierung: *Sulfur C 200,* 1 Gabe.

Bei Bewegungsunlust, nachdem das Fieber etc. vorbei ist: Bryonia.

• Dosierung: *Bryonia C 200,* 3 Gaben im Abstand von 4 bis 6 Stunden.

BRYONIA: Wenn nach Bry. ein Stillstand eintritt. Es ist zwar eine Besserung zu sehen, aber es geht nicht weiter voran: Sulfur.

• Dosierung: *Sulfur C 200,* 2 × täglich eine Gabe.

Wenn Bry. für das richtige Mittel gehalten wurde, es zeigt sich aber gar keine Wirkung: Tuberculinum bovinum.

• Dosierung: *Tub. Bov. C 200,* 1 × täglich eine Gabe.

Wenn nach Bry. körperliche Unruhe entsteht. Der Kranke fühlt sich noch nicht ganz gesund: Rhus toxicodendron

• Dosierung: *Rhus-T. C 200,* 3 × täglich eine Gabe.

PULSATILLA: Wenn nach Puls. ein Stillstand eintritt: Sulfur.

• Dosierung: *Sulfur C 200,* 2 × täglich eine Gabe.

Wenn nach Puls. Bronchien- und Lungensymptome bleiben: Tuberculinum bovinum.

• Dosierung: *Tuberculinum Bovinum C 200,* 1 × täglich eine Gabe, maximal 3 Tage lang.

NUX VOMICA: Wenn es dem Kranken nach Nux sehr warm wird, so daß er schwitzt und nach Abkühlung verlangt: *Sulfur.*

• Dosierung: *Sulfur C 200,* 2 × täglich eine Gabe.

Wenn nach Nux ein Stillstand eintritt: Tuberculinum bovinum.

• Dosierung: *Tuberculinum Bovinum C 200,* 2 Gaben, an aufeinanderfolgenden Tagen.

III. Notfälle

Eine Mahnung vorab: Laien raten wir dringend davon ab, sich in extremen Notfallsituationen auf die von uns empfohlenen homöopathischen Mittel zu verlassen. Dies nicht, weil wir nicht zu den von uns gegebenen Empfehlungen stehen würden oder von ihrer Wirksamkeit nicht überzeugt wären, sondern deshalb, weil der Laie diesen Situationen im Normalfall nicht gewachsen ist und keine Zeit mit »Herumexperimentieren« vergeudet werden darf.

Trotzdem haben wir dieses Notfall-Kapitel aufgenommen; denn dieses Buch wendet sich nicht nur an Laien, sondern auch an all diejenigen, die von Berufs wegen medizinische Hilfe leisten und der Homöopathie gegenüber aufgeschlossen sind.

Es ist aber auch an Situationen zu denken, in denen professionelle medizinische Hilfe nicht oder nur mit großer Verzögerung zu erhalten ist (siehe das Beispiel eines Tetanusfalles S. 347). Hier kann das homöopathische Mittel die lebensrettende Alternative darstellen.

Vor allem versteht sich die hier skizzierte homöopathische Anwendung nicht als Konkurrenz zum existierenden schulmedizinischen Wissensfundus, sondern als wertvolle Ergänzung in Form entsprechender begleitender Maßnahmen. Einen besonderen Stellenwert nimmt die Homöopathie in Vergiftungsfällen ein. Denn mit ihrer Hilfe kann der Körper angeregt werden, normalerweise tödlich wirkende Giftmengen auszuscheiden. Bei einigen Fällen von schweren Lebensmittelvergiftungen (Botulismus) und einer Eisenvergiftung habe ich selber die schnelle Wirkung der Homöopathie erlebt. In der homöopathischen Literatur werden viele Fälle erwähnt, so beschreibt z. B. Dr. C. P. Hart, USA, eine Opiumvergiftung: »Ein zweijähriges Kind hatte ca. 25 g Opium geschluckt. Kurz nach der Opiumeinnahme kam es zu einem leichten Erbrechen, dann wurde es bewußtlos, kalt und von schnell aufeinanderfolgenden Krämpfen geschüttelt. Es konnte nicht mehr zum Erbrechen gebracht werden. Alle 5 Minuten wurde *NUX VOMICA* gegeben. Nach 2 Stunden hörten die Krämpfe auf und die Nux-Gaben konnten eingestellt werden. Das Bewußtsein und die Wärme kamen langsam zurück. Das Kind wurde 9 Stunden wachgehalten, danach fiel es in einen tiefen Schlaf und erwachte gesund wieder.«*

* Hoyne, Temple S.: »Clinical Therapeutics«

Allgemeines

Zuwendung ist heilsam

Dieses Kapitel dürfte besonders Eltern interessieren, denn bei Kindern gehören Verletzungen zum Alltag. Allein durch Ihr richtiges Verhalten können Sie dem Kind eine wichtige Hilfe und Beistand sein.
Sie werden jetzt, nachdem Sie die Homöopathie kennengelernt haben, vielleicht jede Gelegenheit ergreifen wollen, um homöopathische Mittel zu geben. Aber vergessen Sie nicht die Regel: *»Das Wichtigste zuerst!«* Sie haben genügend Zeit, ein Mittel einzusetzen, selbst bei schwereren Verletzungen.
Kinder wollen nach Verletzungen manchmal keine Mittel oder andere Maßnahmen, sie wollen nur, daß man sich ihnen voll und ganz widmet. Man hilft dem Kind weder, wenn man die Verletzung verharmlost, noch wenn man vor Mitleid, Sorgen und Ängsten dahinschmilzt. Jedes Kind braucht dann Zuwendung, das eine mehr, das andere weniger. Eine Person sollte bei dem Kind bleiben, eine andere das Mittel zubereiten. *Aber alles mit der Ruhe!*

Erste Hilfe verlangt objektive Beobachtung

Bei Verletzungen gibt es drei Hauptzustände:
1. der Schock,
2. die Zerstörung von Gewebe
3. die Blutung.

Dies sind ganz einfache Zustände, doch wenn wir gewohnt sind, nur routinemäßig zu arbeiten, können wir leicht übersehen, welcher Zustand wirklich zu behandeln ist, zumindest, welcher Zustand zuerst zu behandeln ist. Wenn ein Kind z. B. mit einem Fahrrad stürzt, so kann es ganz schrecklich aussehen. Die Schürfwunden bluten mehr oder weniger stark, die Kleidung ist zerrissen und schmutzig. Man weiß nicht, wo man anfangen soll, und versucht, den gröbsten Schmutz zu beseitigen. Lassen Sie sich nicht von Emotionen überwältigen, sondern beobachten Sie möglichst neu-

tral, was das verletzte Kind vorrangig benötigt. Sind Sie z. B. ein Mensch, der den Anblick von Blut nicht ertragen kann, dann werden Sie zuerst versuchen, das Blut abzuwischen. Für einen Menschen, der selbst Schmerzen schlecht ertragen kann, steht die Zerstörung des Gewebes im Vordergrund. Er wird als erstes versuchen, dem Verletzten die Schmerzen zu nehmen.
Die Verletzung an sich ist manchmal gar nicht so schlimm, aber in den meisten Fällen befindet sich das Kind in einem Schockzustand und braucht ein Schockmittel.

Unfallschock

Manche Kinder geraten schon durch die geringste Verletzung in einen Schockzustand. Sie schreien wie am Spieß, bekommen einen starren Blick und sind durch nichts zu beruhigen. Bitte nehmen Sie das Kind ernst, auch dann, wenn die Ursache für alle Umstehenden harmlos aussieht. Wenn Sie bei dieser Art von Schock 1 Gabe *ACONIT C 200* geben, beruhigt sich das Kind sehr schnell. Wenn Sie dieses Verhalten bei Ihrem Kind schon beobachtet haben, brauchen Sie nicht abzuwarten, bis es wieder in einen Schockzustand gerät, Sie können die Disposition sofort behandeln, mit dem gleichen Erfolg.
Zusätzlich wird zu beobachten sein, daß das im Notfall eingesetzte Mittel auch das Kind in seinem Wesen nachhaltig günstig beeinflußt. Es reagiert nicht mehr so extrem, selbst wenn es sich um größere Verletzungen handelt.

- Dosierung bei konstitutioneller Behandlung:
  ACONIT C 200, 1x täglich, eine Woche lang geben.

In jedem Alter und bei den verschiedensten Unglücksfällen können ähnliche Schockzustände auftreten, die nach Aconit verlangen:
– Ein Kind läuft seitlich gegen ein Auto, welches langsam aus der Garage fährt. Dem Kind ist absolut nichts passiert, aber es hat einen Schock. Es zittert am ganzen Körper und rennt fassungslos hin und her.
– Ein Kind wirft einen kleinen Gegenstand auf ein anderes Kind.

Dessen dicke Jacke fängt den Aufprall aber ab. Der körperliche Schmerz kann nicht so groß gewesen sein, aber das Kind schreit mit vor Schreck geweiteten Augen.
– Ein Pferd stürzt, der Reiter fliegt durch die Luft und landet heftig auf der Erde. Er ist unverletzt, aber die Luft bleibt ihm weg, er liegt vor Schreck gelähmt da und starrt fassungslos in die Ferne.
– Nach einem Autounfall sitzen die Insassen von Todesangst gepackt zitternd da. Sie reagieren auf nichts und können sich nicht erinnern, wie es zum Unfall kam. Dieser Zustand ist unabhängig von der Schwere des Unfalls. Es kann sich auch nur um ein plötzliches Bremsmanöver gehandelt haben, bei dem man noch einmal haarscharf davongekommen ist.

Aconit ist das häufigst gebrauchte Mittel bei einem Schockzustand, dann folgt *Arnica* (siehe Seite 124).

Blutungen

Die Hochlagerung des verletzten Gliedes verringert die Blutung. Besteht Verdacht auf Knochenbruch, darf das Glied nicht bewegt werden.
Spritzt stoßweise hellrotes Blut aus der Wunde, so ist eine größere Arterie verletzt worden. Die Wunde muß abgedrückt werden, und wenn das nicht hilft, müssen Sie das verletzte Glied oberhalb der Wunde abbinden. Lockern Sie die Binde alle viertel bis halbe Stunde und beobachten Sie, ob die Blutung steht. Wenn das der Fall ist, lassen Sie die Binde gelockert liegen, um bei erneuter Blutung die Binde wieder schnell zuschnüren zu können. Der Druckverband muß immer wieder gelockert werden, sonst besteht die Gefahr, daß das abgeschnürte Körperteil brandig wird.
Bevor die Blutung nicht ganz gestillt ist, legen Sie bitte keine Tücher oder Lappen, die das Blut lediglich aufsaugen, auf die Wunde. Stellen Sie sich doch einmal ein Weinfaß mit einem Leck vor: Man würde sich auch nicht damit aufhalten, den Wein aufzuwischen, sondern als erstes das Leck abdichten.

Wie erkennen Sie innere Blutungen?

An folgenden Zeichen und Symptomen: Unruhe, Durst, drohende Ohnmacht, Schwindel, kalte feuchte Haut, erweiterte Pupillen, oberflächliche unregelmäßige Atmung, große Angst.
Der Blutdruck fällt ab, der Puls wird schnell, dünn, unregelmäßig und so schwach, daß er kaum zu fühlen ist.
Nur bei Kopfverletzungen ist der Puls langsam und schwach. Meist kommt es schnell zum Schockzustand. Sofort ins Krankenhaus!

Blutstillende Mittel:
Arnica (Bergwohlverleih), *Calendula* (Ringelblume), *Plantago lanceolata* (Spitzwegerich).

ARNICA
Innerlich genommen, setzt Arnica die notwendigen physiologischen Prozesse zur *Blutstillung* und *Wundheilung* in Gang, so daß diese komplikationslos und ohne Negativfolgen verlaufen können. Arnica ist auch eine Prophylaxe gegen *Tetanus*. Tun Sie niemals Arnicatinktur auf eine Wunde. Entzündungsgefahr!
Mit Arnica beschränkt sich die Narbenbildung auf ein Minimum. Falls bei größeren Wunden doch eine Narbe zurückbleibt, so verkleinert sich diese meist im Laufe der Zeit.
- Dosierung: *ARNICA C 200, bei schweren Verletzungen ¼–½-stündlich 1 Gabe.*

CALENDULA-Essenz
hat sich als äußerlich angewandtes Mittel bei der *Blutstillung* und *Wundreinigung* hervorragend bewährt. Es ist besonders heilsam bei *offenen Rißwunden,* die auseinanderklaffenden Wundränder heilen nahtlos zusammen. Selbst die stärksten Blutungen werden sehr schnell gestoppt, manchmal wirkt es sogar augenblicklich.
Je stärker die Blutung, desto konzentrierter muß die Calendula-Lösung sein, und zwar bis zu 1 Teil Calendula-Essenz : 1 Teil Wasser. Die Normalverdünnung ist 1:10.
Ringelblumentee wirkt beruhigend nach Blutungen durch Verletzung und bringt einen heilsamen Schlaf.

PLANTAGO LANCEOLATA (Spitzwegerich)
Spitzwegerich gibt es nicht als homöopathisches Mittel zu kaufen. Wir erwähnen es hier als ein vorzügliches Heilkraut, besonders bei *Schnittwunden.* Die zerquetschten Blätter werden auf die Wunde gelegt. Sie *stillen die Blutung* unglaublich schnell und *nehmen den Schmerz* dementsprechend schnell.

Reinigung und Versorgung der Wunde

Je weniger eine Wunde blutet, desto größer ist die *Tetanusgefahr.* Dem kann vorgebeugt werden durch Anregen der Blutung. Die Umgebung der Wunde wird mit kräftigem Druck massiert, so daß sich die Wunde durch die Blutung von selbst reinigt.
Eine verschmutzte Wunde muß mit lauwarmem Calendula-Wasser vorsichtig gereinigt werden. Auf 1 Tasse Wasser gibt man 5–7 Tropfen *Calendula-Essenz.* Fremdkörper sind vorher zu entfernen (siehe »Stichwunden«).
Hört die Wunde langsam auf zu bluten, wischen Sie die letzten herausquellenden Blutstropfen nicht immer wieder ab; das Blut kann so schneller koagulieren (antrocknen). Es bildet sich Schorf über der Wunde, der gleichsam ein Schutz gegen Verunreinigungen ist. Legen Sie einen Verband oder ein Pflaster nur bei größeren Wunden auf. Auseinanderklaffende Wundränder können mit sogenannten »Butterflystrips« zusammengezogen werden. Die Narbenbildung läßt sich wesentlich verringern, wenn die Wunde mit Calendula-Tinktur feuchtgehalten wird. Wenn Sie das Glück haben, frische *Calendulablüten* oder *Spitzwegerichblätter* zur Hand zu haben, legen Sie diese unter dem Verband auf die Wunde, andernfalls verwenden Sie Calendula-Essenz.
Vorsicht: Geben Sie niemals Arnica-Essenz auf eine offene Wunde, es brennt und sie kann sich entzünden!

Beste Wundheilung durch Sonne, Luft und Salzwasser

Verbände und Pflaster hemmen die Wundheilung, da sie das heilende Sonnenlicht und die Luft nicht an die Wunde heranlassen. Die

Wunde und die umliegenden Teile unter einem Pflaster sehen blaß, blutleer und ungesund aus. Die Haut ist faltig und aufgequollen. Wo es nicht anders möglich ist, sollte wenigstens nachts das Pflaster entfernt werden, damit die Wunde trocknen kann.
Wunden, die am Strand oder im Meer durch das Eintreten von Muscheln oder Glasscherben entstanden sind, sollen erst in der Luft antrocknen, bevor man sie wieder in Salzwasser badet. Diese Wunden können sehr tief sein, doch im Salzwasser heilen sie schnell.
Eine gesunde Wunde ist von einer dicken Blutkruste bedeckt. Die Wundränder und die umliegenden Teile sehen gut durchblutet aus.

Nachbehandlung und Diät

Zu der richtigen Wundversorgung gehört auch eine Schonung in der Lebensweise. Der Kranke soll sich bei größeren Verletzungen und Wunden so ruhig wie möglich verhalten. Körperliche oder geistige Anstrengungen sollte er möglichst meiden. Salzarme und schwach gewürzte Ernährung empfiehlt sich. Er sollte leichte Kost zu sich nehmen, kein Geräuchertes und wenig Süßes.
Im Verlauf des Heilungsprozesses, besonders bei Stich-, Biß- (Insektenstiche und -bisse) und Schürfwunden, fängt die Wunde manchmal sehr stark an zu *jucken.* Um den Schorf vor dem Abkratzen zu schützen, kann *Anagallis* gegeben werden.

- Dosierung: *ANAGALLIS C 200,* einige Tropfen alle 4–6 Stunden auf den Schorf oder innerlich geben.

Blutvergiftung

Die Gefahr einer Blutvergiftung besteht bei stark verschmutzten und zerfetzten Wunden, bei unhygienischen Verhältnissen und bei Schwächung des Körpers durch Belastung und mangelhafte Ernährung. Dies ist gegeben z. B. nach Naturkatastrophen, Krieg, Autounfällen, Bißwunden. Dazu ein Beispiel: Schafhirten verletzen sich leicht beim Hufeschneiden. Diese Verletzungen sind sehr gefürchtet, denn sie können tödlich verlaufen.
Das erste Anzeichen einer drohenden Blutvergiftung ist ein roter,

heißer Streifen, der von der Wunde ausgeht. Bei den oben erwähnten Wunden kann *Gunpowder* prophylaktisch eingesetzt werden, ansonsten gebe man es bei den ersten Symptomen von Blutvergiftung. Es wird den weiteren Verlauf sofort abwenden.

- Dosierung: *GUNPOWDER D 3–12,* innerlich 2–3 Tabletten, alle 2 Stunden.
- Dosierung bei *Prophylaxe: GUNPOWDER D 3–12,* 3 × täglich 1–2 Tabletten, 3 Tage lang.

Schlechte Wundheilung

Durch die richtige homöopathische Wundversorgung heilt die Wunde problemlos. Wenn die Wunde nicht in Ruhe gelassen wird, z. B. immer wieder aufgekratzt oder nicht saubergehalten wird, kommt es zu einer schlechten Wundheilung, z. B. mit Eiterung, geschwollenen Lymphknoten, Fieber. Je nach Art der Wunde wird ein anderes Mittel gegeben.
Bei Eiter ist das wichtigste Mittel *Hepar sulfuris.*

- Dosierung: *HEPAR SULFURIS C 200,* 4–5 Tropfen, im Abstand von 6 Stunden. 2–3 Gaben sollten ausreichen.

Bei *Riß- und Schnittwunden: STAPHISAGRIA C 200.*

- Dosierung: wie oben.

Bei *Bißwunden: LACHESIS C 200,* besonders wenn die Umgebung blau verfärbt ist.

- Dosierung: wie oben.

Nach *Fremdkörpern: SILICEA C 200.*

- Dosierung: wie oben.

Bluterguß, blaue Flecken (Hämatom)

In den meisten Fällen wird *Arnica,* direkt nach der Verletzung innerlich oder äußerlich angewendet, den Bluterguß absorbieren

(siehe ARNICA, Seite 122). Bei manchen Menschen oder bei großen Hämatomen, besonders wenn sie eine grünlich-schwarze Farbe annehmen, reicht Arnica nicht aus. Dann wird *LEDUM C 200* 3 × täglich gegeben. Meist ist der dunkle Fleck innerhalb eines Tages verschwunden.
Sulfuricum acidum (Schwefelsäure) ist angezeigt, wenn 2 Tage nach den *Ledum*-Gaben die dunklen Flecken noch nicht verschwunden sind und der Verletzte die für Sulf.-ac. typische Ungeduld zeigt.

- Dosierung: *SULFURICUM ACIDUM C 200* 3 × täglich 1 Gabe.

Entkräftung und Schwäche nach Blutverlust

Durch *China* wird die Blutbildung angeregt und der Körper wird dann von allein die notwendige Flüssigkeit und Nahrung verlangen.

- Dosierung: *CHINA C 200,* 3x täglich, 2–3 Tropfen auf etwas Wasser, bis Sie sich wieder kräftig fühlen.

Falls Sie das homöopathische Mittel China nicht im Haus haben, können Sie sich auch mit *chininhaltigen Getränken* (Bitterlemon) behelfen. Es hilft allerdings nicht so überzeugend und schnell wie das potenzierte Mittel. Sie werden damit auch keine Wirkung erzielen, wenn Sie diese Getränke oder chininhaltige Medikamente regelmäßig zu sich nehmen.

Entkräftung und Schwäche nach Verletzungen

Hier ist die Ursache der Entkräftung nicht der Blutverlust, sondern der gestörte Mineralhaushalt des Körpers, da die Nieren nach Verletzungen und Schock geschwächt sind und vermehrt Mineralien ausscheiden.
Sie können die Nieren anregen, indem Sie Rohkostsalate mit Essig und Öl zu sich nehmen.
Mit Rotwein- oder Reisessig als »Heilmittel« habe ich gute Erfahrungen gemacht. Wichtig ist, daß die Behandlungsmaßnahmen

nach dem homöopathischen Prinzip eingesetzt werden. Essig ist in jedem Haushalt zu finden. In Verbindung mit Rohkost ist es in diesem Fall das ideale Heilmittel. Sie können auch Essig in potenzierter Form zu sich nehmen.

- Dosierung: *ACETICUM ACIDUM C 200,* 2x täglich, 2–3 Tage lang.

Sulfuricum acidum ist angezeigt, wenn die Entkräftung eher durch die Ungeduld des Verletzten entsteht. Er gönnt sich nicht genügend Ruhe und überfordert sich in der Genesung.

- Dosierung: *SULFURICUM ACIDUM C 200*, 2x täglich, bis die Kräfte wiederhergestellt sind.

Nasenbluten

Bei Nasenbluten durch einen Schlag oder durch Anstrengung:

- *ARNICA C 200*, 1 Gabe.

Nasenbluten bei Kindern:

- *FERRUM PHOSPHORICUM C 200*, 1 Gabe.

Nasenbluten bei Kopfschmerzen:

- *MELLILOTUS C 200,* 1 Gabe.

Diese Ratschläge gelten nur als Erste-Hilfe-Maßnahmen. Die Neigung zu Nasenbluten muß konstitutionell behandelt werden.

Zwei wichtige Verletzungsmittel

ARNICA, das allgemeine Verletzungsmittel
Der Homöopath denkt bei Verletzungen sofort an *Arnica.* Dies sollte er aber nicht bei jeder Art von Verletzung tun. Wir müssen hier genauer differenzieren, denn es gibt eine Reihe anderer Mittel, die zu spezifischen Verletzungen besser passen.

Arnica, das Kraut mit den hundert Namen – z. B. Fallkraut, Bergwohlverleih, Wundkraut – ist angezeigt nach Schlagverletzungen oder nach Schleudertraumen, besonders nach *Verletzungen der Weichteile.* Es wirkt generell auf den *Schockzustand nach körperlichen Verletzungen.* Der Verletzte nimmt die Verletzungen gar nicht richtig wahr, oder er verharmlost sie. Wenn Arnica jetzt nicht bald gegeben wird, gerät der Mensch in einen Zustand der Überempfindlichkeit. Sein ganzer Körper fühlt sich wund an, er möchte nicht berührt werden. Wegen der Schmerzen kann er auf den verletzten Körperteilen weder sitzen noch liegen, die Matratze erscheint ihm auf einmal insgesamt viel zu hart.

- Dosierung: *ARNICA C 200*, ½ – 1 × stündlich geben. Danach in immer größeren Abständen und später 1 × täglich je nach Schwere der Verletzung noch einige Tage weiter geben.

BELLIS PERENNIS (Gänseblümchen)
Dieses Mittel ist ebenso wie *Arnica* bei Verletzungen der Weichteile angezeigt, die z. B. durch Schlag oder Fall zustande kommen. Ich habe die Beobachtung gemacht, daß Arnica nicht bei Menschen hilft, deren Muskulatur fest und stark entwickelt ist, wie z. B. bei Handwerkern, Bauern, Gärtnern oder Kampfsportlern. Kräftige, *drahtig* gebaute Menschen brauchen Bellis perennis.

- Dosierung: *BELLIS PERENNIS C 200*, 1 Gabe alle 2–4 Stunden, später 1 × täglich.

Kopfverletzungen

Kopfverletzungen sollten nie ignoriert werden, auch wenn sie scheinbar harmlos aussehen, besonders wenn sie bei Kindern vorkommen. Kinder und Säuglinge verletzen sich leicht am Kopf (z. B. wenn sie aus dem Bett fallen). Ihre Schädelknochen sind noch sehr dünn und es kann vergleichsweise leichter zu Gehirnschädigungen kommen. Kinder geraten auch eher in einen Schockzustand.

Anzeichen für einen Schädelbruch oder eine Gehirnerschütterung müssen nicht sofort nach dem Unfall auftreten. Es ist möglich, daß der Verletzte nach einem Verkehrsunfall nur für einen kurzen

Augenblick oder auch gar nicht bewußtlos war und sonst ganz normal erscheint, außer daß er vielleicht keine Erinnerung mehr an die Zeit vor dem Unfall hat.
Deshalb muß der Verletzte mindestens 48 Stunden lang auf folgende Symptome hin beobachtet werden:
Benommenheit oder Bewußtlosigkeit, Kopfschmerzen oder Schwindelgefühl, Verlust der Orientierung oder des Gedächtnisses, schneller oder schwacher Puls, Lähmungserscheinungen, Sehstörungen, undeutliche Aussprache, Quetschungen um Augen oder Ohren, Blutungen aus Nase, Augen oder Mund (Blutung nicht stoppen).
Der Verletzte darf unter keinen Umständen aufstehen oder herumgehen. Besonders bei Kindern muß darauf geachtet werden. Ein bewußtloser Verletzter darf niemals mit Gewalt aus der Bewußtlosigkeit geholt werden.

Allgemeine Maßnahmen
Wenn der Verletzte bewußtlos ist, kontrollieren Sie Atmung und Puls. Falls notwendig, künstliche Beatmung oder Herzmassage vornehmen.
Wenn eine Wirbelsäulenverletzung ausgeschlossen werden kann, legen Sie den Verletzten in die stabile Seitenlage, mit leicht erhöhtem Kopf, damit Blut, Speichel und Erbrochenes aus dem Mund laufen können.
Bei Verdacht auf eine Nackenverletzung lagern Sie den Verletzten flach und decken ihn gut zu. Die Möglichkeit einer Gehirnblutung besteht auch, ohne daß Bewußtlosigkeit vorhanden ist. Ruhig liegen verringert die Blutungsgefahr.
Veranlassen Sie, daß sofort medizinische Hilfe eintrifft.

Homöopathische Behandlung
Selbstverständlich möchten und dürfen wir Laien nicht empfehlen, die Behandlung bei schweren Unfällen selber vorzunehmen. Trotzdem kann es Situationen geben, in denen der Laie sich und anderen durch die Informationen in diesem Kapitel behilflich sein könnte, z. B.
1. in der Wildnis, weit weg von jeglicher Hilfe,

2. als Erste-Hilfe-Maßnahme, bevor ärztliche Hilfe einsetzen kann,
3. eventuell im Krankenhaus, nach Rücksprache mit dem behandelnden Arzt. Das homöopathische Mittel wird, ohne die andere Behandlung zu stören, für sich wirken,
4. bei Tieren (z. B. angefahrene Tiere), denn auch bei ihnen werden die Mittel nach dem gleichen Prinzip eingesetzt.

ARNICA
Grundsätzlich verlangen alle Arten von *Kopfverletzungen* nach *Arnica.* Es wirkt sowohl auf den körperlichen als auch auf den seelischen Schockzustand nach einem Unfall. Es stoppt die Blutungen, beugt inneren Blutungen vor und regt die Selbstheilungskräfte zur schnellen Wundheilung an.

- Dosierung (bei leichten Kopfverletzungen): *ARNICA C 200,* ½–1stündlich wiederholen, bis der Verletzte sich beruhigt und einschläft. Nach einem heilsamen Schlaf sind weitere Arnica-Gaben nicht mehr notwendig.

Gehirnerschütterung und Schädelbruch

Wie erkennen Sie eine Gehirnerschütterung?
Die Lippen des Verunglückten sind blutleer, sein Blick ist starr, leicht nach oben gerichtet. Der Pupillenreflex ist weg (reagiert nicht mehr auf Lichtstrahl). Erbrechen, Pulsverlangsamung, kalte Hände und Füße, oberflächliche Atmung.
Wenn der Kranke nach einer schweren Gehirnerschütterung bewußtlos war und wieder zu sich gekommen ist, kann das Erinnerungsvermögen gestört sein.

Wie erkennen Sie einen Schädelbruch?
- Blutungen aus Mund, Nase und Ohren,
- langsamer, schwacher Puls; heftiges Erbrechen ohne Übelkeit,
- Schläfrigkeit bis Schlafsucht,
- Brillenhämatom (Blutungen um das Auge) tritt meist später auf.

Allgemeine Maßnahmen
Oberstes Gebot ist Ruhe. Alle Sinnesreize fernhalten. Den Verletzten flach und warm lagern.
Es besteht Erstickungsgefahr durch Erbrechen. Daher den Verletzten nicht alleine lassen. Wenn keine homöopathischen Mittel gegeben wurden, muß der Verletzte am Schlafen gehindert werden, denn noch Stunden nach dem Unfall kann es zum Erbrechen kommen. Im Schlaf könnte er an dem Erbrochenen ersticken.

Homöopathische Behandlung
Nach der Verabreichung von *Arnica* (siehe »Verabreichung bei Bewußtlosen« S. 190) werden Sie erleben, wie der Verletzte entweder bald danach erbricht (das passiert nur dann, wenn der Magen zu voll war) oder einige Male aufstößt. Die Pupillenreflexe setzen wieder ein. Langsam füllen sich die Lippen wieder mit Blut, und die Gesichtszüge entspannen sich.
Aufgrund meiner eigenen jahrelangen Beobachtungen möchte ich hier eine Ausnahme von der Regel machen in bezug auf die Wahl der Potenz.
Bei *schwerer Gehirnerschütterung* oder *Schädelbruch* wirkt Arnica in der Hochpotenz *(C 10 000)* viel schneller und sicherer als die 200. Potenz.
Beachte: Laien und Anfänger in der Homöopathie sollten sonst keine Potenz über der *C 200* benutzen.

Gehirnquetschung

Nachdem der Verletzte durch *Arnica* (Lippen und Mund benetzen) das Bewußtsein wiedererlangt hat, wird *Hypericum* eingesetzt.
- Dosierung: *HYPERICUM C 200,* 3 × täglich, für längere Zeit.

Solaneae

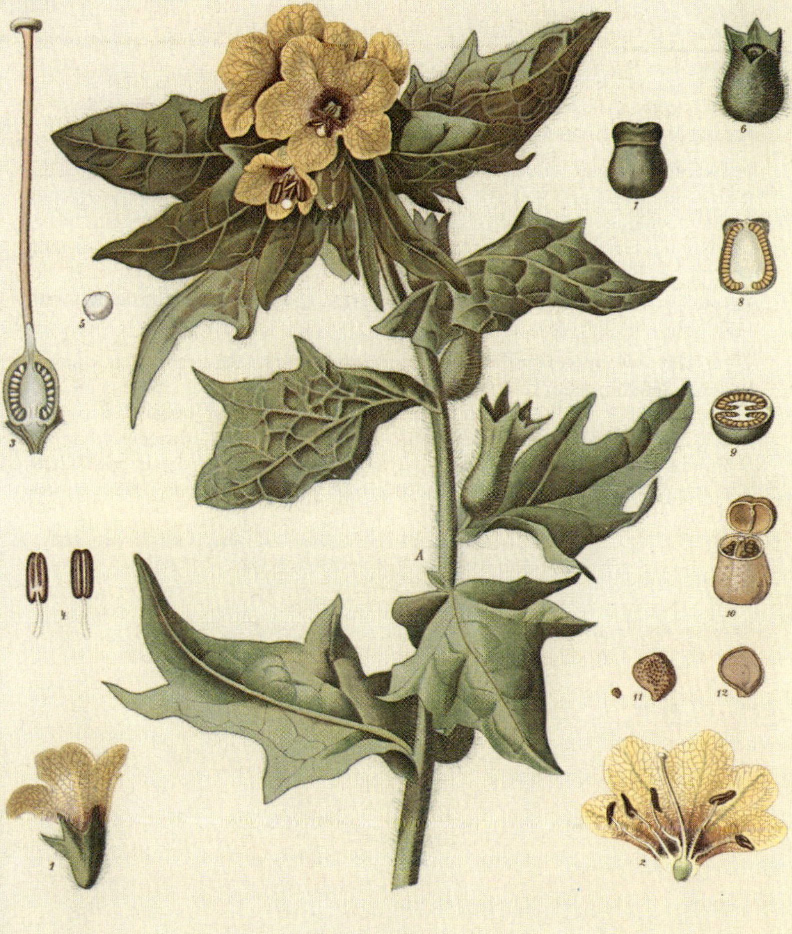

Hyoscyamus niger L.

HYOSCYAMUS

Hyoscyamus niger – schwarzes Bilsenkraut.

Familie der Nachtschattengewächse – *Solanaceae.*

Vorkommen: Selten, vom Mittelmeergebiet aus nach Mitteleuropa verbreitet.

Standort: Weg- und Straßenränder, Brachland, Schutthalden.

Verwendete Pflanzenteile: Die ganz frische Pflanze.

Inhaltsstoffe: Alkaloide l-Hyoscyamin und d-Hyoscyamin, Atropin (=d+l-Hyoscyamin), l-Scopolamin, Atroscin (=d+l-Scopolamin).

Hyoscyamus ähnelt botanisch und auch in der pathogenetischen Wirkung Belladonna. Im Mittelalter wurde es als Narkotikum verwendet, da seine Vergiftung verhältnismäßig schmerzlos ist. Es wirkt auf das zentrale Nervensystem, insbesondere bei Gehirnreizung mit Delirien und Halluzinationen; bei Geisteskrankheiten; bei Krämpfen, z. B. der Epilepsie; bei Zittern und Tremor, z. B. bei Parkinson – aber natürlich immer nur unter der Voraussetzung, daß das Symptomenbild zu Hyoscyamus paßt.

Typus: Hyoscyamus eignet sich besonders für das nervöse, reizbare, leicht aufzuregende sanguinische Temperament und eher für hellhaarige Menschen. Ein Hyoscyamuszustand kann durch seelische Nöte ausgelöst werden, wie z. B. durch Eifersucht, unglückliche Liebe, Aufregungen und erlittenes Unrecht. Während einer Behandlung mit Hyoscyamus darf man weder Essig noch Zitronen zu sich nehmen, da sie als Antidot (= die Wirkung neutralisierend) wirken können.

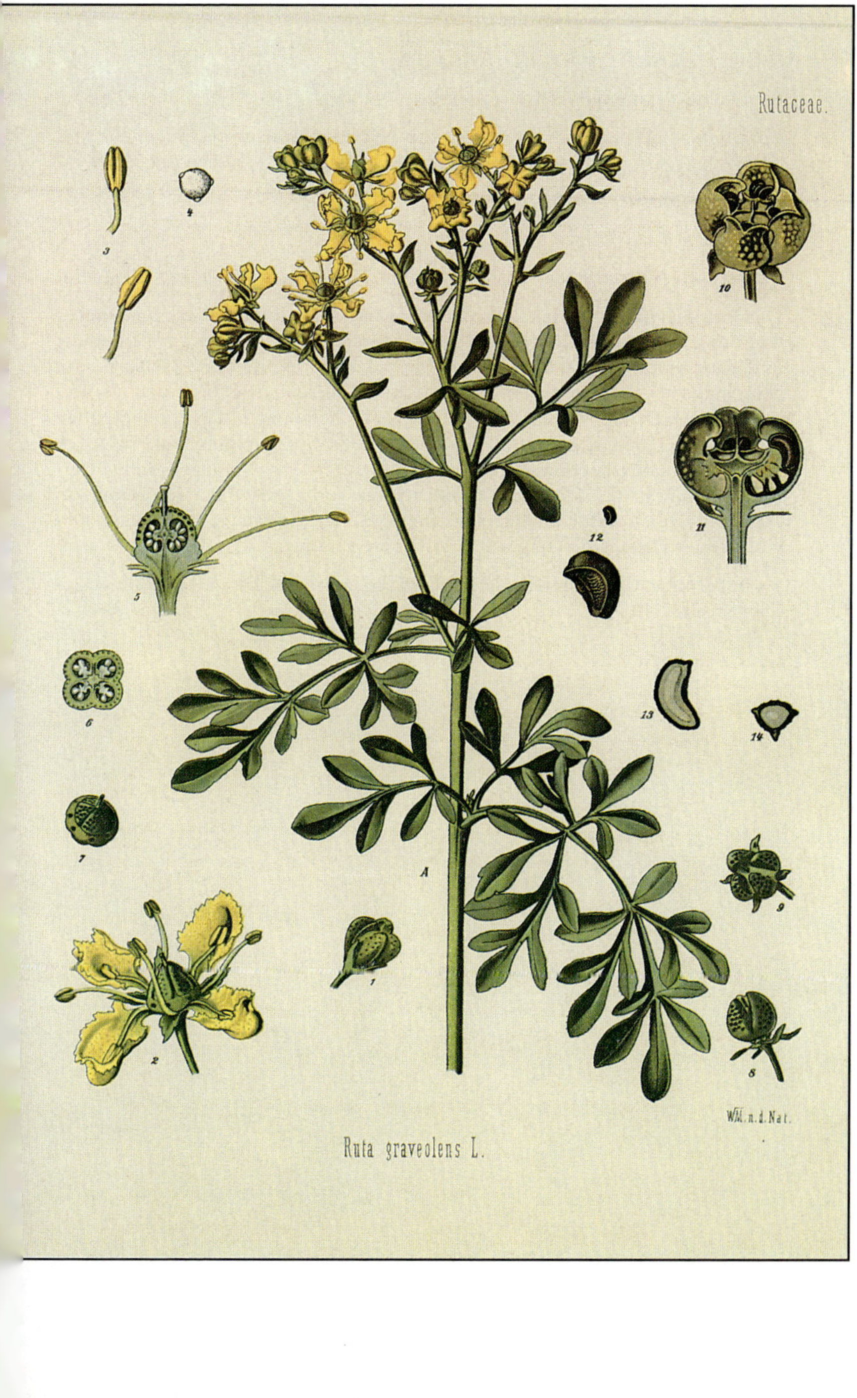

Ruta graveolens L.

RUTA

Ruta graveolens – Garten- oder Weinraute.

Familie der Rautengewächse –*Rutaceae.*

Vorkommen: Westasien und Kanarische Inseln, in Südeuropa eingeführt und heimisch geworden. In kultivierter Form in Mitteleuropa, Indien und USA.

Standort: Ödland

Verwendete Teile: Ganze frische Pflanze.

Inhaltsstoffe: Oleum rutae, Rutin (= Vitamin P), Cumarine, mehrere Alkaloide.

Der Raute-Extrakt ruft lokale Entzündungen hervor. Innerlich genommen bewirkt er eine Anschwellung der Zunge, Speichelfluß, Magendarmentzündung und kann zum Abort führen. Schon Hippokrates rühmte seine Heilkraft. Im Mittelalter wurde Ruta als ein Mittel gegen Gifte, Schlangenbisse und als Vorbeugung gegen die Pest geschätzt. Dank der homöopathischen Zubereitung verlor Ruta seine Giftigkeit und gewann durch die homöopathischen Prüfungen neue Anwendungsbereiche, z. B. bei Verletzungen, Verrenkungen, Sehnenzerrungen. Ruta ist das Mittel par excellence für Verletzungen der Knochenhaut. Auch die seit alters bekannte Heilwirkung bei Augenschwäche und -entzündungen nach Augenanstrengung wurde durch die Prüfungen bestätigt.

Typus: Robuste, sanguinische Menschen, die mit sich selbst und anderen unzufrieden sind.

Unterschiedliche Wunden

Quetschwunden

Bei der homöopathischen Behandlung von Verletzungen ist es wichtig, darauf zu achten, welches Gewebe hauptsächlich geschädigt wurde. Nach diesem Kriterium wird das entsprechende Mittel ausgewählt.
Am Beispiel der Therapie von Quetschungen wird dieses deutlich. Nachdem eine deutliche Besserung eingetreten ist, geben Sie das Mittel in größeren Abständen.

Quetschung der *Muskeln: Arnica.*
- Dosierung: *ARNICA C 200*, einige Tropfen, äußerlich, innerlich alle ½ Stunde.

Quetschung der *Nerven: Hypericum.*
- *Dosierung: HYPERICUM C 200,* 1 Gabe, alle ½ Stunde, innerlich.

Quetschung der *Knochen: Symphytum.*
- Dosierung: *SYMPHYTUM C 200,* 1 Gabe, alle ½ Stunde, innerlich.

Quetschung der *Knochenhaut: Ruta.*
- Dosierung: *RUTA C 200,* 1 Gabe, alle ½ Stunde, innerlich.

Quetschung der *Knorpel: Argentum metallicum.*
- Dosierung: *ARGENTUM METALLICUM C 200*, alle ½ Stunde, innerlich.

Quetschung der *Sehnen: Calendula*
- Dosierung: *CALENDULA C 200, alle ½ Stunde.*

Dies sind die wichtigsten Verletzungsmittel. Wenn Sie sich diese fünf Mittel für die unterschiedlichen Gewebe gut merken, dann können Sie sich bei vielen Arten von Verletzungen die Therapie selbst ableiten.

Schürfwunden

Wenn die Wunde verschmutzt ist, säubern Sie sie mit verdünnter *Calendula-Essenz,* 1 (Teil Calendula) : 10 (Teile Wasser). Dann antrocknen lassen, so daß sich eine Kruste bilden kann (siehe »Wundversorgung«). Wenn die Wunde trotz der Behandlung mit Calendula weiter schmerzt, wie es bei Kindern vorkommen kann, geben Sie *CHAMOMILLA C 30,* 1 Gabe, innerlich.
Auch bei Erwachsenen können Schürfwunden manchmal sehr unangenehm sein. Das Mittel *Coffea (Kaffee)* wird bei Schmerzen eingesetzt, die so heftig sind, daß sie einen zur Verzweiflung bringen können. Trinken Sie eine Tasse Kaffee, wenn Sie das potenzierte Mittel nicht zu Hause haben, er wird in diesem Fall ausgezeichnet helfen. Wenn Sie allerdings regelmäßig Kaffee zu sich nehmen, wird sich keine schmerzlindernde Wirkung einstellen.
Für diese Art von Schürfwunden können Sie auch 1 Gabe *HEPAR SULFURIS C 200* nehmen.

Platzwunden

Bei kleinen Platzwunden reicht 1 Gabe *ARNICA C 200,* innerlich, aus, um die Wundheilung anzuregen.
Stoppen Sie die Blutung bei größeren Platzwunden mit *Calendula-Kompressen* oder *Arnica C 200* innerlich.
Bei *Unfallschock* geben Sie 1 Gabe *ARNICA C 200.*

Schnitt- und Rißwunden

Um die Blutung zu stoppen, legen Sie erst eine Kompresse mit *Calendula-Essenz* oder *-Blüten* oder zerquetschte *Spitzwegerichblätter* auf die Wunde (siehe »Blutungen« S. 120), oder geben Sie *Arnica C 200* innerlich.

Zur Förderung der Wundheilung und um Vernarbungen zu verhindern, nehmen Sie *STAPHYSAGRIA C 200.* 3 × täglich 2–3 Tage lang.
Selbst bei größeren Wunden habe ich erlebt, daß sich die Wundränder von allein zusammenzogen. Bei genähten Wunden sind später die Nadeleinstiche als kleine Narben zu sehen. Homöopathisch behandelte Wunden müssen nicht unbedingt genäht werden. Meist reicht ein Butterflystrip. Trotzdem fällt die Narbe oft kleiner aus und heilt besser, als es durch Nähen der Fall gewesen wäre.

Rißwunde der Kopfhaut: Calendula-Essenz, verdünnt, äußerlich.

Stichwunden

Große Stichwunden kann ein Laie nicht selbst behandeln, aber bis der Arzt eintrifft, können Sie mit *LEDUM,* innerlich gegeben (gegen den Schock und die Blutungen), Erste Hilfe leisten. Äußerlich wird die Blutung mit *Calendula-Kompressen* gestillt.
Bei Stichwunden, die nicht bluten, besteht Tetanusgefahr. Deshalb ist es wichtig, die Wunde und die umliegenden Teile so fest zu drücken und zu kneten, bis einige Tropfen Blut herausquellen. Das Hauptmittel bei Stichwunden ist *Ledum,* es wirkt auch gleichzeitig vorbeugend gegen Tetanus.

- Dosierung: *LEDUM C 200,* 1 Gabe, innerlich, bei kleinen Stichwunden. Bei größeren Wunden alle 4 Stunden wiederholen.

Nachbehandlung: siehe *»Juckende Wunden«.*
Bei Entzündungen, wenn die Nerven verletzt wurden, ist *HYPERICUM C 200* das Mittel.

Bißwunden

Wenn die Wunde nicht blutet, sollte so lange eine Druckmassage um die Wunde herum ausgeübt werden, bis etwas Blut austritt. Bei Bißwunden ist die Infektionsgefahr sehr groß. Aber nicht jeder Biß muß gleich mit Tollwut oder Tetanus verbunden sein. Eine sachgemäße homöopathische Versorgung der Wunde beugt bösen Folgen vor und wird die Wunde zur schnellen Heilung bringen. Die Bißwunde muß sofort gereinigt werden, um die eingedrungenen Giftstoffe zu entfernen. Das bewährteste Mittel hierfür ist *Echinacea-Urtinktur* (10–15 Tropfen auf 1 Tasse Wasser). Auch bei Bißwunden tollwütiger Tiere wird es zur äußeren Wundbehandlung eingesetzt.

Die Wahl des homöopathischen Mittels hängt davon ab, in welchem Gewebe sich der Biß befindet.

Biß in *Hände und Füße,* besonders in Finger und Zehen: *Ledum.*

- Dosierung: *LEDUM C 200,* 5 Tropfen, 1–2stündlich, später in größeren Abständen, innerlich.

Bei Wunden, die nicht gleich mit *Echinacea-Urtinktur* gesäubert wurden, *Ledum* in der Tiefpotenz geben, zur Tetanusprophylaxe.

- Dosierung: *LEDUM D 3,* 5 Tropfen, ¼–½stündlich, später in größeren Abständen, innerlich.

Biß in die *Weichteile*: *Arnica.*

- Dosierung: *ARNICA C 200*, 5 Tropfen, ½stündlich, später in größeren Abständen, innerlich.

Nachbehandlung: Bißwunden neigen zu starkem Juckreiz bei der Heilung (siehe S. 121) oder zu Eiterungen (siehe S. 122)

Tollwutgefahr

Man muß mit Tollwut rechnen, wenn ein wildes Tier durch zahmes Verhalten auffällt oder wenn ein Haustier mit Wildtieren in Kontakt kam und sich sein Verhalten auffällig ändert. Die Ansteckung erfolgt meist über den Biß des Tieres. Aber auch schon das Eindringen des giftigen Speichels in die Schleimhäute reicht aus, um den Erreger zu übertragen.

Die Krankheit bricht erst nach mehreren Tagen bis zu 5 Monaten aus, meist nach ca. 40–90 Tagen. Sie äußert sich durch Halsweh, große Abneigung gegen Wasser und Flüssigkeiten, obwohl großer Durst vorhanden ist. Denn jeder Versuch zu trinken löst schmerzhafte Krämpfe beim Schlucken aus. Feste Speisen können aber noch geschluckt werden. Hinzu kommen Krämpfe der Atemmuskulatur, des Rumpfes und der Arme bei Schluckversuchen. Der Kranke ist

Die verschiedenen Wunden

Art der Wunde	Allgemeine Maßnahmen	Homöopathische Behandlung
Schürfwunden	säubern	mit verdünnter *Calendula*-Essenz, Schmerz bei Kindern: *Chamomilla,* Schmerz bei Erwachsenen: *Coffea* (Kaffee)
Platzwunden	Blutung stoppen	mit *Calendula*-Kompressen, *Arnica* innerlich
Schnitt- und Rißwunden	Blutung stoppen	mit *Calendula*-Kompressen oder Spitzwegerichblättern oder *Calendula*-Blüten, *Staphisagria* innerlich
Rißwunde der Kopfhaut	Blutung stoppen	*Calendula*-Essenz
Stichwunden	bei nicht blutenden Wunden Blutung anregen	*Ledum* oder *Hypericum*
Bißwunden	gegebenenfalls Druckmassage säubern Vorsicht, eventuell Tollwutverdacht!	mit *Echinacea*-Urtinktur, *Ledum* oder *Arnica,* *Lyssinum* bei Tollwutverdacht → unverzüglich einen Arzt aufsuchen!
Splitterverletzung	Fremdkörper entfernen	*Hypericum*-Öl *Silicea*-Salbe

furchtbar erregt. Es kommt zu Delirien und heftigen Wutanfällen. Der Tod erfolgt meist am 3. Tag nach Ausbruch der Krankheit. Trotz Tollwutimpfung bekommen im Infektionsfall noch 1 % der Geimpften die Krankheit.

*Homöopathische Behandlung bei Tollwutverdacht**

1. Säuberung der Bißwunde mit *Echinacea-Urtinktur* (10–15 Tropfen auf 1 Tasse Wasser), giftigen Speichel damit abwaschen.
2. *Ledum* oder *Arnica* geben (siehe »Bißwunden«).
3. Wenn sich der Tollwutverdacht durch Untersuchung des Tieres bestätigt: *LYSSINUM C 1000* (Tollwutnosode), 2 Gaben im Abstand von 5–10 Minuten geben.

Splitterverletzungen

Splitter, Stachel, Dorn o. ä. Fremdkörper stecken manchmal wie festgewachsen in der Haut. Um sie leichter entfernen zu können, tragen Sie etwas *Hypericum-Öl* auf die Verletzung auf. Dadurch entspannt sich das Gewebe besser. Eine andere Möglichkeit besteht darin, die Haut in einem warmen Seifenbad aufzuweichen. Dann den Splitter vorsichtig mit einer Pinzette oder Nadel entfernen. Läßt sich der Fremdkörper jetzt immer noch nicht entfernen, oder wenn der Splitter schon eingewachsen ist, bestreichen Sie die Stelle mit *Silicea*.

- Dosierung (für äußerliche Anwendung):

SILICEA D 6 oder *D 12,* 5 Tropfen auf 1 Teelöffel Öl.
Damit bestreichen Sie die Verletzung 3x täglich.

Juckende Splitterverletzung: ANAGALLIS D 6.

- Dosierung: siehe oben.

Verletzungen der Nerven

Hypericum ist das Mittel bei Nervenverletzungen. Hier muß jedoch

* Tollwutverdacht ist unverzüglich einem Arzt anzuzeigen.

eine Komplikation, die auftreten kann, berücksichtigt werden. Nehmen wir z. B. einen gequetschten Finger: Es kann sich ein Bluterguß (Hämatom) unter dem Nagel bilden, der auf die verletzten Nerven drückt und damit die Wirkung von Hypericum verhindert. Erst muß das Hämatom entweder mit *Arnica* aufgelöst oder durch Punktion entfernt werden.
Einen *Bluterguß können Sie verhindern*, indem Sie den verletzten Bereich 1–2 Minuten fest drücken.
Hypericum wird eingesetzt bei Verletzungen nervenreichen Gewebes, z. B. der Finger und Zehen. Selbst nach Nervendurchtrennungen, wie sie gelegentlich durch Spritzen vorkommen können, haben wir Heilungen durch Hypericum erlebt.

- Dosierung: *HYPERICUM C 200,* 1 Gabe bei kleinen Verletzungen; bei größeren Verletzungen alle 4 Stunden wiederholen.

Knochenbrüche

Wie erkennen Sie einen Knochenbruch?

- Unter günstigen Bedingungen ist ein krachendes Geräusch zu hören,
- äußerlich sichtbare Verschiebung der Bruchenden,
- Bluterguß und Schwellung um den Bruch,
- stechender Bruchschmerz, der auf Druck zunimmt,
- das gebrochene Glied ist kürzer als das entsprechende Glied der anderen Seite,
- alle Bewegungsversuche und Untersuchungen sind mit Schmerzen verbunden.
- Im Zweifelsfall eine Röntgenuntersuchung veranlassen.

Homöopathische Behandlung
Erwarten Sie bitte nicht, daß chirurgische Eingriffe und mechanische Maßnahmen durch Mittel ersetzt werden können! Der Beitrag der homöopathischen Mittel liegt hier in der:

1. Schockbehandlung,
2. Entkrampfung der Muskulatur durch Schmerzlinderung, dadurch vereinfachtes Richten der Bruchstelle, und
3. Förderung der Kallusbildung.

Zu 1.: Hauptmittel ist *Arnica* (siehe S. 124), manchmal *Aconit* (siehe »Schock« unter ACONIT S. 117).

Zu 2.: Je länger es dauert, bis der Bruch gerichtet ist, um so mehr haben sich die Muskeln zusammengezogen und desto schwieriger wird das exakte Richten der gebrochenen Knochen.
Arnica holt den Verletzten aus dem Schockzustand und entkrampft die Muskulatur.
Früher oder später werden Schmerzen eintreten. Diese Schmerzen werden durch die Verabreichung von 1 Gabe *SYMPHYTUM C 200* erträglich gemacht. Symphytum bewirkt, daß sich der Verletzte entspannen kann.

Zu 3.: *Symphytum* (Beinwell) regt die Kallusbildung an.

- Dosierung: *SYMPHYTUM D 3,* 5 Tropfen auf 1 Eßlöffel Wasser, 3× täglich (innerlich).

Ich weiß von einem homöopathischen Krankenhaus in Südindien, in dem bei Knochenbrüchen *Beinwellblätter* auf die Bruchstelle gelegt werden, die dann anschließend nur verbunden und geschient wird. In Abständen von einigen Tagen wird dic ganzc Prozedur wiederholt. Diese ungegipsten Brüche heilen schon in drei Wochen aus.

Marschfraktur
(siehe S. 146)

Verletzungen der Körperteile

Wirbelsäulenverletzungen

Hier ist wiederum *Arnica* das Hauptmittel, denn der Körper gerät in jedem Fall in einen Schockzustand. Tiefe Verletzungen, bei denen es zu *Nervenverletzungen* kommt, benötigen dagegen *Hypericum.* Sogar eine Nervendurchtrennung spricht auf Hypericum noch an. Innerhalb einer Woche nach der Durchtrennung sind die Chancen noch sehr groß! Natürlich ist die Wirkung besser, je eher

das Mittel gegeben wurde. Vergessen Sie nicht vor der Behandlung mit Hypericum ein oder zwei Gaben Arnica zu geben.
Steißbeinverletzungen verlangen immer nach Hypericum, entweder allein oder als Folge von Arnica, da hier auch eine Ansammlung von Nerven ist (siehe auch »Knochenbruch« S. 135).

- Dosierung: *HYPERICUM C 200,* 3× täglich, einige Tage. Bei Nervendurchtrennungen einige Wochen lang geben.

Gesichtsverletzungen

Wenn der Verletzte unter Schockeinwirkung steht, zuerst 1 Gabe *ARNICA C 200* geben.
Bei stärkeren Verletzungen sind Knochen und Knochenhaut betroffen. Deshalb ist *Symphytum* das wichtigste Mittel (siehe »Knochenbrüche«).

- Dosierung: *SYMPHYTUM C 200,* 1 Gabe, alle 2 Stunden.

Augenverletzungen

Gleich nach Augenverletzungen setzt gewöhnlich der Reflex ein, das Auge zu reiben. Besonders Kinder sind daran zu hindern.
Schlag auf den Augapfel (z. B. Schneeball, Stein, Stock): *Symphytum.*

- Dosierung: *SYMPHYTUM C 200,* 3× täglich, 2–3 Tage lang, innerlich.

Blaues Auge (Hämatom): *Ledum.*

- Dosierung: *LEDUM C 200,* 2 Gaben, im Abstand von 4 Stunden.

Riß- und Schnittwunden: Augenbad mit verdünnter *Calendula-Essenz* (1:10).

Stichwunden: Hypericum.

- Dosierung: *HYPERICUM C 200,* 3× täglich, innerlich.

Entzündung nach *Fremdkörperentfernung: Aconit.*
- Dosierung: *ACONIT C 200,* 1–2 Gaben.

Bei *Schock:* siehe S. 117.

Ohrverletzungen

Durch unvorsichtige Fremdkörperentfernung oder Herumstochern im Ohr kann es zu Verletzungen kommen.

Entzündung und Schmerzen bleiben zurück: Arnica.
- Dosierung: *ARNICA C 200,* 1–2 Gaben, innerlich.

Zuschwellen des Ohres und starke Schmerzen: Pulsatilla.
- Dosierung: *PULSATILLA C 200,* 2–3 Gaben.

Genitalverletzungen

Diese können nicht nur äußerst schmerzhaft sein, sondern sich auch auf die seelische Verfassung negativ auswirken.
Allgemeine Verletzung der Genitalien sowie nach *Vergewaltigung: Staphisagria.*
- Dosierung: *STAPHISAGRIA C 200,* ¼ bis 4stündlich, je nach Verletzungsgrad.

Blutungen der Genitalien: Erst mit *PHOSPHOR C 200* behandeln, bis die Wunde einigermaßen verheilt ist. Danach mit einigen Gaben *Staphisagria C 200* den Fall abrunden.

Hodenverletzung durch Schlag oder Quetschung: *Argentum metallicum.*
- Dosierung: *ARGENTUM METALLICUM C 200,* anfangs ¼stündlich geben.

Finger- und Zehenverletzungen

HYPERICUM C 200, siehe auch unter »Nervenverletzungen«.

Verletzungen durch Sturz (Erschütterung)

Beim Sturz aus einer Höhe werden die inneren Organe erschüttert, wobei die Gefahr eines Gefäßrisses und einer damit verbundenen inneren Blutung groß ist. Äußerlich muß keine Verletzung zu sehen sein. *Millefolium* (Schafgarbe) vermag sowohl die innere Blutung zu stillen, als auch die Verletzung der inneren Organe durch den Aufprall zu heilen.

- Dosierung: *MILLEFOLIUM C 200,* 1 Gabe alle 10–15 Minuten, später seltener.

Wenn der Kopf (siehe »Gehirnerschütterung«) dabei verletzt ist, müssen Sie erst die *Kopfverletzung* mit *Arnica* behandeln und dann Millefolium geben.
Auch wenn der *körperliche Schock* sehr groß ist, geben Sie erst 1 Gabe Arnica und setzen nach 10–15 Minuten Millefolium ein.

Sportverletzungen

Der Sportler neigt leicht dazu, seine Verletzungen herunterzuspielen, zu übersehen und nicht zu beachten. Wenn er gesund und von Spätschäden verschont bleiben möchte, dann muß er sich nicht nur an ein gesundes Trainingsprogramm halten, sondern auch die kleinen Verletzungen richtig versorgen, denn diese Mikroverletzungen sind es, die die Basis für die Spätschäden bilden können.

Welche Verletzungen müssen homöopathisch versorgt werden?

- Alle Gelenkverletzungen,
- jede Verletzung, die von stärkeren Schmerzen begleitet ist,
- jede Verletzung, die nicht bald ausheilt, besonders in Gelenken und Knochen, oder die über längere Zeit schmerzhaft ist,
- jedes infektiöse Anzeichen in oder an der Haut (rote Streifen, geschwollene Lymphknoten, Eiter, erhöhte Temperatur).

Wenn Sie nicht genau wissen, ob eine Verletzung behandelt werden muß oder nicht, und ob Sie sich schonen oder noch mehr fordern müssen, dann vertrauen Sie am besten Ihrem Instinkt und nicht der Meinung anderer.

Homöopathie ersetzt den Eisbeutel
Folgende Maßnahmen werden gewöhnlich bei Sportverletzungen eingesetzt:
Ruhe; Eisbeutel (reduziert die Blutung); Druck (Druck auf die Verletzung reduziert die Schwellung, verhindert den Bluterguß); Erhöhung (verletztes Glied höher als das Herz lagern).
Auf keine der begleitenden Maßnahmen sollten Sie bei einer homöopathischen Behandlung verzichten, außer auf den Eisbeutel (siehe auch »Wundversorgung« S. 120 und »Blutungsstillung« S. 119).
Die Heilung der Wunde kommt nicht zustande, solange die Verletzung gekühlt wird. Je länger die Wunde kaltgehalten wird – bei großen Verletzungen können das bis zu 24 Stunden sein –, um so langsamer setzt der Heilungsprozeß ein.
Die Eispackungen fallen bei einer homöopathischen Behandlung ganz weg, weil erstens die blutstillenden und zweitens die die Schwellung reduzierenden Mittel der Homöopathie wirkungsvoller sind. Dadurch kann der Heilungsprozeß sofort einsetzen.

Muskelkater

Jeder untrainierte Sportler wird ein schmerzhaftes Wundheitsgefühl in den Muskeln schon einmal erlebt haben, aber auch der Trainierte bekommt einen Muskelkater, wenn er sich überanstrengt hat oder ein neues Trainingsprogramm anfängt. Durch hartes Training werden die Muskeln angegriffen oder sogar verletzt. Dabei treten mehr oder weniger starke Schmerzen auf. Zusätzlich kann es zu leichten Entzündungen der Muskelfasern kommen, wodurch sich die Schmerzen noch verstärken.
Wenn die Muskeln während des Trainings nicht mit genügend Sauerstoff versorgt werden, bildet sich Milchsäure, die die typischen Muskelkaterschmerzen verursacht.

Prophylaktische homöopathische Maßnahmen
Die Wahl des richtigen Mittels hängt davon ab, inwieweit die Schmerzen lokal begrenzt *(Arnica)* oder diffuser Art *(Bellis perennis)* sind. Sehen Sie auch unter ARNICA und BELLIS PERENNIS) nach, Seite 124.

- Dosierung: *ARNICA C 200* oder *BELLIS PERENNIS C 200*, 1 Gabe, 1× wöchentlich.

Atemübung
Der trainierte Sportler kann die überschüssige Milchsäure schnell abbauen, indem die Muskeln durch langsames Ausklingenlassen des Trainings mit genügend Sauerstoff versorgt werden.
Der Untrainierte braucht eine längere Auslaufzeit, da die Muskeln noch nicht gelernt haben, den Sauerstoff optimal zu nutzen. Hierfür empfehle ich folgende Atemübung:

» Atmen Sie bewußt während und nach dem Training in die beanspruchte Muskulatur hinein.
  Und atmen Sie von dort auch wieder aus.

Ein Nebeneffekt dieser Übung liegt in der deutlichen Leistungssteigerung bei geringerem Energieaufwand.

Homöopathische Behandlung
Wenn die Schmerzen auf umgrenzte Gebiete lokalisiert sind (= Verletzung der Muskelfaser), ist *Arnica* sehr hilfreich.

- *Anwendung:* Nach dem Training wirkt eine Massage mit *Arnica-Öl* wie Balsam auf die Muskeln.
  Sie können das Massageöl selbst herstellen, indem Sie 1 Teil *Arnica-Essenz* mit 20 Teilen Öl mischen. Oliven-, Erdnuß- oder Sonnenblumenöl eignen sich gut. Nach und nach können Sie die Essenz durch potenziertes *ARNICA* – bis zur *D 3* – ersetzen.
  Wenn die Schmerzen generalisiert, schlecht lokalisierbar und diffuser Art sind (= Entzündung der Muskelfaser), ist *Bellis perennis* das richtige Mittel.
  - *Anwendung: Gänseblümchenöl* herstellen und wie *Arnica-Öl* verwenden.

Muskelkrampf

Muskelkrämpfe können z. B. durch Salz- und Mineralsalzmangel oder mangelhafte Blutversorgung entstehen. Wenn Anstrengung der auslösende Faktor ist, löst *Magnesium phosphoricum* sofort den Krampf.

- Dosierung: *MAGNESIUM PHOSPHORICUM C 200,* 1 Gabe.

Wenn der Krampf nicht direkt während der Anstrengung, sondern erst nachts im Schlaf auftritt, brauchen Sie *Calcium carbonicum.* Es wirkt aber nicht bei allen anderen nächtlichen Muskelkrämpfen, nur bei denen nach Anstrengung.

- Dosierung: *CALCIUM CARBONICUM C 200,* 1 Gabe während des Krampfes.

Hyperventilation als Ursache für Muskelkrämpfe:
Zu schnelles Atmen, zudem, wenn es nicht notwendig ist, hindert den Körper daran, Kalzium zu verwerten.

- Dosierung: *CALCIUM CARBONICUM D 6,* 1 Gabe während des Krampfes.

Homöopathischer Hinweis
Zur Behandlung der *Disposition* können Sie *CALCIUM CARBONICUM D 6,* 3 × 2 Tabletten täglich nehmen. Meist genügt schon eine einwöchige Behandlung. Wenn die Krämpfe nicht vollständig verschwunden sind oder bald nach Absetzen des Mittels wieder auftreten, wenden Sie sich an einen Homöopathen.

Muskelzerrung, Muskelriß

Eine Zerrung entsteht bei Überdehnung eines Muskels. Manchmal sind auch kleinere Muskelfasern gerissen. Dies kann leicht durch ungewohnte körperliche Belastung oder im Hochleistungssport auftreten. Es kommt zu plötzlichen starken Schmerzen mit Bewegungseinschränkung des Muskels. Bei einem Bluterguß schwillt der Muskel an.

Ein totaler Muskelriß kann bei plötzlicher extremer Muskelanspannung (z. B. Fußballspielen) auftreten; Kälte und verminderte Durchblutung sind begünstigende Faktoren.

Allgemeine Maßnahmen
Bei Muskelzerrung: Ruhigstellung, Bandagierung.
Bei Muskelriß: Chirurgische Muskelnaht und Entlastungsgips.

Homöopathische Behandlung
Bei Muskelzerrung: *ARNICA C 200,* 3 × täglich 1 Gabe.
Äußerlich *CALENDULA-Essenz.*
Bei Muskelriß: *ARNICA C 200*, alle 2 Stunden 2–3 Gaben. Anschließend *CALENDULA C 200,* 3 × täglich 1 Gabe.

Sehnenverletzungen

Sehnenriß
Sehnen, die stark beansprucht werden, wie die Achillessehne, sind am häufigsten betroffen. Ein Sehnenriß läßt sich leicht feststellen: das von der Sehne versorgte Glied kann nicht mehr gebeugt oder gestreckt werden.
Allgemeine Behandlung: operatives Nähen.

Homöopathische Behandlung
- *Äußerlich:* Kompressen mit verdünnter *Calendula-Essenz.*
- *Innerlich: RHUS TOXICODENDRON C 200*, alle 2 Stunden.

Nachbehandlung
Wenn diese Mittel nicht innerhalb 12 Stunden gegeben werden, helfen sie nicht mehr optimal oder bei stärkeren Verletzungen gar nicht mehr.
In so einem Fall brauchen Sie *Anacardium.*
- Dosierung: *ANACARDIUM C 200,* 3x täglich, 5 Tropfen.

Anacardium und *Rhus toxicodendron* vermögen oft einen chirurgischen Eingriff zu ersetzen.

Sehnenscheidenentzündung (Tendovaginitis)

Durch ungewohnte oder monotone Tätigkeiten kann es zu einer Entzündung der die Sehnen umgebenden Sehnenscheiden – insbesondere der Hand oder des Handgelenks – kommen. Nicht nur Sportler sind davon betroffen, sondern z. B. auch Menschen, die viel stricken, Schreibmaschine schreiben, Klavier spielen oder Schrauben drehen.

Allgemeine Maßnahmen
Ruhigstellung der Hand- und Daumengelenke.

Homöopathische Behandlung
Hier finden wir die typischen *Rhus toxicodendron*-Schmerzen mit Steifheit. Die erste Bewegung löst die heftigsten Schmerzen aus, durch fortgesetzte Bewegung geht die Steifheit weg und die Schmerzen nehmen ab.
- Dosierung: *RHUS TOXICODENDRON C 200,* 3× täglich.

Tennisellenbogen (Epikondylitis)

Diese entzündliche Sehnenverletzung mit Knochenhautreizung ist unter Tennisspielern sehr gefürchtet. Sie kann aber auch bei anderen Sportarten, z. B. beim Langlauf, auftreten.

Homöopathische Behandlung
Wenn das Ellbogengelenk sehr wund und steif ist, der Mensch sich matt fühlt, sich hinlegen möchte, aber morgens zu früh erwacht, dann ist *Bellis perennis* das Heilmittel.

Wenn ein krampfhaftes Drücken und Reißen vorhanden ist. Die Schmerzen fühlen sich an, als ob der Knochen geprellt wäre. Der Mensch möchte sich bewegen, aber Bewegung tut ihm nicht gut. In diesem Fall heilt *Ruta.*

Wenn der Ellenbogen steif ist und die erste Bewegung nach längerer Ruhestellung sehr schmerzhaft ist, aber die schmerzhafte Steifheit nach dem längeren Bewegen besser wird. Wenn ein Reißen und Ziehen im Ellbogen mit großer Spannung vorhanden ist, Wärme wohltut und sich die Verspannung nachts verschlimmert, wobei der Verletzte sehr unruhig wird, ist *Rhus toxicodendron* das richtige Mittel.

Wenn stechende Schmerzen auftreten und jede Bewegung sehr schmerzhaft ist, dann kommt *Bryonia* in Frage.

Wenn eine schmerzhafte Spannung besteht und ein Schweregefühl im Arm mit Schwäche und Zittern verbunden ist, wird *Anacardium* gegeben.

- Dosierung (der oben angegebenen Mittel):
  Das angezeigte Mittel in der *C 200*, 1 Gabe 3–4× täglich.

Verstauchung (Distorsion)

Hierbei handelt es sich um eine Zerrung der Gelenkkapselbänder durch Überdehnen des Gelenks. Der Schweregrad der Verletzung reicht von der leichten Verstauchung bis zum Gelenkkapselbänderriß. Nach der Stärke der Verletzung richtet sich die Intensität der Schmerzen, das Ausmaß der Schwellung und der Bewegungseinschränkung.
Sehr starke Schmerzen können ein Hinweis auf einen Knochenbruch sein.
Allgemeine Maßnahmen und homöopathische Behandlung: siehe unter »Verrenkung«.

Verrenkung (Luxation)

Eine Verrenkung ist oft schwer von einer Verstauchung zu unterscheiden. Zwei durch ein Gelenk verbundene Knochenenden werden gegeneinander verschoben, wobei es zu einer Überdehnung oder sogar Zerreißung der Gelenkkapsel und ihren Bändern kommt.

Allgemeine Maßnahmen: Elastischen Verband anlegen und ruhigstellen.

Homöopathische Behandlung
Als erstes 1 Gabe *ARNICA C 200* geben.
Nach einer Stunde mit *Rhus toxicodendron* die Gelenkentzündung behandeln.

- Dosierung: *RHUS TOXICODENDRON C 200,* anfangs alle 2 Stunden 1 Gabe.

Wenn die Schwellung nicht im Vordergrund steht und der Verletzte sich hinlegen möchte, aber der Zustand sich dadurch verschlimmert und Bewegung ihm auch nicht guttut, kommt *Ruta* in Frage.

- Dosierung: *RUTA C 200,* 3× täglich, 1 Gabe.

Marschfraktur (Ermüdungsbruch)

Hierbei handelt es sich um eine pathologische Lockerung der Knochenstruktur, wobei es durch stärkere Belastung (es muß nicht immer Marschieren sein) zu Rissen im Knochen kommen kann. Dieser Art von Knochenbrüchen liegt eine konstitutionelle Disposition zugrunde, die nach der normalen Versorgung des Bruches behandelt werden muß.

Wie können Sie eine Marschfraktur erkennen?
Wenn Sie den Knochen von oben und von unten an den Rißenden drücken, ist dies sehr schmerzhaft. Durch Bewegung werden die Schmerzen immer schlimmer, bis jede Bewegung eine Tortur wird. Der Riß im Knochen kann so haarfein sein, daß er auf dem Röntgenbild nicht in Erscheinung tritt.

Homöopathische Maßnahmen
Ruhe ist unbedingt notwendig. Mit Hilfe von *Symphytum* heilt diese Belastungsfraktur sehr schnell.

- Dosierung: *SYMPHYTUM D 3,* 3×5 Tropfen auf 1 Eßlöffel Wasser, täglich. Zusätzlich kann es äußerlich angewendet werden.

Knochenhautverletzung
Ein Schlag, Sturz oder ein ungünstiger Tritt auf einen Stein können zu äußerst schmerzhaften Knochenhautverletzungen führen, wobei es zu einer Blutung unter der Knochenhaut kommt.
Ruta graveolens nimmt schnell die Schmerzen und trägt zu einer raschen Heilung wesentlich mit bei.
- Dosierung: *RUTA C 200,* 2–3x täglich.

Fremdkörper

Fremdkörper können toxisch (ätzend, giftig) oder neutral (ungiftig) sein.
Beim Entfernen des Fremdkörpers sind drei Regeln zu beachten:
1. Der Fremdkörper darf nicht noch stärker in das Gewebe hineingedrückt werden.
2. Es dürfen keine weiteren Verletzungen verursacht werden.
3. Wenn Panik entsteht, oder die Entfernung des Fremdkörpers vor Angst unmöglich ist, *Aconit* geben.

Auge

Wichtig ist, daß das Auge nicht gerieben wird, sonst kann es zu kleinen Riß- oder Schnittwunden an der Hornhaut kommen. Um den Fremdkörper zu entfernen, reißen Sie das Auge weit auf, auch wenn es schmerzhaft ist. Ziehen Sie mit den Fingern Ober- und Unterlid so weit wie möglich ab, versuchen Sie dabei zu blinzeln. Dadurch wird vermehrt Tränenflüssigkeit produziert, und der Fremdkörper kann zum inneren Lidwinkel geschwemmt werden. Jetzt kann man ihn gut mit einem Taschentuchzipfel herauswischen. Diese Methode ist einfach, wirkungsvoll und selbst bei Kindern leicht durchzuführen. Reicht sie nicht aus, so muß man versuchen, den Fremdkörper so gut wie möglich mit reichlich Flüssigkeit, z. B. Wasser, verdünnter Essiglösung oder Milch auszuspülen.
Essig (1:4 verdünnt) ist besonders geeignet bei alkalischen Giften wie Kalk, Mörtel o. ä.
Das Herausspülen sollte – mit Unterbrechungen zum Blinzeln – eine

gute Viertelstunde durchgeführt werden. Bei Giften das Auge niemals mit Gewalt aufreißen!
Es ist wichtig, das Auge so schnell wie möglich auszuspülen. Nehmen Sie lieber erst einmal *Wasser,* möglichst lauwarm, bevor unnötige Zeit mit der Suche nach Essig verlorengeht.
Milch wird zum Spülen verwandt, wenn das Auge mit Säuren in Berührung gekommen ist.
Weitere Maßnahmen siehe unter »Augenverletzungen«.

Nachbehandlung
Calendula-Kompressen bereiten und auf das Auge legen.

Nase

Fremdkörper in der Nase sind meist leicht zu entfernen. Entweder durch Hinausschneuzen, indem Sie das unverstopfte Nasenloch mit dem Finger zudrücken oder durch das Provozieren eines Niesreizes mit sehr fein gemahlenem Pfeffer.
Bei Kindern wird der Fremdkörper manchmal sehr tief in die Nase gedrängt. Das homöopathische Mittel, das chirurgische Maßnahmen zur Fremdkörperbeseitigung überflüssig machen kann, heißt *Silicea.*
● Dosierung: *SILICEA C 200,* 2× täglich.
Beispiel: Ein Kind hatte sich eine Erbse in die Nase gestopft. Nachdem die Erbse nach einigen Tagen noch nicht herausgekommen war, suchten die Eltern bei uns Rat. Schon nach 1 Gabe Silicea kamen Erbsenteilchen am nächsten Morgen mit etwas Eiter, der sich schon gebildet hatte, heraus.

Ohr

Lebende Insekten können mit einer Taschenlampe herausgelockt werden. Tote Insekten werden durch leicht angewärmtes Öl aus dem Ohr gespült.
Bitte beachten Sie hier die drei anfangs erwähnten Grundregeln. (Siehe auch unter »Ohrverletzungen«).

Luftröhre

Halten Sie das Opfer, wenn es sich um ein Kind handelt, an den Beinen mit dem Kopf nach unten und geben Sie ihm einen gut gezielten, federnden Schlag zwischen die Schulterblätter in Höhe der inneren Schulterblattwinkel. Ein einmaliger Schlag sollte ausreichen, wenn er richtig durchgeführt wurde, sonst wiederholen.
Einen Erwachsenen legen Sie mit erhöhtem Unterkörper auf einen Tisch, so daß Oberkörper und Kopf nach unten hängen. Nun führen Sie den oben beschriebenen Schlag zwischen die Schulterblätter aus, wiederholen Sie ihn nötigenfalls.

Magen und Darm

Kleine Kinder stecken in der oralen Phase, die ungefähr bis zum 18. Lebensmonat dauert, gerne alles, was sie greifen können, in den Mund. Das ist völlig normal und sehr wichtig für die Entwicklung des Kindes. Normalerweise schlucken Kinder kleine Steine, Münzen, Murmeln etc. nicht hinunter. Wenn sie aber das Gefühl vermittelt bekommen, daß sie etwas Verbotenes tun, dann neigen sie dazu, den Gegenstand nicht wieder hergeben zu wollen und können ihn dabei leicht verschlucken.
Meist verläßt der Fremdkörper nach einigen Tagen über den Darm den Körper, auch wenn sein Umfang größer ist als das Volumen des Darmes.

Unterstützende Maßnahmen
- Getreideschleimsuppen o. ä. sowie viel Butter und Öl essen,
- erhitzende, reizende, säurehaltige Speisen meiden,
- leichtes Massieren des Darmes im Uhrzeigersinn um den Bauchnabel (außer bei verschluckten Nadeln!),
- wenn etwas im After festsitzt, Leinölklistiere anwenden,
- bei *spitzen Gegenständen:* Sauerkraut essen und *Silicea* geben.

Homöopathische Behandlung
SILICEA D 6 oder *D 12,* 3 × 2 Tabletten täglich.
Treten einige Zeit, nachdem etwas verschluckt wurde, heftige

Schmerzen* auf: *IPECACUANHA C 200,* so oft wiederholen, bis sie vorbei sind.
Bei gefährlichen Zuständen mit heftiger Kolik und Verstopfung: *OPIUM C 200,* 2–3 Gaben (bis zur Einweisung ins Krankenhaus).

Verbrennungen

Brandwunden werden je nach der Tiefe des zerstörten Gewebes in drei, manchmal auch vier Schweregrade eingeteilt.

1. Grad: Hautrötung, verursacht durch die Schwellung kleiner Gefäße.
2. Grad: Brandblasen, Absonderung von Gewebeflüssigkeit aus den geschwollenen Gefäßen.
3. Grad: Verkohlung der gesamten Hautschicht.
4. Grad: Verkohlung des Unterhautgewebes, der Muskeln und Knochen.

Alle Verbrennungen sind sehr schmerzhaft. Großflächige Verbrennungen 2.–4. Grades können Krämpfe, Bewußtseinsstörungen, Delirien, Durchfall, Schlafsucht oder Kollaps mit sich bringen und direkt lebensgefährlich werden.
Brandwunden haben die Eigenschaft zu schrumpfen und können im Gesicht zu Entstellungen oder in der Nähe von Gelenken zu Bewegungseinschränkungen führen.

Schmerzlindernde Medikamente blockieren die Heilung
Am Beispiel der Behandlung von Verbrennungen können wir uns die unterschiedlichen Denkweisen der Schulmedizin und der Homöopathie noch einmal vergegenwärtigen.
Samuel Hahnemann schreibt im Jahre 1833 in der 5. Auflage seines grundlegenden Werkes, dem »Organon der Heilkunst«, von den Praktiken der uralten medizinischen Schule. Gegensätzliches wird mit Gegensätzlichem behandelt, so lautet ihr Motto, um schnell lindernde Hilfe zu bringen. »Stark verbrannte Theile fühlen auf

* Im Zweifelsfall selbstverständlich hier wie auch in allen anderen kritischen Situationen immer einen Arzt konsultieren.

Behandlung mit kaltem Wasser zwar augenblicklich Erleichterung, aber der Brennschmerz vermehrt sich hinterdrein unglaublich; die Entzündung greift um sich und steigt zu einem desto höheren Grade.«

An der Behandlung von Verbrennungen mit kaltem Wasser hat sich bis heute nichts geändert, obwohl diese Maßnahme die Heilung erwiesenermaßen hemmt und die Schmerzen schlimmer werden, sobald man der Wunde die betäubende Wirkung des kalten Wassers entzieht. Solange die Nerven betäubt sind, kann der Selbstheilungsmechanismus des Körpers nicht beginnen und Entzündungen können leichter auftreten. Diese werden in der Regel mit Penicillin behandelt.

In den meisten Krankenhäusern läßt man noch heute 20 Minuten lang kaltes Wasser über die Brandwunde laufen oder sie in eiskaltes Wasser halten. Diese Prozedur kann sich bei schweren Verbrennungen über Stunden erstrecken.

In der Allopathie gibt es außer chirurgischen Eingriffen (Hauttransplantationen) eigentlich keine echten, heilenden Maßnahmen bei schweren Verbrennungen.

Harald Aaron und Marvin Lipman schreiben in ihrem Buch »The Medicine Show«, einer Publikation der Consumers Union, daß führende Autoritäten auf dem Gebiet der Ersten Hilfe dringend davon abraten, handelsübliche Verbrennungssalben oder andere Präparate zu benutzen. Die meisten dieser Medikamente enthalten eine oder mehrere der folgenden Substanzen: Schmerzmittel, Antiseptika, Antihistaminika, Vitamine oder Chlorophyll. Diese Mittel lindern weder die Schmerzen noch beugen sie Infektionen vor oder helfen bei der Heilung.

Im Gegenteil: Viele dieser Mittel sind für die allergischen Reaktionen, die sie hervorrufen können, bekannt.

Das Heilprinzip

Was kann die Homöopathie bei dieser scheinbar aussichtslosen Lage bieten?

Lassen Sie uns zuerst einen Abstecher zum Thema »Erfrierungen« machen, denn hier ist der homöopathische Gedanke schon lange in der Volksheilkunst bekannt gewesen. Gemäß dem Ähnlichkeitsge-

setz werden die eiskalten Glieder unter kaltes Wasser gehalten und so wieder zur langsamen Erwärmung gebracht.
Weniger oder gar nicht bekannt ist, daß nach dem gleichen Prinzip bei Verbrennungen verfahren werden muß. Entsprechend dem Grundsatz »Ähnliches wird durch Ähnliches geheilt« hält man die Brandwunde noch einmal kurz in die Nähe der Hitzequelle (Flamme, Herdplatte), bis der Schmerz durch die erneute Hitzeeinwirkung den der Verbrennung überdeckt. Dieser kurze Reiz reicht aus, um die Selbstheilungskräfte des Organismus anzuregen. Falsch verstandene Homöopathie wäre es allerdings, wenn Sie jetzt die Wunde statt unter kaltes unter warmes Wasser halten würden.

Verbrennungen 1. und 2. Grades

Bis vor 15 Jahren habe ich die homöopathischen Mittel, die bei Verbrennungen empfohlen werden, benutzt. Dann entdeckte ich die Empfehlung des Heilers Mister A. (Pseudonym) in dem Buch »Born to Heal« von Ruth Montgomery, *Essig* bei Verbrennungen zu benutzen. Diese Empfehlung erprobte ich mehrfach in der Praxis. Danach habe ich die gängigen homöopathischen Verbrennungsmittel kaum mehr benötigt. Die Wirkung von unverdünntem *Essig* (aber keine Essigessenz) ist überraschend schnell und zudem hat Essig den großen Vorteil, in jedem Haushalt vorrätig zu sein.
Die Schmerzen nehmen rasch ab und der Verbrannte entkrampft sich. Wenn Essig unmittelbar nach der Verbrennung auf die Haut gegeben wird, bilden sich selbst bei Verbrennungen 2. Grades keine Narben. Bei den unterschiedlichen Essigsorten habe ich in der Wirksamkeit keinen Unterschied feststellen können.
Bei *Tieren* wird gewöhnlich *Alkohol* empfohlen, aber meiner Erfahrung nach hilft auch hier *Essig* besser.

Anwendung
Geben Sie *Essig* oder in Essig getränkte Tücher auf die Verbrennung. Sobald sich die Schmerzen wieder melden, eine neue Kompresse auflegen. Blasen sind ein Schutz und sollten wegen der Infektionsgefahr nicht aufgestochen werden.

Verbrannte Kleidung saugt sich mit Essig voll und läßt sich dann relativ leicht abziehen, andernfalls vom Arzt entfernen lassen.

Verbrennungen im Mund

Spülen Sie den Mund mit *Essig* aus, wenn Sie sich die Zunge durch zu heiße Getränke oder Speisen verbrannt haben. Sie werden überrascht sein, wie schnell sich die Geschmacksnerven wieder regenerieren, in Fällen, in denen Sie sonst stundenlang kein Essen mehr hätten richtig genießen können.

Verbrennungen 3. Grades

Diese Behandlung habe ich bei meiner Mutter kennengelernt, die sie aus der in Vergessenheit geratenen alten indischen Yunani-Heilkunst* kannte.
Bei diesen starken Verbrennungen, die mit großen Schmerzen für den gesamten Organismus verbunden sind, hilft verkohlte Baumwolle. So erstaunlich das klingen mag, so ist doch die Beziehung der Baumwolle zur Haut deutlich zu sehen. Baumwollkleidung umhüllt den Körper wie eine zweite Haut. Sie ist neutral, wird von jedem vertragen und ist der Haut unter allen Stoffmaterialien am ähnlichsten.
Auch in dem Verkohlen der Baumwolle wird das homöopathische Prinzip erfüllt.

Die Baumwollhaut-Implantations-Methode
In der Regel wird Baumwollwatte genommen, aber natürlich können Sie im Notfall jeden weißen Baumwollstoff nehmen.
Verbrennen Sie eine gute Menge, bis nur noch Asche übrigbleibt.
Vermischen Sie die Asche mit so viel Speiseöl, bis eine dicke Paste entsteht. Am besten eignet sich Olivenöl. Bestreichen Sie die

* Yunani: Die alte indische Heilkunst gelangte über Griechenland nach Arabien. Auf dieser 1000jährigen Reise kamen viele neue Einflüsse des jeweiligen Landes hinzu. Araber brachten sie verändert und bereichert nach Indien zurück. Vom 6. Jahrhundert n. Chr. bis heute entwickelte sie sich stetig weiter.

Wunde mit dieser Paste. Das Verblüffende ist, daß die Schmerzen augenblicklich verschwinden und der Verbrannte aus dem Schockzustand herausgebracht wird. Die Körperfunktionen regulieren sich baldigst.
Weitere Maßnahmen, selbst homöopathische Schockmittel, erübrigen sich.
Über der Wunde bildet sich eine harte, schwarze Kruste, die sie vollständig schützt. Innerhalb einer Woche fängt sie an abzubröckeln, und darunter sieht man die neue, gesunde, leicht gerötete Haut. Diese Rötung verblaßt im Laufe der Zeit. Narben bleiben nicht zurück. Hauttransplantationen erübrigen sich.

Verbrühungen

Essig hilft nur bei sehr leichten Verbrühungen, sonst muß immer die »*Baumwollhaut-Implantations-Methode*« angewendet werden.
Sobald die Baumwollölpaste die verbrühte Stelle wie eine zweite Haut bedeckt, verschwinden die Schmerzen.
Um die gefürchteten Schrumpfnarben bei Verbrühungen braucht man sich nach Anwendung dieser Methode kaum zu sorgen.

Elektrischer Schlag und Blitzschlag

Vorbeugung
Im Bad passieren die meisten Elektrounfälle. Lassen Sie niemals elektrische Geräte mit Wasser oder Feuchtigkeit als Leiter in Verbindung kommen. Ein elektrischer Schlag kann zum Tode führen. Achten Sie bei der Erste-Hilfe-Leistung darauf, daß Sie nicht selber einen elektrischen Schlag bekommen.

Allgemeine Maßnahmen
Unterbrechen Sie als erstes den Kontakt des Opfers mit der Stromquelle, indem Sie den Strom abschalten oder den Stecker aus der Steckdose ziehen. Sollte dies nicht möglich sein, entfernen Sie den Verletzten mit einem trockenen, nicht metallischen Gegenstand (Holzstock, Seil) aus dem Stromkreis. Danach kontrollieren Sie

Atmung und Puls, gegebenenfalls künstliche Atemspende und Herzmassage vornehmen.
Rufen Sie den Notarzt! In der Zwischenzeit geben Sie das homöopathische Mittel und versorgen die Brandwunden (siehe S. 152).

Homöopathische Behandlung
Hier können Zustände von Scheintod auftreten. Das Opfer liegt starr, zusammengekrampft und bewußtlos da. Nach dem Ähnlichkeitsprinzip wird *Nux vomica* eingesetzt, denn bei Vergiftungen mit der strychninhaltigen Brechnuß können ähnliche Zustände auftreten. Nux vomica wird die darniederliegenden Reaktionen des Organismus wieder anregen.

- Dosierung: *NUX VOMICA C 200,* alle 15 Minuten Lippen und Mund benetzen.

Wenn das Gesicht blau angelaufen ist, ist der Verletzte in einen *Lachesis*-Zustand eingetreten. Geben Sie *LACHESIS C 200.*

Erfrierung

Die Körperoberfläche des Erfrorenen ist bleich und kalt. Einen bläulichen Schimmer finden wir nur bei Nase und Mund, Händen und Füßen. Obwohl der Erfrorene noch lebt, ist kein Atem zu spüren, noch ist der Puls zu fühlen. Der Körper ist steif und gefühllos. Die äußeren, sichtbaren Körperteile sind zu vergleichen mit Fleisch aus der Tiefkühltruhe. Ein unvorsichtiges Berühren kann zum Abbrechen eines Teils führen (Ohren).

Allgemeine homöopathische Maßnahmen
Bei den Wiederbelebungsversuchen ist größte Vorsicht geboten. Schon die geringste voreilige Handlung kann zum Tode führen. Der Erfrorene darf niemals unmittelbar in einen warmen Raum gebracht werden, geschweige denn in die Nähe eines warmen Ofens. Der sichere Tod würde ihn ereilen.
Vorsichtig bringe man den Verunglückten in einen geschlossenen kühlen Raum, schneide die Kleider auf, um die Körperglieder vor dem Abbrechen zu schützen. Gießen Sie Kampferlösung über den erfrorenen Körper (10 Tropfen auf ein Glas Wasser). Wenn Schnee

vorhanden ist, bedeckt man den ganzen Körper damit, und reibt gründlich, aber sehr behutsam Brust, Bauch, Oberschenkel und die Oberarme ab. Erst langsam, wenn der Körper biegsamer wird, geht man zu den Händen und Füßen über. Hier ist noch besondere Vorsicht geboten. Hat man keinen Schnee zur Verfügung, so kann man ein eiskaltes Wasserbad oder nasse, kalte Tücher nehmen. Wenn die Körperglieder beginnen, beweglicher zu werden, fängt man mit künstlicher Beatmung an.
Wer mit bloßen Händen reibt, sollte seine Hände immer wieder mit verdünntem Kampfer benetzen (5 Tropfen auf ein Glas Wasser), dies schützt vor der Kälte.
Wenn die Glieder weich und biegsam werden, weiter kräftig reiben, bis die Haut rot wird. Jetzt wird der Erfrorene auf ein trockenes Bett gelegt und mit einem Flanelltuch abgerieben.
Wenn dies alles nicht schnell genug hilft, dann muß dringend Kampfer (intravenös) von einem Arzt gespritzt werden. (1 Tropfen auf ein halbes Glas Wasser).
Sobald der Verunglückte schlucken kann, löffelweise lauwarmen Kaffee ohne Milch geben.
Nach der Belebung soll der Betreffende noch lange im kühlen Raum bleiben, selbstverständlich gut zugedeckt. Äußere Wärme in einem zu frühen Stadium kann erhebliche und ernsthafte Folgen zeitigen, besonders Knochenerkrankungen. Nach und nach kann er an Wärme gewöhnt werden, entsteht dabei aber das geringste unangenehme und unbehagliche Gefühl, muß sofort der kühlere Raum aufgesucht werden.
Die Nahrung sollte in den ersten Tagen ausschließlich flüssig sein. Warme, aber nicht heiße Suppen, Getränke, Kaffee und Milch. Langsam kann auch Brot, Käse und andere feste Nahrung gegeben werden. Im Grunde genommen wird der Körper, wenn es so weit ist, von alleine das Notwendige verlangen.
Wenn nach der Belebung heftige Schmerzen, sogenannte *Belebungsschmerzen* auftreten sollten, ist *Carbo vegetabilis* das Mittel.

- Dosierung: *CARBO VEGETABILIS C 200* alle 4 Stunden 1 Gabe.

Sind die Schmerzen stark brennender Natur und besonders, wenn Carb-v. nicht hilft, dann gibt man *Arsenicum album.*

- Dosierung: *ARSENICUM ALBUM C 200* alle 4 Stunden eine Gabe.

Wenn der Behandler selber starke Schmerzen durch den kalten Schnee bekommt, so soll er auch *Arsen* nehmen.

Vergiftungen

Die Menge an Giftstoffen hat in den letzten Jahren in großem Maße zugenommen. An jeder Ecke lauert etwas Giftiges, besonders in Küche und Bad. Die Vielfalt ist so groß, daß wir uns dies gar nicht bewußt machen wollen. In gleichem Maße, wie die Gifte zunehmen, nimmt auch die Zahl der Vergiftungen zu.

Was ist eine Vergiftung?
Wenn der Kontakt mit Gift zu Störungen, Schäden oder Tod geführt hat, sprechen wir von einer Vergiftung.
Wie viele Menschen tagtäglich den verschiedensten Giften ausgesetzt sind, kann man sich vielleicht anhand der Zahl der Vergiftungen in Deutschland vorstellen: Es sind mindestens eine Million pro Jahr. Davon passieren sieben von zehn bei Kindern unter fünf Jahren. Aufgrund dieser alarmierenden Zahlen sind die Giftzentralen zu einer wichtigen Institution geworden.
Diese Zentralen sind dafür ausgestattet, alle Arten von Vergiftungen zu behandeln. Sie führen eine detaillierte Liste der wachsenden Zahl neuer und potentiell gefährlicher Stoffe.

Verhinderung von Vergiftungen
Der effektivste Schutz vor Vergiftungen ist das »Sich-Bewußtmachen« aller Giftstoffe im Haus, ums Haus herum und am Arbeitsplatz. Gehen Sie durch jedes Zimmer und machen Sie sich bei jedem potentiell schädlichen Stoff Gedanken, wie er am besten aufzubewahren ist. Lesen Sie genau die Gebrauchsanleitung und merken Sie sich, um was für eine Art von Gift es sich handelt.
Sie werden feststellen, daß vieles unnütz herumliegt und auf einiges können Sie sicher verzichten.

Wie dringt Gift in den Organismus ein?

- Über den Mund:
  Dies kommt am häufigsten vor, nicht nur bei Kleinkindern, die sowieso alles probieren wollen, sondern auch bei Erwachsenen.
- Durch Einatmen:
  Sehr oft werden giftige Gase oder Ausdünstungen eingeatmet, wie z. B. Verdünner, Reinigungsmittel, Gase und Abgase, Insektensprays.
- Über die Haut:
  Manche Substanzen können direkt über die Haut aufgenommen werden oder produzieren eine starke lokale Reizung, wodurch das Gift noch mehr und noch rascher eindringt. Im Haushalt sind das: Pflanzenschutzmittel, Insektensprays und Reinigungsmittel.
- Durch Injektionen:
  z. B. bei Drogenmißbrauch.
- Durch Insektenstiche und giftige Tiere:
  Siehe auch S. 204.

Die unterschiedlichen Giftsorten

Man kann sie in fünf große Kategorien einteilen:

- Ätzende (Säuren und Laugen),
- Betäubende (Schlaftabletten, Barbiturate, Alkohol),
- Stimulierende (Chlordane und Strychnin),
- Erstickende (Cyankali, Kohlenmonoxid),
- Lähmende (Schierling = Conium).

Allgemeine Maßnahmen bei Vergiftung

Handeln Sie schnell und besonnen, aber überstürzen Sie nichts. Viele stürmisch einsetzende, akute Krankheiten können Vergiftungen vortäuschen (Gehirnhautentzündung, Magen-Darm-Entzündung, eingeklemmter Bruch, Cholera). Ist eine Vergiftung wahrscheinlich, so setzen Sie sich sofort mit dem Notarzt oder der Giftzentrale in Verbindung.

Wenn vergiftete bzw. verdorbene Lebensmittel die Ursache sind, informieren Sie das Gesundheitsamt. Erkundigen Sie sich, wo Sie das Erbrochene untersuchen lassen können und schicken Sie einen Teil dorthin.

Heben Sie auch einen Rest für etwaige spätere gerichtliche Untersuchungen auf.
Wenn das Gift bekannt und das spezifische Gegengift vorhanden ist, dann sollte dies als erstes gegeben werden.
Oft kann man nicht mehr feststellen, um welchen Giftstoff es sich handelt. Statt hier Zeit zu verlieren, sollte man versuchen, so schnell wie möglich das Gift zu neutralisieren. Die Notfallversorgung in den ersten Momenten kann entscheidend sein beim Kampf um das Leben.

Wann darf kein Erbrechen hervorgerufen werden?
- Bei ätzenden Substanzen:
  Es besteht die Gefahr von Magen- und Speiseröhrenperforation.
- Bei schäumenden Substanzen:
  Hier besteht die Gefahr von Erstickung durch den Schaum.
- Bei erdölhaltigen Substanzen:
  Es besteht die Gefahr von schwerer Lungenentzündung durch die Dämpfe.
- Bei Bewußtlosen:
  Hier besteht Erstickungsgefahr.
- Bei Krämpfen:
  Es besteht die Gefahr der Erstickung, sowie die, daß sich die Krämpfe verstärken können.

Grundsätzliche Notfallversorgung bei Vergiftungen
Bei allen Vergiftungen außer ätzenden, schäumenden, erdölhaltigen Substanzen besteht die *Notfallversorgung* aus drei Grundschritten:

1. **Rasche Entfernung des Giftstoffes,**
2. **Neutralisierung des Giftes,**
3. **Verabreichen des Gegengiftes.**

1. Die rasche Entfernung des Giftstoffes.
Dies wird durch ein Brechmittel bewirkt wie z. B.
- Salzwasserlösung (2 Teelöffel Salz auf ein Glas warmes Wasser),
- Senf mit Wasser (2 Eßlöffel auf ein Glas warmes Wasser),
- Backpulverlösung (1 Eßlöffel auf ein Glas warmes Wasser),

- Kernseifenlösung (keine Flüssigseifen oder sehr schäumende Seifen nehmen) – ein Stück Seife so weit in warmem Wasser auflösen, bis das Wasser eben seifig wird,
- Bei Kleinkindern ist es ratsam, *Ipecacuanha-Sirup* zu geben (2 Teelöffel auf ein Glas warmes Wasser).

Unterstützen Sie den Brechvorgang, indem Sie mit den Fingern im Hals den Würgereflex auslösen. Ein leichter Druck auf den Oberbauch fördert diesen Vorgang.

2. Das Neutralisieren des Giftes
Sobald der Magen leer wird, geben Sie das *»universale Antidot«**, das aus drei Substanzen besteht:

Aktiviertes Holzkohlenpulver (Carbo medicinalis)	**– 2 Teile**
Magnesiumoxid	**– 1 Teil**
Gerbsäure	**– 1 Teil**

Trinken Sie hiervon 2 Eßlöffel in einem Glas Wasser und lassen Sie es 2–3 Minuten einwirken. Danach noch einmal das Brechmittel nehmen. Wenn Carbo medicinalis nicht zur Verfügung steht, können Sie sich selbst helfen, indem Sie Semmelbrösel in einer Pfanne so lange anrösten, bis sie verkohlt sind. Zermahlen Sie diese und geben Sie das Pulver in ein Glas starken schwarzen Tee (2 Eßlöffel Teeblätter auf 1½ Gläser Wasser; davon die Hälfte nehmen und mit genausoviel kaltem Wasser zwecks Abkühlung mischen).
Wenn das nicht möglich ist, geben Sie nur Tee oder Milch gemischt mit dem Eiweiß von 2–3 Eiern oder nur Milch oder nur reines Wasser.
Wenn der Magen durch das Neutralisierungsmittel schon zu voll wird, verzichten Sie auf das Brechmittel und rufen Sie den Brechreiz hervor, indem Sie die Finger in den Hals stecken (Vorsicht: Verletzungsgefahr bei zu langen Fingernägeln).
Wiederholen Sie abwechselnd das Brechmittel und das *universale Antidot,* bis nur noch klares Wasser kommt.

Achten Sie auf Anzeichen für einen Schock (Kollapsgefahr)!

* Unter »Antidot« versteht man ein Mittel, das dazu geeignet ist, spezifische Gifte zu binden bzw. zu neutralisieren.

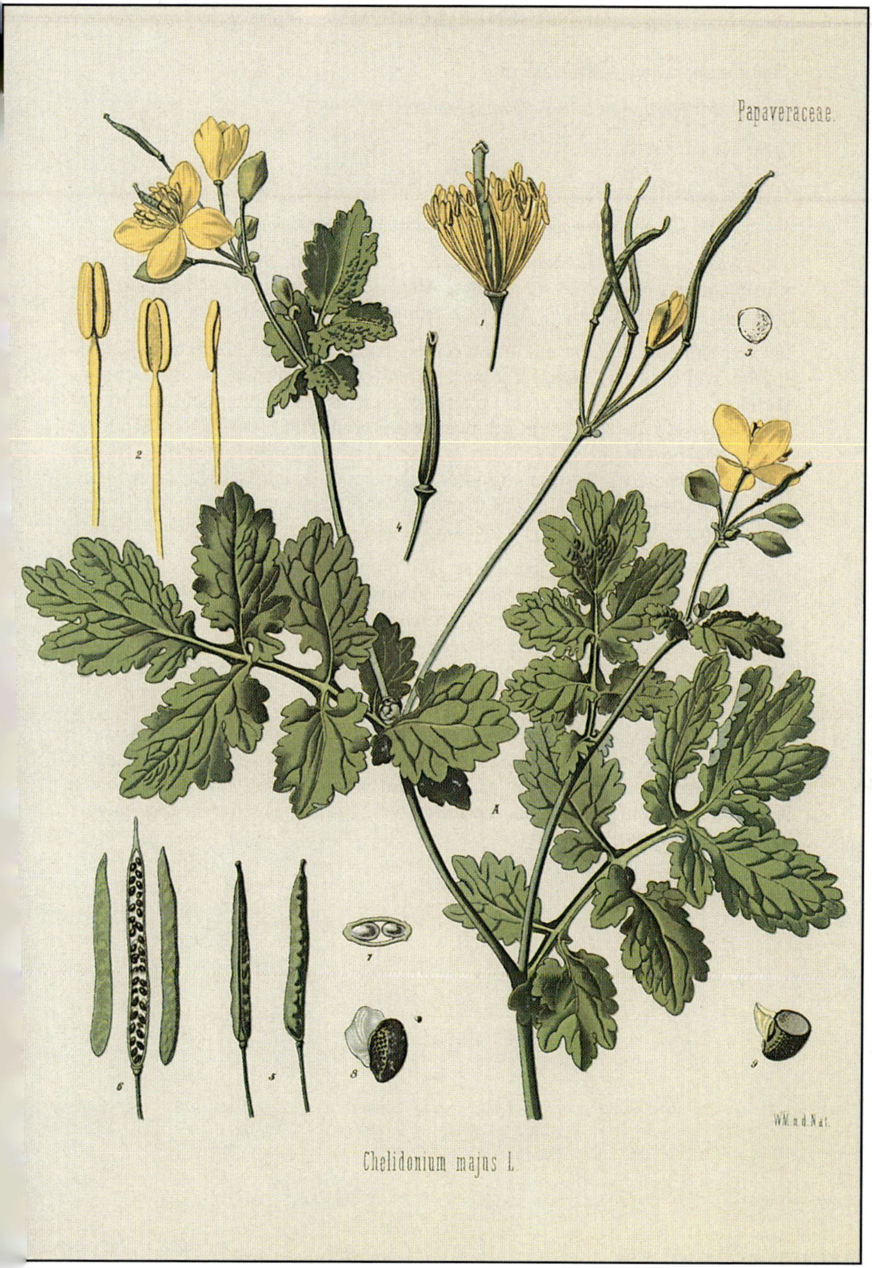

Chelidonium majus L.

CHELIDONIUM

Chelidonium majus – Schöllkraut.

Familie der Mohngewächse – *Papaveraceae.*

Vorkommen: Ganz Europa.

Standort: Zäune, Gebüsche, Schutt, Mauerritze, Laubwälder.

Verwendete Pflanzenteile: Die frische blühende Pflanze.

Inhaltsstoffe: 10 verschiedene Alkaloide – Chelidonin, Spartein, Chelidoxanthin, Sanguinarin u. a. Es ist mit den Alkaloiden von Opium und Sanguinaria verwandt. Ferner enthält es Apfel-, Zitronen- und Bernsteinsäure.

Die gelbblühende Pflanze mit ihrem gelben Saft liefert einen glänzenden Beweis für die Wahrheit der Signaturenlehre; denn das Schöllkraut ist ein wichtiges Mittel bei Gelbsucht, anderen Leberkrankheiten und Gallenfunktionsstörungen, die von einem (typischen) Schmerz am unteren Winkel des rechten Schulterblattes begleitet werden. Es besitzt ebenso heilende Wirkung für Milz, Nieren und das venöse Gefäßsystem. Auch bei Rheuma und rechtsseitiger Lungenentzündung hat es sich bewährt. In manchen Grippeepidemien ist es der Genius epidemicus.

Typus: Chelidonium paßt besonders für blonde, hellhäutige Menschen, die dünn, mager und phasenweise sehr gereizt sind. Sie leiden unter Leber-, Magen- und Bauchbeschwerden. Die Beschwerden werden durch kaltes, rauhes Wetter und Berührung schlimmer, sie bessern sich im warmen Zimmer sowie durch Essen und heiße Getränke. Antidotiert wird es von Säuren, Wein, Kaffee und Kampfer.

Prüfung: Zuerst von Hahnemann geprüft, später von vielen anderen. Es wurde zwar schon von Paracelsus angewandt, geriet aber dann jahrhundertelang in Vergessenheit. Das Schöllkraut wurde bei manchen Krebsfällen erfolgreich von Homöopathen eingesetzt und daraufhin von Pfarrer Kneipp in die jüngere Kräuterheilkunde eingeführt.

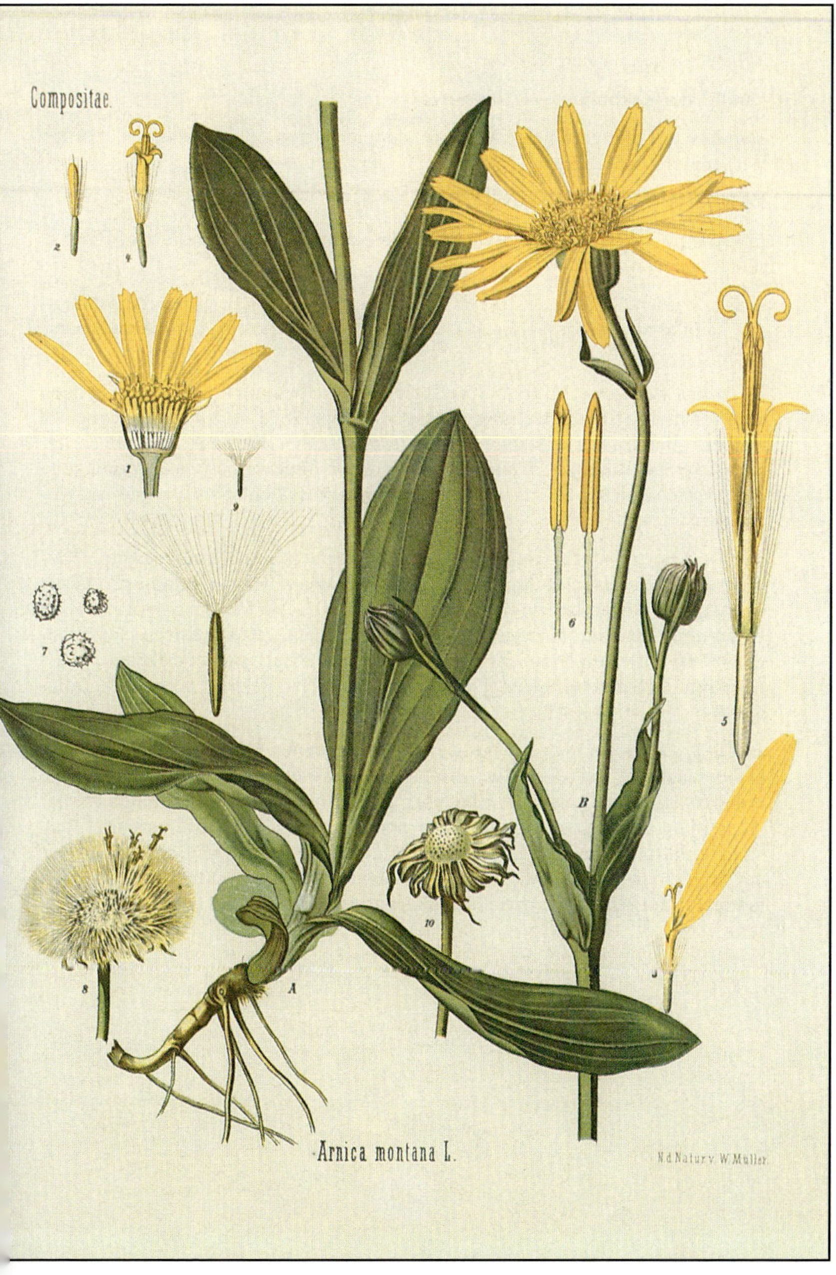
Compositae.
Arnica montana L.
N.d.Natur v. W.Müller.

ARNICA

Arnica montana – Bergwohlverleih.

Familie der Korbblüter – *Compositae.*

Standort: Ungedüngte lichte Waldwiesen und Almen; humöse sandige, torfige Wiesen der Niederungen.

Verwendete Teile: Wurzelstock.

Inhaltsstoffe: Arnicin, ätherisches Öl, Gerbstoff, Inulin, Carbon- und Phenolsäure, Mangan.

Arnica kann nicht als ungiftig bezeichnet werden. Bei äußerlichen Anwendungen kann es zu schmerzhaften Hautreizungen bis zu Erysipel (Wundrose) kommen.

Es ist das wichtigste Mittel bei Verletzungen, insbesondere bei Quetschungen der Weichteile. Eine Beziehung zu Folgen von Fall wird auch durch einen seiner Namen, „Fallkraut", angezeigt. Eine Wirkung ist aber durchaus nicht auf Verletzungsfolgen beschränkt. Weitere Anwendungen findet es bei Muskelrheumatismus, Krampfadern, Schlaganfall, Angina pectoris, Fehlgeburten und im Wochenbett.

Typus: Arnica paßt für sanguinische, plethorische Menschen mit gesunder Gesichtsfarbe, die zu Gehirnkongestionen neigen. Wie viele homöopathische Mittel birgt Arnica Gegensätze in sich: Es wirkt ebenso gut bei Menschen mit extremer Überempfindlichkeit auf mechanische Verletzungen, die dementsprechend lange unter den Folgen leiden, als auch bei jenen, die hart im Nehmen sind, völlig unempfindlich auf Verletzungen reagieren und dazu neigen, sie zu verharmlosen.

Prüfung: Hahnemann prüfte Arnica als eine der ersten Pflanzen. Doch nachdem er beobachtete, daß die Blüte von einem Parasiten befallen wird, der Fliege Atherix maculatus, die ihre Eier dort ablegt und dadurch die Samen an der Ausreifung hindert, verwandte er nur noch die Wurzel. Es wird vermutet, daß viele vergiftungsähnliche Erscheinungen durch das Vorhandensein des Insekts erklärt werden können. Man sollte deshalb nur die reine Tinktur aus der Wurzel benutzen. Im Handel wird vielfach die (unreine) Tinktur aus der Blüte angeboten.

Das Opfer sollte so warm wie möglich gehalten werden.
Beim Kollaps: Schockmaßnahmen einsetzen.
Auf die Atmung achten! Notfalls künstliche Beatmung.
Bei manchen Giftstoffen müssen Sie sich mit der Beatmung zurückhalten, sonst besteht beim Atemspenden die Gefahr, selber vergiftet zu werden – z. B. bei Schädlingsbekämpfungsmitteln.
In diesem Fall ist ein Beatmungsgerät notwendig.

3. Gegengift verabreichen
Unter günstigen Bedingungen, wenn das Gift bekannt und das Gegengift vorhanden ist, verabreichen Sie zuerst dieses.

Allgemeine homöopathische Maßnahmen
Fehlender Brechreiz bei Vergiftungen
Wenn das Opfer nicht brechen kann, sei es mit oder ohne Brechmittel, geben Sie *Nux vomica.*

- *Dosierung: NUX VOMICA C 200,* alle 10 Minuten, 5 Tropfen auf etwas Wasser.

Prophylaxe von Schock und Kollaps bei Vergiftungen
Grundsätzlich verabreichen Sie bei allen Vergiftungen, bei denen nichts spezifisch anderes angegeben ist (oft ist das Gift unbekannt), *Arsenicum album.*

- Dosierung: *ARSENICUM ALBUM C 200,* alle ¼ Stunde, 5 Tropfen auf etwas Wasser.

Wenn ein **Schock** eingetreten ist, muß nach den jeweiligen Symptomen ein Mittel ausgesucht werden. Die Mittel sind nicht nur auf **Kollaps** nach Vergiftungen beschränkt, sondern gelten für alle Kollapszustände (s. auch »Hitzschlag« S. 202)

ARSENSICUM ALBUM
Das Opfer hat schon angefangen zu erbrechen und fühlt sich extrem entkräftet, ist aber trotzdem unruhig. Sein Gesicht ist eingefallen, aschgrau und drückt äußerste Angst und Qual aus. Dieser Zustand verlangt *Arsenicum album.*

- Dosierung: *ARSENICUM ALBUM C 200,* alle ¼ Stunde.

ACONIT

Der Vergiftete ist mehr in einem geistigen Schock verhaftet. Er wirft sich hin und her, stöhnt gequält laut vor sich hin und ist von großer Todesangst gepackt. Hier wird *Aconitum napellus* das richtige Mittel sein.

- Dosierung: *ACONIT C 200,* alle ¼ Stunde 1 Gabe. Meist reicht eine Verabreichung.

VERATRUM ALBUM

Ein Kollapszustand, bei dem das Opfer so kalt geworden ist, daß es blau wird. Auch der Atem ist kalt. Heftiges Erbrechen setzt ein. Das Gesicht sieht eingefallen, die Nase spitz aus. Kalter Schweiß bricht, besonders auf der Stirn, aus. Hier ist *Veratrum album* das Mittel der Wahl.

- Dosierung: *VERATRUM ALBUM C 200,* alle ¼ Stunde 5 Tropfen auf etwas Wasser.

CARBO VEGETABILIS

Das Opfer ist in einem schweren Kollapszustand. Es hat einen kalten Körper, kalten Atem und ein blasses Gesicht. Dabei besteht großer Hunger nach frischer Luft und es möchte Luft zugefächelt bekommen. Hier kommt *Carbo vegetabilis* in Frage.

- Dosierung: *CARBO VEGETABILIS C 200,* alle ¼ Stunde 1 Gabe.

CUPRUM METALLICUM

Wenn der Kollapszustand immer wieder von starken Krämpfen begleitet wird, wobei das Gesicht ganz blau anläuft. In diesem Fall wird *Cuprum metallicum* gegeben.

- Dosierung: *CUPRUM METALLICUM C 200,* alle ¼ Stunde 5 Tropfen auf etwas Wasser.

CANTHARIS

Manchmal treten heftige Harnsymptome auf. Es brennt stark in Nierengegend, Blase und Harnröhre. Jeder Versuch, Wasser zu lassen, ist mit äußerst heftigen, quälenden Schmerzen verbunden. Geben Sie in diesem Fall *Cantharis.*

- Dosierung: *CANTHARIS C 200,* alle ¼ Stunde 5 Tropfen auf etwas Wasser.

Ätzende Gifte (Säuren und Laugen)

Der erste Schritt bei ätzenden Giften ist das Neutralisieren. Deshalb ist es wichtig, diese Art von Vergiftung zu erkennen. Als Anhaltspunkte sind Flecken und bräunliche Verätzungen am Mund zu finden, sowie ein charakteristischer stechender Geruch.
Die gewöhnlichen ätzenden Säuren und Laugen sind:

Säuren	*Laugen*
Salzsäure (Metallreinigungsmittel, Schweißen, Hausbau)	Pottasche (Lauge, Abflußreiniger)
Schwefelsäure (Autobatterie)	Ätznatron (Seifen)
Nitritsäure (Industriereinigungsmittel)	Ätzkalk (Bauarbeiten)
Oxalsäure (Reinigungsmittel)	Ammoniak
Carbolsäure (desinfizierende Mittel)	Bleichmittel
Essigsäure (Essenz)	

Allgemeine Maßnahmen
Das Ziel heißt: Neutralisierung. Auf keinen Fall Erbrechen hervorrufen! Wenn es doch zum Erbrechen kommt, dann soweit wie möglich die Anstrengung beim Würgen verringern, indem man beruhigend über Brust und Rücken streicht, es kann leicht zu einem Magendurchbruch kommen.
– bei *Säuren* (außer Carbolsäure) kommen die folgenden Gegengifte bzw. neutralisierenden Substanzen in Frage:
das *universale Antidot*; Kalkwasserlösung (Fertigpräparat); Kalk oder Kreide in Wasser; Backpulverlösung (1 Eßlöffel Backpulver auf 1 Glas Wasser); Magnesiumcarbonat.
Einige Gläser sollten davon getrunken werden, um das Gift gut zu neutralisieren.

– bei *Laugen* kommen Essig, 1:1 mit Wasser verdünnt, oder Zitronen- bzw. Orangensaft in Frage. Geben Sie wiederum große Mengen zu trinken.
Nachdem die Säure oder Lauge neutralisiert ist, geben Sie eine der folgenden Flüssigkeiten zu trinken:
Rohe Eier mit Milch verschlagen, Milch, Speiseöl, dünne Getreideschleimsuppe oder einfach Mehl in Wasser gerührt. Diese Getränke neutralisieren weiter und bilden einen beruhigenden Schutzfilm.

Carbolsäurevergiftung (charakteristischer Geruch)

Allgemeine Maßnahmen
Das Gegengift ist Alkohol in jeder Form. Hochprozentiges wie Whisky, Korn, Wodka usw. 1:1 mit Wasser verdünnen. Wein pur geben. Bier schäumt, schlagen Sie deshalb erst die Kohlensäure heraus. Essig kann auch verwendet werden.
Wenn nichts von den obengenannten Gegengiften vorhanden ist, dann geben Sie Eiweiß mit Wasser verschlagen oder Seifenwasser. Wenn das Opfer nicht von allein erbricht, dann sollte es zum Erbrechen gebracht werden.
Nachdem der Magen ganz geleert wurde, geben Sie Milch oder Milch mit Eiern verschlagen, Milchtee oder Getreideschleimsuppe zu trinken. In diesem Fall darf *kein Speiseöl* gegeben werden!

Homöopathische Maßnahmen
ARSENICUM ALBUM C 200, alle ¼ Stunde 5 Tropfen auf etwas Wasser. Wenn Schwäche
Nachbehandlung: Schwäche und Entkräftung können zurückbleiben. *ACETICUM ACIDUM C 200,* alle 1–2 Stunden, 1 Gabe.

Reizmittel

Es gibt eine große Zahl von Stoffen, die den Magen zu Entzündungen reizen und Übelkeit, Erbrechen und starke Schmerzen verursachen. Viele dieser Stoffe sind aktive Bestandteile alltäglicher Mittel oder Gegenstände im Haushalt.
1. Arsen (Rattengift, Unkrautvernichtungsmittel),

2. Blei (Farben, Farbstoff, Kitt),
3. Jod (antiseptische Mittel),
4. Kupfer (Pflanzensprays, Rattengift),
5. Quecksilber (Thermometer, Pflanzensprays, Desinfektionsmittel, Feuerwerkskörper),
6. Phosphor (Feuerwerkskörper, Streichhölzer, Rattengift),
7. Silbernitrat (Tinte, Reinigungsmittel),
8. Zink (Unkrautvernichtungsmittel, Schweißpaste).

Zeichen und Symptome: Metallischer Geschmack. Mund, Lippen und Zunge können weiß und verschrumpelt aussehen.

Wenn die Vergiftung nicht durch reinen Stoff verursacht wurde, sondern mehrere Bestandteile daran beteiligt waren, wird dies den Fall komplizieren, da man nicht so spezifisch behandeln kann.

Notfallversorgung bei Reizmittelvergiftungen

Bei allen Reizmitteln ist es grundsätzlich richtig, erst ein Brechmittel zu verabreichen, gefolgt von Eiweiß mit Wasser oder Milch, außer bei Phosphor, wo hinterher *kein Eiweiß oder Milch gegeben wird.*

Bei manchen Reizmitteln wie Jod oder Silbernitrat wird das spezifische Gegenmittel erst gegeben und dann der Betreffende zum Erbrechen gebracht.

Arsen

Zuerst 1 Glas Milch mit Eiweiß vermischt trinken. Danach ein Brechmittel geben. Dafür eignet sich bei Arsen besonders Senfwasser.

Homöopathische Maßnahmen

Geben Sie bei Vergiftung *OPIUM C 200*, alle ½ Stunde. Bei großer Entkräftung geben Sie einen Schluck Kognak.

Bei Urinverhalten wird *Nitri spiritus dulcis* verdünnt mit viel Wasser (1 Teelöffel auf 1 Glas Wasser) gegeben. Es handelt sich um eine Mischung von Alkohol, Wasser und Ethylnitrit ($C_2H_5NO_2$).

Wenn die Gefahr vorüber ist und die Schwäche lange anhält, verabreichen Sie *China.*

- Dosierung: *CHINA C 200,* 2 × täglich, 1 Gabe.

Wenn der Magen auf alles sehr empfindlich reagiert, dann *Nux vomica* geben.

- Dosierung: *NUX VOMICA C 200,* 2 × täglich 1 Gabe.

Kupfer

Hier kann wie bei Arsen erst Eiweiß mit Milch gemischt gegeben werden und danach das Brechmittel.

Homöopathische Behandlung

Wenn Krämpfe komplizieren, dann *Belladonna* geben.

- Dosierung: *BELLADONNA C 200,* alle ¼ Stunde, bis die Krämpfe aufhören.

Homöopathische Nachbehandlung

Wenn eine Magenempfindlichkeit bleibt, dann *Hepar sulfuris* geben.

- Dosierung: *HEPAR SULFURIS C 200,* 2 × täglich, bis behoben.

Phosphor

Nachdem der Magen vom Gift befreit wurde, Kaffee ohne Milch zu trinken geben. Der Vergiftete soll eine Zeitlang kein Öl oder Fett zu sich nehmen, bis der Allgemeinzustand sich wieder geregelt hat.

Homöopathische Maßnahmen

Durchgehend *NUX VOMICA C 200,* anfänglich alle ¼ Stunde, später ½–1stündlich.

Kommen Herzsymptome dazu, geben Sie *Terebinthina.*

- Dosierung: *TEREBINTHINA C 200,* alle 2 Stunden, bis die Symptome weg sind.

Kommt es zu Leberschäden, wird mit *Carduus marianus* behandelt.

- Dosierung: *CARDUS MARIANUS D 3,* 3 × täglich, 5 Tropfen auf etwas Wasser, ½ Stunde vor den Mahlzeiten.

Jod

Hier soll *Stärke* (z. B. Kartoffelmehl) mit Wasser oder Weizenmehl mit Wasser eingenommen werden. Danach Brechmittel geben.

Homöopathische Behandlung: ARSENICUM ALBUM C 200
- Dosierung: ¼–½stündlich.

Silbernitrat
Eine starke *Salzwasserlösung* neutralisiert das Gift und wirkt gleichzeitig als Brechmittel.

Homöopathische Behandlung: ARSENICUM ALBUM C 200
- Dosierung: ¼–½stündlich

Nachbehandlung der verätzten Schleimhäute mit *Natrium muriaticum.*
- *Dosierung: NATRIUM MURIATICUM C 200,* 3 Gaben an 3 aufeinanderfolgenden Tagen.

Quecksilber *(Merkur)*
Siehe »Notfallversorgung bei Reizmittel-Vergiftungen«.

Homöopathische Behandlung: BELLADONNA C 200 alle ¼–½ Stunde.
Meist treten im geistigen Bereich *Folgeerscheinungen* auf.

Nachbehandlung
– Bei Depressionen *Aurum metallicum* geben.
- Dosierung: *AURUM METALLICUM C 200,* 1 × täglich, 1 Gabe, 3 Tage lang.

– Bei Überempfindlichkeit, sowohl im geistigen als auch im körperlichen Bereich, *Hepar sulfuris* geben.
- Dosierung: *HEPAR SULFURIS C 200,* 1 × täglich 1 Gabe, 3 Tage lang.

Blei
Siehe »Notfallversorgung bei Reizmittel-Vergiftungen«.

Homöopathische Maßnahmen: NUX VOMICA C 200 ¼–½stündlich

Nachbehandlung mit *Sulfuricum acidum.*

- Dosierung: *SULFURUM ACIDUM D 3,* 3 × täglich 5 Tropfen auf 1 Glas Wasser, ½ Stunde vor den Mahlzeiten.

Zink
Siehe »Notfallversorgung bei Vergiftungen«.

Homöopathische Behandlung: CAMPHORA C 200 ¼–½stündlich.

Achtung: Der durch Zink Vergiftete darf längere Zeit keinen Alkohol trinken.

Betäubende Drogen

Opium und seine Derivate (Morphin, Codein, Heroin usw.)
Die Zeichen sind deutlich. Das Opfer befindet sich im Koma und atmet sehr langsam und oberflächlich. Ein charakteristisches Zeichen sind die auf Stecknadelgröße kontrahierten Pupillen.

Allgemeine Maßnahmen
Ist das Opfer einigermaßen bei Bewußtsein, so geben Sie ihm starken, heißen Kaffee zu trinken. Kochen Sie Kaffeepulver in Wasser auf und lassen Sie es ihn mitsamt dem Satz trinken.
Danach mit dem Brechmittel zum Erbrechen bringen.
Das Opfer muß in Bewegung bleiben, sonst wird es einschlafen und dann wird es unter Umständen unmöglich sein, es wieder zu wekken. Bei Bewußtlosigkeit versuchen Sie alles, um den Betreffenden wieder aufzuwecken und dann wachzuhalten. Wenn es irgendwie möglich ist, geben Sie ihm den Kaffee.
Bringen Sie ihn so schnell wie möglich zum Notarzt.

Homöopathische Maßnahmen
Nux vomica D 1–D 3, 5 Tropfen auf 1 Eßlöffel Wasser alle 5 – 10 Minuten.
Später tritt oft eine Hypersensibilität auf. Diese wird ebenfalls mit *Nux vomica* angegangen.
- Dosierung: *NUX VOMICA C 200,* 1 × täglich, 1 Gabe.

Barbiturate (Beruhigungs- und Schlafmittel)

Die Hauptanzeichen sind Schläfrigkeit, Verwirrung, Halluzinationen, undeutliche Sprache, sehr oberflächliche Atmung und ein schwacher Puls.
Die Pupillen sind im Gegensatz zu einer Opiumvergiftung nicht kontrahiert.

Allgemeine Maßnahmen
Es muß so viel wie möglich von dem Gift ausgeschieden werden.
Geben Sie ein Brechmittel und helfen Sie beim Erbrechen nach.
Geben Sie dem Kranken als Gegenmittel viel warmes Wasser mit Muskatnußpulver (⅛ Teelöffel auf 1 Glas Wasser) zu trinken.
Der Vergiftete muß warm gehalten werden. Spenden Sie zwischendurch Atem und bringen Sie ihn so bald wie möglich ins Krankenhaus.

Homöopathische Behandlung
Sie können das Gift mit *Nux moschata* angehen.
- Dosierung: *NUX MOSCHATA C 200,* ¼stündlich, später 2stündlich und noch später 2–3 × täglich.

Giftige Pflanzen, Beeren und Pilze

Kinder, Pilzsammler und neugierige Kräutersammler sind am ehesten gefährdet.
Gift ist eine Mengenfrage. Schon Paracelsus sagte: »Allein die Dosis macht das Ding zum Gift.« Hahnemann aber entdeckte das Ähnlichkeitsgesetz und das Prinzip der minimalen Dosis, nach dem eine Giftpflanze zur Heildroge werden kann. Und daher kommen in der Homöopathie viele Giftpflanzen zum Einsatz.
Am Beispiel einer *Belladonna*-(= Tollkirsche-)Vergiftung möchten wir Ihnen die Wirkungsweise des homöopathischen Prinzips verdeutlichen:
Sehr bald nach dem Verzehr von Tollkirschenbeeren entwickeln sich folgende Symptome: Die Haut wird heiß, trocken und rot;

Vergiftungen, Reizmittel und betäubende Drogen

Giftstoff	*Allgemeine Maßnahmen*	*Homöopathische Behandlung*	*Spätfolgen*	*Homöopathische Behandlung der Spätfolgen*
Carbolsäure	Gegengift: Alkohol oder Essig oder Eiweiß mit Wasser verschlagen oder Seifenwasser, Erbrechen auslösen, später: Milch, Milch und Eier, Suppe, kein Öl!	*Arsenicum album*	Schwäche Entkräftung	*Aceticum acidum*
Arsen	Gegengift: Milch mit Eiweiß vermischt, Brechmittel: Senf, bei Entkräftung: Kognak	*Opium*	Urinverhalten, Schwäche Magenüberempfindlichkeit	*Nitri spiritus dulcis* *Nux vomica*
Kupfer	Brechmittel, dann neutralisieren mit Wasser oder Milch	bei Krämpfen *Belladonna*	Magenempfindlichkeit	*Hepar sulfuris*
Phosphor	Brechmittel, zur Magenberuhigung Kaffee keine Milch, kein Alkohol und Fett!	*Nux vomica*	Urinsymptome Leberschäden	*Terebinthina* *Carduus marianus*
Jod	Gegenmittel: Stärke in Wasser oder Mehl in Wasser, Brechmittel	*Arsenicum album*		
Quecksilber	Brechmitel, dann neutralisieren mit Wasser oder Milch	*Arsenicum album*	Depression Überempfindlichkeit	*Aurum metallicum* *Hepar sulfuris*
Silbernitrat	Salzwasserlösung	*Arsenicum album*	Verätzungen	*Natrium muriaticum*
Zink	Brechmittel, dann neutralisieren mit Wasser oder Milch	*Camphora*	lange Zeit keinen Alkohol!	*Camphora*
Blei	Brechmittel, dann neutralisieren mit Wasser oder Milch	*Nux vomica*	Lähmungsartige Erscheinungen, Muskelschwund	*Sulfuricum acidum*
Opium	Kaffee, Brechmittel, Arzt! Am Einschlafen hindern	*Nux vomica*	Hypersensibilität	*Nux vomica*
Barbiturate	Brechmittel, Muskatnußwasser, Krankenhaus!	*Nux moschata*	Schläfrigkeit	*Nux moschata*

Mund und Rachen sind so trocken, daß das Schlucken und Sprechen sehr erschwert wird. Die Pupillen erweitern sich, der Puls ist schnell und schwach. Delirium oder Halluzinationen können hinzukommen; der Vergiftete wirkt sehr fahrig.
Wenn nun ein Kranker mit einer ähnlichen Symptomatik zu einem Homöopathen kommt, wird er Belladonna verordnet bekommen.
Beispiel: Ein Kind bekommt plötzlich sehr hohes Fieber. Sein Gesicht ist hochrot, heiß und trocken, es hat Fieberdelirien und sieht schwarze Tiere im Zimmer. Es ist furchtbar unruhig und zupft ständig an der Bettdecke. Ein solcher Zustand, der dem durch das Gift der Tollkirsche entstandenen gleicht, wird durch homöopathisch aufbereitete Tollkirsche *(=Belladonna)* geheilt.
Andere bekannte homöopathische Giftpflanzen sind: Schierling *(Conium)*, Stechapfel *(Stramonium)*, Mohn *(Opium)*, Herbstzeitlose *(Coloynthus)* u.v.a.

Allgemeine Maßnahmen bei Pflanzenvergiftungen

Mit einem Brechmittel zum Erbrechen bringen. Wenn der Magen entleert ist, Tee oder Kaffee trinken.

Homöopathische Behandlung

Bei Pilzvergiftungen (z.B. weißer und grüner Knollenblätterpilz) hat der homöopathische Zahnarzt *Dr. Busse* ein geniales Verfahren entwickelt, welches die Selbstheilungskräfte des Körpers aktiviert, indem es eine Ausscheidung nach dem homöopathischen Ähnlichkeitsprinzip in Gang setzt.

Methode nach Dr. Busse:

Geben Sie ein winziges Teil des Erbrochenen auf Baumwollwatte, dann verkohlen Sie alles und lassen den Vergifteten die verkohlte Watte abwechselnd durch beide Nasenlöcher kräftig hochschnupfen.
Diese Methode kann auch bei anderen Arten von Vergiftungen als Reaktionsmittel eingesetzt werden.
Beachte: Nach Pilzvergiftungen wird Kaffee gegeben, kein Tee!

Homöopathische Nachbehandlung
PHOSPHOR C 200, 3x täglich 1 Gabe.

Vergiftung durch Medikamente

Barbiturate und Betäubungsmittel
Siehe S. 169.

Kaliumpermanganat
Rosarote bis violette Kristalle; die Flüssigkeit wird als Desinfektionsmittel benutzt, z. B. bei Wunden, vereiterten Mandeln. Es ist ein ätzendes Gift und verursacht bläulich-braune Verätzungen (siehe auch »Ätzende Giftstoffe«).

Allgemeine Maßnahmen
Im Gegensatz zu anderen Ätzmitteln muß wiederholtes Erbrechen durch Brechmittel provoziert werden. Wenn der Magen leer ist, in Milch geschlagene Eier trinken (notfalls auch reines Wasser), um die Schleimhäute vor Verätzungen zu schützen.

Salizylate
Vergiftungen durch Aspirin und andere salizylhaltige Medikamente kommen häufig vor. Die Symptome können noch bis zu 24 Stunden nach dem Medikamentenmißbrauch auftreten. Diese Vergiftungserscheinungen sind von Alter, Gewicht und Allgemeinverfassung abhängig. Besonders bei Kindern kann es leicht dazu kommen, wenn salizylhaltige Medikamente eigenmächtig verabreicht werden, z. B. bei hohem Fieber, Durchfall oder Erbrechen.
Das erste deutliche Anzeichen der Vergiftung ist eine schnelle, tiefe Atmung. In dieser Phase der Vergiftung hilft Magenauspumpen nicht mehr. Sofortige Einweisung in ein Krankenhaus ist notwendig!

Erste-Hilfe-Maßnahme
Wenn ein Kind salizylhaltige Medikamente gegessen hat und dieser Vorfall schnell bemerkt wird, muß sofort Erbrechen ausgelöst wer-

den. Danach reichlich Wasser zum Trinken geben und anschließend wieder zum Erbrechen provozieren. Krankenhaus aufsuchen!

Eisen *(Ferrum metallicum)*

Eisenpräparate können durch Überdosierung schlimme Vergiftungen hervorrufen, die, wenn sie zu spät erkannt werden, in der Hälfte der Fälle tödlich verlaufen. (Chronische Eisenvergiftung siehe S. 229).

Zeichen und Symptome: Der Vergiftete wird blaß und unruhig, klagt über Übelkeit und erbricht leicht; starker, blutiger Durchfall kann vorhanden sein. Der Puls ist schwach und schnell, die Haut bläulich verfärbt. Das Opfer steht unter tiefer Schockeinwirkung, wird schläfrig und später komatös.

Eigenartigerweise erholen sich manche Opfer innerhalb von 24 Stunden scheinbar, um dann ganz plötzlich zu sterben.

Allgemeine Maßnahmen

Sofort ins Krankenhaus. Magen auspumpen. Kindern keine Brechmittel geben, außer wenn ein Arzt nicht schnell genug erreicht werden kann.

Nur für den Fall, daß Sie keinen Arzt erreichen können: spülen Sie den Magen mit Backpulverlösung (Natriumbicarbonat) aus.

Beachte: Nachdem der Magen leer ist, auf *keinen Fall Tee, Kaffee oder Alkohol* trinken! Das beste ist hier verdünnter Tomatensaft.

Homöopathische Behandlung

Gleichzeitig mit *Arsenicum album* behandeln.

- Dosierung: *ARSENICUM ALBUM C 200,* alle ¼ Stunde.

Sobald es dem Vergifteten besser geht, Ars. absetzen und mit *CHINA C 200,* alle 2 Stunden, die Vergiftungsfolgen beheben.

Strychnin *(Rattengift)*

Die Häufigkeit der Strychninvergiftung hat abgenommen, aber trotzdem sterben jedes Jahr überall auf der Welt immer noch viele Kinder an dieser Vergiftung. Auch Hunde und Katzen zählen zu den Opfern.

Zeichen und Symptome: Meist treten die Symptome rasch auf. Sie können sich aber manchmal bis zu einer Stunde verzögern. Sie sind jedoch unverwechselbar. Große Furcht, Schaudern, plötzlicher schmerzhafter Krampf, der den ganzen Körper im Bogen durchstreckt, so daß nur noch Hinterkopf und Fersen den Boden berühren (Ophistotonus). Bei dem Krampf kann der Vergiftete nicht atmen, er wird blau im Gesicht, die Gesichtszüge verzerren sich zu einer grinsenden Grimasse (Risus sardonicus). Wenn sich der Krampf löst, fällt der Patient in tiefe Erschöpfung, bis ihn der nächste Krampf überwältigt.

Vorsicht: Plötzliche Reize (Licht, Geräusche) lösen sofort einen Krampf aus.

Allgemeine Maßnahmen

Mit dem Vergifteten sanft und behutsam umgehen. Sofort in die Klinik! In der Zwischenzeit Erbrechen auslösen und *universales Antidot* geben. Ein Ozonspender ist hilfreich, um die Krämpfe unter Kontrolle zu bringen.

Homöopathische Behandlung

Die Pflanze *Veratrum viride* hilft, die Krämpfe zu stoppen.

- Dosierung: *VERATRUM VIRIDE C 200,* 1 Gabe nach jedem Krampf verabreichen.

Gasvergiftung

Die meisten toxischen Gase kommen in Minen, in der Industrie oder bei der Erdölförderung vor.
Das Opfer muß sofort an die frische Luft gebracht werden, bevor man andere Maßnahmen ergreift. Atemspende ist erforderlich.

Hydrogensulfid *(H_2S)*

Essig auf das Gesicht sprenkeln und künstlich beatmen.

Leuchtgas- und Kohlenmonoxidvergiftung

Leuchtgas enthält Kohlenmonoxid, die Vergiftungserscheinungen sind ähnlich.

Allgemeine Maßnahmen: In leichten Fällen Milch oder Kaffee geben.

Vorsicht bei Leuchtgas im geschlossenen Raum:
- kein Licht einschalten und nicht mit offenem Licht hantieren, da Explosionsgefahr besteht.
- Achtung: Erwachende leuchtgasvergiftete Personen bekommen manchmal Tobsuchtsanfälle.

Bei dunkelrotem, trockenem Gesicht, Gehirnreizung, rasende Kopfschmerzen, Krämpfe
- *BELLADONNA C 200,* alle 15 Minuten,

Bei rotem bis blauem Gesicht, Übelkeit, Würgen, betäubenden Kopfschmerzen, Erbrechen
- *CARBONEUM SULFURICUM C 200,* alle 15 Minuten,

Bei dunkelrotem bis blauem Gesicht mit Stupor, Bewußtlosigkeit, Atemstillstand
- *OPIUM C 200,* alle 15 Minuten.

Chlorvergiftung

Tabakrauch einatmen oder eine Zigarette rauchen.
Bei Augenreizung (Schwimmbad)
- *NATRIUM MURIATICUM C 30,* anfangs ½stündlich.

Hydrogencyanid:

Kampfer-Tinktur einatmen und die 1:100 verdünnte Lösung trinken.
– Durch Medikamente und Drogenmißbrauch (siehe Vergiftungen S. 168)
– Bei Atemstillstand *Kampfer-Lösung* aufs Gesicht sprenkeln.

Lebensmittelvergiftungen

Wenn Lebensmittel und Essensreste nicht sachgemäß aufbewahrt werden, können sie rasch verderben. Auch schon leicht verdorbene Speisen können bei einem empfindlichen Magen heftige Reaktionen hervorrufen. Manche Lebensmittel, wie Fleisch, Wurst, Fisch, Speisen in Konserven usw. bilden durch unsachgemäße Herstellung oder Aufbewahrung Gifte.

Allgemeine homöopathische Maßnahmen bei Lebensmittelvergiftung
Hier sieht das Verfahren nicht wesentlich anders aus als bei anderen Vergiftungen. Rasche Entfernung des Giftes mit einem Brechmittel ist nur am Anfang sinnvoll. In den meisten Fällen hat der Organismus schon von alleine angefangen, das Gift wieder auszuscheiden. Die Anwendung von Abführmitteln schwächt den Menschen noch mehr, außerdem kann das vom Körper aufgenommene Gift auf diese Weise nicht ausgeschieden werden. Am Anfang kann die *medizinische Kohle* eingesetzt werden, besonders bei verdorbenen Muscheln, Fisch, Eiern, Wurstsalat und Geflügel. Die homöopathischen Mittel dagegen regen den Organismus an, sich selbst zu entgiften. Der Körper ruft dann von sich aus nach den notwendigen neutralisierenden Mitteln, wie Wasser, Milch, sauren Fruchtsäften etc. Erbrechen und Durchfall erfolgen müheloser, bis die Entgiftung über den Magen und Darm abgeschlossen ist.
Siehe auch »Busse-Verfahren« S. 171.

DIE BOTULINUM-NOSODE
Wenn die angezeigten Mittel nicht bald eine Besserung bringen, oder wenn die folgenden Symptome zu beobachten sind, dann muß *Botulinum* gegeben werden. Botulinum ist auch dann zu geben, wenn das angezeigte Mittel nach anfänglicher Wirkung keine Besserung bringt.
Das Schlucken und die Atmung sind erschwert, bis zum Gefühl des Erstickens. Der Kranke fühlt sich sehr schwach und taumelt, als ob er blind sei. Es kann auch tatsächlich zu Sehstörungen kommen. Die Sprache wird unverständlich.
- Dosierung: *BOTULINUM C 200,* 1 × stündlich.

Verdorbenes Fleisch
Obwohl die Gefahr von Typhus in Deutschland weitgehend gebannt ist, werden immer wieder Salmonellenerkrankungen beobachtet,

welche dem Typhusverlauf ähneln und deren Ursache vor allem in dem Genuß verdorbener tierischer Produkte (z. B. Hackfleisch, Fleisch- und Wurstwaren, Enteneier, Milch- und Milchprodukte) liegt. In anderen Fällen erinnert dic Vergiftung an Cholera oder Ruhr.

ARSENICUM ALBUM ist das Hauptmittel bei den meisten Lebensmittelvergiftungen.

Die Symptome sind: Erbrechen und Durchfall mit großer Angst und Unruhe, zunehmender Schwäche und Entkräftung. Brennender Durst – in den meisten Fällen auf kaltes Wasser, das aber dem Magen nicht gut tut und sofort wieder erbrochen wird. Warmes Wasser wird dagegen besser vertragen und ist nützlicher, da das Wasser eine Zeitlang (2–3 Minuten) im Magen bleiben sollte, um das Gift zu verdünnen und dann durch Erbrechen wieder ausgeschieden zu werden. Manchmal kommen brennende Magenschmerzen vor, dabei besteht immer ein Verlangen nach warmen Getränken.

- Dosierung: *ARSENICUM ALBUM C 200,* alle ¼–½ Stunde am Anfang, später nach jedem erneuten Erbrechen oder Durchfall.

CUPRUM ARSENICOSUM hat heftige krampfartige, gelegentlich scharf schneidende Bauchschmerzen und Darmgeräusche. Dabei besteht krampfhaftes Erbrechen.

- Dosierung: wie bei Arsenicum album.

Verdorbene Wurst

Erwähnenswert ist noch eine Form von Fleischvergiftung, die auf der Ausscheidungsproduktion eines bestimmten Bazillus beruht. Seine Toxine führen zum Botulismus, einer gefürchteten Vergiftung. Das Clostridium botulinum erzeugt besonders in Würsten ein ganz bestimmtes Gift, das sogenannte »Wurstgift«. Dieses Gift braucht nicht unbedingt in der ganzen Wurst vorhanden zu sein, sondern nur in bestimmten Partien – bei dicken Sorten besonders in den mittleren. Solche Partien zeichnen sich meist durch schmutzig grau-grünliche Farbe, durch weiche, käseartig schmierige Beschaffenheit, unangenehmen Geruch und eigenartigen, ranzigen, widerlichen, kratzenden Geschmack aus.

In ähnlicher Weise findet man das gleiche Gift in anderen Fleischspeisen, Fleischkonserven (z. B. Schinken), Fischkonserven bzw. eingesalzenen Fischen und allgemein in Konserven.
Besondere Gefahr besteht im Sommer beim Wurstsalat.
Die ersten Vergiftungssymptome zeigen sich gewöhnlich nach 12 bis 48 Stunden. Aber sie können bei Wurstverzehr auf nüchternen Magen oder bei empfindlichen Menschen viel rascher eintreten. Die Erscheinungen können sehr verschieden sein. Die folgende allgemeine Schilderung ist nur eine Orientierungshilfe. Es wird in der Realität nur wenige Fälle geben, die dieser »Bilderbuchbeschreibung« entsprechen. Oft fehlen ganze Reihen von Symptomen oder die Reihenfolge der Symptomatik ist ganz anders.
Die ersten Symptome sind: allgemeines Unwohlsein, Druck im Magen, Aufstoßen, Übelkeit, Erbrechen saurer oder bitterer Mengen und Durchfall. Zusätzlich können Schwindel, große Schwäche und Sehstörungen auftreten. Es kommt zu allgemeinen Austrocknungserscheinungen, wie trockener Haut, Einstellen der Speichel- und Schweißproduktion, Kratzen im Rachen, Versiegen des Tränenflusses und Verstopfung. Hinzu können Lähmungen des Kehlkopfes und der oberen Speiseröhre kommen, wodurch das Schlukken erschwert wird. Die Zunge ist kaum beweglich, die Sprache lallend und unverständlich, die Stimme klanglos. Mitunter kommt es zu schwerem Reizhusten und Erstickungsanfällen.
Kopfschmerz und große Muskelschwäche treten ein und bestehen oft wochenlang, nachdem das akute Stadium vorbei ist; ebenso die Sehstörungen. Die Herztätigkeit ist schwach. Bei ungünstigem Verlauf wird der Kranke benommen, und es kommt zur Atemlähmung, manchmal mit Krämpfen, die zum Tode führen.

Homöopathische Behandlung
Arsenicum album: Symptomatik und Dosierung siehe »Verdorbenes Fleisch«.
Cuprum arsenicosum: s. »Verdorbenes Fleisch«.

BELLADONNA *(Bell.)*
Siehe auch Botulinum-Nosode.
Manchmal setzen gleich kolikartige Magenschmerzen ein. Das Blut

schießt zum Kopf und das Gesicht läuft rot an. Die Schleimhäute sind ganz trocken. Es kommt aber noch zu keiner Ausscheidung.
In diesem Fall ist es notwendig, medizinische Kohle mit warmem Wasser (2 Eßlöffel auf 1 Glas Wasser) zu trinken, um das Gift zu neutralisieren und anschließend durch Erbrechen auszuscheiden, wobei Belladonna oft allein ausreicht, um das Erbrechen auszulösen.

- Dosierung: *BELLADONNA C 200,* alle 10 Minuten bis die Ausscheidung einsetzt.

Hinterher können *Arsenicum-album*-Symptome auftreten; dann mit Arsen. alb. weiterbehandeln.

- Dosierung: *ARSENICUM ALBUM C 200,* nach jedem Erbrechen oder nach jeder Stuhlentleerung.

Nachbehandlung
ACETICUM ACIDUM – wenn große Entkräftung zurückbleibt und der Kranke einen unlöschbaren Durst hat.

- Dosierung: *ACETICUM ACIDUM C 200,* 3 × täglich.

BRYONIA *(Bry.)*
Oftmals bleibt eine Trockenheit des Verdauungstraktes zurück, besonders die Kehle fühlt sich sehr trocken an. Die Darmtätigkeit wird eingestellt, der Mensch fühlt sich allgemein unwohl und hat in der Regel starke Kopfschmerzen. Bryonia wird diesen Zustand bald beseitigen.

- Dosierung: *BRYONIA C 200,* 2 × täglich.

Verdorbene Muscheln und Krebse
Krabben und Langusten verursachen krampfhaftes Erbrechen, Durchfall und Nesselsucht, wenn sie nicht richtig gesäubert werden. Durch Zersetzung der Miesmuschel entsteht ein Krampfgift. In gleicher Weise können Austern giftig werden. Schon fünf bis sechs Miesmuscheln können schwere Vergiftungserscheinungen auslösen. Entweder zeigt das Krankheitsbild leichtes Fieber, Verdauungsstörungen, Nesselausschlag und andere Hautausschläge, oder es herrschen die Erscheinungen der Magen- und Darmentzündung vor, zu welchen sich Koliken, Ohnmacht, Delirien und Krämpfe hinzugesellen.

Wenn die Vergiftung mit Zusammenschnürung im Hals, Stumpfsein der Zähne und Prickeln in den Händen beginnt, dann ist der Zustand sehr ernst. Schwindel und Taumel erschweren die Bewegung oder machen sie unmöglich. Leichte Erregung, Angstgefühl und Brustbeklemmung stellen sich ein. In einigen Stunden erfolgt ohne Krampf die Herz- und Atemlähmung (Botulismus – unterliegt der Meldepflicht).

Allgemeine Maßnahmen
Auf jeden Fall medizinische Kohle, in Wasser mit Zucker aufgelöst (2 Eßlöffel Kohle, 2 Eßlöffel Zucker, 1 Glas warmes Wasser) einnehmen. Hinterher Kaffee (keinen Filterkaffee) ohne Milch und Zucker trinken.

Homöopathische Behandlung
Arsenicum album, Cuprum arsenicosum und *Botulinum-Nosode* wie bei »Verdorbenem Fleisch«.

Wenn die Hautsymptome im Vordergrund stehen, geben Sie einen starken *Brennesseltee* zu trinken. Sorgen Sie für das Erbrechen, indem Sie mechanisch Brechreiz auslösen. Wenn der Magen leer ist, dann geben Sie weiter kleinere Mengen nach Bedarf.
Urtica urens gleichzeitig einsetzen.
- Dosierung: *URTICA URENS C 200,* ½stündlich, 1 Gabe.

CARBO VEGETABILIS *(Carb-v.)*
Wenn die Beschwerden mit Zusammenschnürung im Hals einsetzen, handelt es sich um einen ernsten Fall von Vergiftung. Es kommt zu Schwindel und Taumeln. Der Vergiftete wird unfähig, sich zu bewegen und fällt bald in einen kollapsähnlichen Zustand. Der Bauch ist sehr aufgetrieben. Es kommt zu Brustbeklemmung. Der Kranke sieht sterbensblaß aus und verlangt nach frischer Luft. Wenn nicht bald etwas getan wird, tritt durch Lähmung von Herz und Lungen der Tod ein. Carbo vegetabilis muß gegeben werden.
- Dosierung: *CARBO VEGETABILIS C 200,* ½stündlich eine Gabe.

Verdorbener Fisch
Es gibt eine Reihe von *Fischen,* deren Organe für den Menschen

giftig sind. So kann der Rogen mancher Fische Kopfschmerzen, anhaltendes blutiges Erbrechen, schwere Atemnot und fortschreitende Lähmung hervorrufen. Manche Menschen reagieren auf jeden Fischrogen empfindlich. Von den einheimischen Fischen ist besonders der Rogen der Barbe (Süßwasserfisch) zu fürchten. Sein Genuß verursacht leichtes Erbrechen, choleraartigen Durchfall mit Schwindel, Harnverhaltung, Wadenkrämpfen und Ohnmacht, die »Barbencholera«. Auch der Rogen von Karpfen, Schleien, Brassen und Hecht kann Brechdurchfall hervorrufen. Frische Neunaugen und Aale können blutige Durchfälle erzeugen. Konservieren und Bestreuen der lebenden Tiere mit Salz macht das Gift unwirksam.

Homöopathische Behandlung
Arsenicum album: Symptomatik und Dosierung wie bei »Verdorbenem Fleisch«.

Fischrogen (Barbencholera):
Cuprum arsenicosum wie bei »Verdorbenem Fleisch«.

Andere Rogen:
Wenn nach Rogen anhaltendes blutiges Erbrechen, schwere Atemnot und fortschreitende Lähmung eintreten, neben den allgemeinen Maßnahmen mit *Mercurius corrosivus* behandeln.
- Dosierung: *MERC-C. C 200,* alle ½ Stunde 1 Gabe.

Alter Käse, ranziges Fett
Schlecht hergestellter Käse verdirbt leicht und bringt choleraähnliche Symptome mit sich. Verschimmelter Käse ist innen noch gut und wenn der Schimmel großzügig weggeschnitten wird, besteht keine Gefahr der Vergiftung.
Anders ist es mit Frischkäse. Er kann leicht verderben, ohne daß man es gleich merkt. Wenn Frischkäse schmiert und Fäden zieht, ekelerregend aussieht und einen leicht bitteren, kratzigen Geschmack hat, ist er schon weitestgehend zersetzt.
Die Symptome dieser Vergiftung sind Übelkeit, reichliches und auch blutiges Erbrechen, heftige Magenschmerzen, wäßrige Durchfälle bis zu Darmblutungen. Zusätzlich können Kopfschmerzen,

Sehstörungen, Krämpfe und septische Zustände (Blutvergiftung) auftreten.
Jemand wird nach dem Verzehr von ranzigem Fett sehr unruhig; es wird ihm übel, aber es kommt nicht zum Erbrechen. Die Übelkeit verschlimmert sich durch die geringste Bewegung. Der Betreffende fühlt sich ausgetrocknet, möchte aber nichts trinken, besonders Kaltes nicht. Geben Sie ihm *Arsenicum album.*

- *Dosierung: ARSENICUM ALBUM C 200,* ½stündlich. Anschließend mit Salzwasser zum Brechen bringen.

Der Vergiftete muß tagelang *sauer aufstoßen,* er verträgt nichts mehr, und der Magen ist zu empfindlich geworden: *Carbo vegetabilis.*

- Dosierung: *CARBO VEGETABILIS C 200,* 3x täglich.

Tödliche Vergiftungen nach dem Verzehr von *Weichkäse* kommen immer wieder vor, wie z.B. in letzter Zeit gehäuft in der Schweiz und in Frankreich. Die homöopathischen Mittel entsprechen der Behandlung von Fleisch- und Wurstvergiftungen.

Verdorbene Eier

Wenn darauf ähnlich reagiert wird, wie oben (»Alter Käse« = Carb-v.-Zustand) beschrieben, dann geben Sie auch hier *Carbo vegetabilis.*

- Dosierung: *CARBO VEGETABILIS C 200,* 2 × täglich.

Verdorbene Konserven (Botulismusgefahr!)

Konserven mit gewölbtem Deckel können zu erheblichen Vergiftungen führen, aber in den meisten Fällen hilft *Arsenicum album* sehr zufriedenstellend, ansonsten die Botulinum-Nosode.

- Dosierung: *ARSENICUM ALBUM C 200,* ¼stündlich.

Verdorbenes Eis, Schokolade, Milch und ähnliches

- Dosierung: *ARSENICUM ALBUM C 200,* alle ½ Stunde.

Verdorbenes Obst

Pulsatilla beseitigt rasch die Übelkeit, die auf verdorbenes Obst erfolgen kann.

- Dosierung: *PULSATILLA C 200,* 1 Gabe, nach Bedarf in einer Stunde wiederholen; meist reicht eine Gabe.

Verdorbene Kartoffeln
Können im Darmbereich sehr heftige Schmerzen hervorrufen und sich sogar tödlich auswirken.

NUX VOMICA *(Nux-v.)*
Wenn sich die Vergiftungen noch im Stadium der erfolglosen Entleerungen befindet, wo der Stuhldrang sehr schmerzhaft ist und es zum Vorfall (Prolaps) des Afters kommt.
- Dosierung: *NUX VOMICA C 200,* 1 × stündlich 1 Gabe.

STRAMONIUM *(Stram.)*
Hier treten noch keine Schmerzen auf, aber es herrscht sehr großes Unbehagen. Der Kranke fühlt sich gezwungen, alle möglichen Bewegungen zu machen.
- Dosierung: *STRAMONIUM C 200,* ½stündlich.

Verdorbenes Gemüse
Altes runzliges Gemüse, verwelkte gelbe Salatblätter entwickeln auch Giftstoffe.
In der Regel reicht der Genuß einiger Tassen frischen Ingwerwurzeltees gesüßt mit braunem Zucker (Muscovadozucker) aus, um die Toxine zu antidotieren und sie über den Darm auszuscheiden.
Selten kommen heftigere Symptome vor, dann ist zusätzlich Arsen angezeigt.

Spätschäden von verdorbenem Fleisch, Muscheln, Geflügel, Fisch, Eiern, ranzigem Fett, schlechtem Wein, Likör: *Carbo vegetabilis.*
Als Folge der Vergiftungen kann eine chronische Verdauungsschwäche zurückbleiben.
- Dosierung: *CARBO VEGETABILIS C 200,* 1 × täglich 1–2 Wochen lang.

Spätschäden von verdorbenem Gemüse und Obst
- Dosierung: *CARBO ANIMALIS C 200,* 1 × täglich 1 Woche lang.

Lebensmittelvergiftung

Verdorbene Lebensmittel	Homöopathische Behandlung	Nachbehandlung
Fleisch	*Ars., Botul.* *Cupr-ars.*	*Carb-v.*
Wurst	*Ars.* *Bell., Botul.* *Acet-acid.* *Bry.* *Carb-v.*	
Muschel und Krebse	*Ars.* *Cupr-ars.* *Urt-u.* *Carb-v.* Brennesseltee	*Carb-v.*
Fisch und Rogen	*Ars., Botul.* *Cupr-ars.* *Merc-corr.*	*Carb-v.*
alter Käse	*Ars.*	*Carb-v.*
giftiger Käse	*Ars., Cupr-ars., Botul.*	*Carb-v.*
ranziges Fett	*Ars.*	*Carb-v.*
Eier	*Carb-v.*	*Carb-v.*
Konserven	*Ars.* *Botul.*	*Carb-v.*
Eis, Schokolade, Milch, Süßigkeiten aus Milch	*Ars.*	*Carb-v.*
Obst	*Puls.*	*Carb-an.*
Kartoffeln	*Nux-v.* *Stram.*	*Carb-an.*
Gemüse	*Ars.* Ingwertee	*Carb-an.*
schlechter Wein	*Ars.*	*Carb-v.*

Giftnotruf-Zentralen

Berlin
Beratungsstelle für Vergiftungserscheinungen und Embryonaltoxikologie
Pulsstr. 3–7, 14059 Berlin
Tel. (030) 3023022, Fax: (030) 3430–7021

Universitätsklinikum Rudolf Virchow
Standort Charlottenburg, Reanimationszentrum
Spandauer Damm 130, 14050 Berlin
Tel. (030) 30 35–3466, 2215, 3436, Fax (030) 3035–2056

Bonn
Informationszentrale gegen Vergiftungen
Zentrum für Kinderheilkunde der Rheinischen Friedrich-Wilhelm-Universität Bonn
Adenauerallee 119, 53113 Bonn
Tel. (0228) 287–3211, 3333, Fax (0228) 287–3314

Braunschweig
Medizinische Klinik II des Städtischen Klinikums
Salzdahlumer Straße 90, 38126 Braunschweig
Tel. (0531) 62290

Bremen
Kliniken der Freien Hansestadt Bremen
Zentralkrankenhaus St.-Jürgen-Straße
Klinikum für Innere Medizin – Intensivstation
St.-Jürgen-Str., 28205 Bremen
Tel. (0421) 497–5268 (Auskunft für Vergiftungen bei Erwachsenen)
Tel. (0421) 497–5410 (Auskunft für Vergiftungen bei Kindern)
Tel. (0421) 497–3345

Erfurt
Gemeinsames Giftinformationszentrum d. Länder Mecklenburg-Vorpommern, Sachsen, Sachsen-Anhalt und Thüringen
Klinikum Erfurt
Nordhäuserstr. 74, 99089 Erfurt
Briefanschrift: Postfach 595, 99012 Erfurt
Tel. (0361) 730–730, 731–1 (Zentrale), Fax (0361) 730–7317

Freiburg
Universitäts-Kinderklinik Freiburg
Informationszentrale für Vergiftungen
Mathildenstr. 1, 79106 Freiburg
Tel. (0761) 270–4361, 4305, Fax: (0761) 270–4481

Göttingen
Georg-August-Universität Göttingen
Kinderklinik und Poliklinik
Robert-Koch-Str. 40, 37075 Göttingen
Tel. (0551) 39–6239 (Vermittlung an den diensthabenden Arzt), 6210 (Zentrale)

Homburg/Saar
Universitätskliniken, Kliniken für Kinder- und Jugendmedizin
Robert-Koch-Str. 40, 66424 Homburg/Saar
Tel. (06841) 16–2257, 2846
Tel. (06841) 160 (Zentrale)

Kiel
Zentralstelle zur Beratung bei Vergiftungsfällen
I. Med. Universitätsklinik
Schittenhelmstr. 12, 24105 Kiel
Tel. (0431) 597–4268, Fax: (0431) 597–1302

Koblenz
Städtisches Krankenhaus, Kemperhof, Koblenz
I. Med. Klinik
Koblenzer Str. 115, 56073 Koblenz
Tel. (0261) 499–2111, Fernschreiber Berufsfeuerwehr: 862414, Tel. Berufsfeuerwehr (0261) 44660

Leipzig
Toxikologischer Auskunftsdienst
Härtelstr. 16–18, 04107 Leipzig
Tel. (0341) 311916

Mainz
Beratungsstelle bei Vergiftungen
II. Med. Klinik und Poliklinik der Universität
Langenbeckstr. 1, 55131 Mainz
Tel. (06131) 232–466, 467, Fax: (06131) 176–605

München
Giftnotruf München
Toxikologische Abteilung der II. Med. Klinik rechts der Isar der Techn. Universität München
Ismaninger Str. 22, 81675 München
Tel. (089) 4140–2211, Fax: (089) 4140–2467, Telex 524404 klire d

Münster
Poliklinik
Spezielle toxikologische Fragen: Institut für Pharmakologie und Toxikologie der Westfälischen Wilhelms-Universität
Domagkstr. 12, 48129 Münster
Tel. (0251) 835510

Nürnberg
II. Med. Klinik des Städt. Klinikums
Toxikologische Intensivstation
Flurstraße 17, 90419 Nürnberg
Tel. (0911) 398–2451, Fax: (0911) 398–2999

Papenburg
Marienhospital
Pädiatrische Abteilung
Hauptkanal rechts 75, 26871 Papenburg
Tel. (04961) 830

Atmungsnotfälle

1. Atmungsbehinderung

– Durch Fremdkörper:
Entfernen Sie den Fremdkörper (siehe unter »Fremdkörper in der Luftröhre« S. 149).

– Bei Behinderung durch *Erbrochenes und Schleim:*
Geben Sie *ANTIMOMIUM TARTARICUM C 200,* 1 Gabe, möglichst bevor Sie mit anderen Maßnahmen beginnen.

– Bei *Ertrunkenen* (Behinderung durch Wasser):
Möglichst noch vor Beginn der künstlichen Beatmung Lippen und Nase des Bewußtlosen mit *LACHESIS C 200* befeuchten.

– Durch *Schwellung* der Stimmbänder:
In der ersten Phase, wenn das Gesicht hell- bis dunkelrot verfärbt ist, wird *BELLADONNA C 200,* alle 5–10 Minuten verabreicht, meist sehr schnell eine Abschwellung bewirken.
In der zweiten Phase, bei Blaufärbung des Gesichts, wird *LACHESIS C 200* alle 5–10 Minuten gegeben. Meist reicht 1 Gabe.
Bei noch fortgeschrittenerem Zustand, wenn eine marmorierte Zyanose (bläulich-weißliche Marmorierung) eintritt, gibt man *OXALICUM ACIDUM C 200* alle 5–10 Min.

– Bei *krächzender* Atmung:
SPONGIA C 200 alle 5–10 Minuten.

– Bei anaphylaktischem Schock durch Bienen- oder Wespengift:
1. Phase: *APIS C 200,* 1 Gabe – bei Bienenstich.
VESPA C 200, 1 Gabe – bei Wespenstich.
2. Phase: *LACHESIS C 200,* 1 Gabe – bei Blaufärbung des Gesichts.

– Bei *Kollaps: CARBO VEGETABILIS C 200,* 1 Gabe (mit blassem Gesicht).

2. Atemstillstand

Atemstillstand kann bei verschiedenen Zuständen vorkommen: z. B.
– nach Kopf- und Gesichtsverletzungen,

- nach Erfrierungen,
- durch Blitz- oder Stromschlag,
- nach Gasvergiftungen.

Sehen Sie unter den entsprechenden Kapiteln nach.

● Lungenlähmung und Lungenkollaps

Kann z. B. nach großen Stichwunden in der Brust oder durch toxische Gase verursacht werden. Geben Sie *ANTIMONIUM TARTARICUM C 200,* ¼stündlich.

Ohnmacht

Bei einer Ohnmacht ist das Gehirn infolge Sauerstoffmangels unfähig, Eindrücke aufzunehmen und auf sie zu reagieren. Dem Ohnmächtigen wird es schwarz vor Augen, er hört nichts mehr, außer einem Rauschen und Sausen im Kopf. Er sackt in sich zusammen. Das Gesicht des Ohnmächtigen ist blaß, mit kaltem Schweiß bedeckt; der Puls ist klein (schwach fühlbar) und langsam, die Augen starr, die Atmung oberflächlich und langsam.

Der Anblick der schlaff herabhängenden Gliedmaßen, des regungslos daliegenden Opfers, das dem Tode nahe zu sein scheint, ruft beim Unerfahrenen Angst hervor.

Gewöhnlich dauert eine Ohnmacht selten länger als eine viertel Stunde, meist nur wenige Minuten. Auf einmal schlägt der Ohnmächtige die Augen wieder auf, er scheint aber noch etwas benommen zu sein. Er wirkt verträumt und leicht erstaunt über seine Lage. Der Puls wird wieder kräftiger und die Atemzüge länger und tiefer. Das Gesicht nimmt wieder Farbe an. Die Ohnmacht wird erst dann ernst, wenn sie länger als eine viertel Stunde anhält. Sie ist dann mit Lebensgefahr verbunden; denn in der Ohnmacht verläßt die Seele den Körper unauffällig und leicht.

Wie manche Ohnmacht vermieden werden kann

Nach großer Anstrengung besteht die Gefahr einer Ohnmacht, wenn der Bewegungsablauf abrupt unterbrochen wird. Der Grund dafür liegt darin, daß sich bei Anstrengung die Blutgefäße erweitern. Die Muskelkontraktionen der Blutgefäße helfen aber, die

Blutzirkulation in Bewegung zu halten. Hört man plötzlich auf, sich zu bewegen, ist das Herz allein auf sich gestellt, um das Blut durch die Gefäße zu pumpen. Da sich die Blutgefäße aber stark erweitert haben, gewinnt die Schwerkraft gegen die Pumpkraft des Herzens. Das Blut sackt in die Extremitäten, das Zentralnervensystem ist unterversorgt, und der Mensch bricht ohnmächtig zusammen. Um dem vorzubeugen, bewegen Sie sich leicht auf der Stelle oder setzen Sie sich hin.
Wenn Sie eine drohende Ohnmacht spüren, ziehen Sie Ihre Zehen nach unten in Richtung der Fußballen und drücken oder treten Sie kräftig auf. Durch diese *Massage* werden die Muskeln kontrahiert, und das Blut nach oben gepreßt, außerdem löst sie einen Reflex aus, der das Herz kräftiger pumpen läßt.

Allgemeine Maßnahmen bei Ohnmacht
Erstens: Erleichterung und Anregung der Blutzufuhr zum Gehirn. Lagern Sie zu diesem Zweck den Ohnmächtigen mit niedriger Kopflage flach auf den Boden oder eine Liege. Wenn das Gesicht gerötet ist, muß der Kopf höher gelagert werden.
Erbrechen bei Ohnmacht ist nicht selten. Um darauf schon vorbereitet zu sein, dreht man den Kopf zur Seite oder bettet das Opfer in die stabile Seitenlage.
Lockern Sie Kleidungsstücke, die den Kreislauf hemmen oder die Atmung beengen.
Eine kräftige Fußmassage begünstigt die Versorgung des Gehirns mit Blut. Drücken Sie dabei kräftig die Zehen und Zehenspitzen und ziehen Sie sie nach außen zur Fußkante.
Zweitens: Anregung der Herztätigkeit durch äußere Reize. Besprengen Sie das Gesicht mit Wasser und wischen Sie mit einem feuchten Lappen über Schläfen und Stirn.
Massieren Sie sanft den Brustkorb.
Auch »Großmutters Riechsalz« können Sie dem Ohnmächtigen unter die Nase halten.
Drittens: Künstliche Beatmung bei schwacher Atmung.

Homöopathische Behandlung
Die homöopathischen Mittel für Ohnmächtige sind nach den unter-

schiedlichen Ursachen (Causae) bzw. den auslösenden Faktoren geordnet, damit es Ihnen leichter fällt, das richtige Mittel schnell und mühelos zu finden. Sie werden sich vielleicht fragen, warum ich so viele Mittel zur Behandlung anführe, denn in den meisten Fällen wird der Ohnmächtige das Bewußtsein wiedererlangt haben, bevor Sie überhaupt in diesem Buch nachschlagen oder Ihre Notfallapotheke erreichen konnten.

Wenn Sie dieses Kapitel aufmerksam studieren, wird es Ihnen in der Causa-Behandlung anderer Krankheiten, wie z. B. Kopfschmerzen, Übelkeit, Schwindel oder Zustände, wie sie vor einer Ohnmacht auftreten können, sehr behilflich sein. Vielleicht werden Sie jetzt noch verwirrter fragen: Wie kann denn die Behandlung einer Ohnmacht die gleiche wie die von Kopfschmerzen sein?

Nun, in der Homöopathie wird ja nicht die Krankheit oder das Symptom behandelt, sondern die Ursache, die tief im Wesen des Individuums liegt.

Starke Gemütsbewegungen finden wir als eine der häufigsten Ursachen, aber auch längeres Stehen (in der Kirche) oder der Anblick von Blut können eine Ohnmacht auslösen. Es muß nicht immer gleich zur Ohnmacht kommen, ein Gefühl von Benommenheit, Schwindel, Kopfdruck oder sonstigem Unwohlsein kann statt dessen auftreten. In der Homöopathie ist es grundsätzlich wichtig, aufmerksam zu beobachten. Jede Krankheit hat ihre Früh- und Spätsymptome. Das richtige Mittel, möglichst bald gegeben, wird dem Menschen helfen, psychisch stabiler zu werden und einer Ohnmacht oder anderen Krankheiten vorzubeugen. Es kann z. B. möglich sein, daß ein junger Mann den Anblick von Blut nicht erträgt, und durch diese Schwäche seinen Traumberuf – Sanitäter oder Krankenpfleger – nicht ergreifen kann. Hier ist die Homöopathie unübertrefflich.

Schon eine Gabe des richtigen homöopathischen Mittels könnte ihm den Weg in die Zukunft öffnen. Mit einer Psychotherapie könnte das Problem wohl auch bewältigt werden, aber der Zeitaufwand und die Kosten wären unvergleichlich höher.

Warten Sie also nicht, bis das Schlimmste passiert, sondern beugen Sie vor, indem Sie Ihre Schwächen behandeln.

- Dosierung der Mittel: Das jeweilige Mittel wird immer in der *C-200*-Potenz verabreicht.
- Während einer Ohnmacht:
  Benetzen Sie ein Taschentuch mit einigen Tropfen des Mittels und halten Sie es unter die Nase des Bewußtlosen. Mund, Wangen und Stirn damit betupfen.
- Bei drohender Ohnmacht:
  1 Gabe des Mittels verabreichen.

Konstitutionelle Behandlung
Das folgende Kapitel wird Sie mit den verschiedensten Ursachen, die Ohnmachten haben können, vertraut machen. Wenn Sie sich von einer dieser Mittelbeschreibungen angesprochen fühlen und somit eine potentielle Krankheitsursache für sich selber entdecken, sollten Sie mit der homöopathischen Behandlung beginnen, bevor der Zusammenbruch unvermeidlich wird. Das Homöopathikum wirkt dann präventiv, und es wird nicht zur Ohnmacht kommen.
Nehmen Sie das angezeigte Mittel 1× täglich 1 Woche lang. 4–8 Wochen später testen Sie, wie weit die Überempfindlichkeit zurückgegangen ist. Fühlen Sie sich noch nicht stabil genug, so nehmen Sie es eine weitere Woche.

Die verschiedenen Zustände von Ohnmacht

IGNATIA *(Ign.)*
Kummer kann plötzliche, heftige Reaktionen auslösen, die sich bis zur Ohnmacht steigern. Allerdings kann es auch längere Zeit bis zur Ohnmacht dauern, wenn der Mensch in sich gekehrt ist und über den Kummer brütet.
Ignatia wird sowohl bei Ohnmacht helfen wie dem Kummer seinen schmerzhaften Stachel nehmen. In der Ohnmacht liegt der Mensch steif ausgestreckt da.
Ignatia kommt auch in Frage bei Ohnmacht durch Freude, Erregung oder schlechte Nachrichten. Ignatia ist besonders gekennzeichnet durch »Seufzen«. Wenn Freude der auslösende Faktor ist, dann seufzt der Kranke vor Glückseligkeit, bei schlechten Nachrichten vor Traurigkeit.

COFFEA *(Coff.)*
Freude, als entgegengesetzte Emotion, kann die gleiche Reaktion auslösen. Der Mensch wird durch eine glückliche Nachricht vor Freude überwältigt, fängt an zu lachen und zu weinen, und auf einmal sackt er in sich zusammen. Bei solchen Zuständen geben die Homöopathen Coffea.
Kaffee hilft, wenn übermäßige Gefühlserregungen die Ursache sind. Bevor die Ohnmacht eintritt, nimmt der Mensch alle Eindrükke sehr geschärft wahr und reagiert überempfindlich.
Mittelersatz:
Sie können dem Bewußtlosen helfen, indem Sie einen starken *Kaffee* aufkochen. Befeuchten Sie ein Tuch damit und halten Sie es ihm unter die Nase. Fühlt sich jemand kurz vor einer Ohnmacht, so kann allein schon der Geruch von Kaffeepulver die Ohnmacht abwenden.

GELSEMIUM *(Gels.)*
Schlechte Nachrichten können einen so überwältigen, daß alle Kräfte schwinden. Das Opfer zittert hilflos, dabei können Harn und Stuhl unwillkürlich abgehen. Wenn es ohnmächtig wird, hilft Gelsemium (Jasmin) schnell.
Sie können auch einen *Jasmin-Tee* kochen, damit ein Tuch befeuchten und es dem Kranken unter die Nase halten. Meist reicht es auch schon, an den Teeblättern oder am dampfenden Tee riechen zu lassen.

LACHESIS *(Lach.)*
Wenn jemand durch eine äußerst lebendige und aufgeregte, von wilden Gesten begleitete Erzählung in eine so bedrohliche Erregung gerät, daß er ohnmächtig wird, braucht er Lachesis.
Es ist durchaus möglich, daß eine vorherige Erregung ihn zu dieser Redelust gebracht hat.

OPIUM *(Op.)*
Es gibt manche Dinge, die einen so treffen, daß man davon nicht wieder loskommt und sich furchtbar darüber aufregt. Der Betroffene muß ständig von dieser Sache reden. Er reagiert auf alles andere

nicht mehr oder nur noch mit der Wiederholung seiner Geschichte. Sie läßt ihn nicht los, und er steigert sich immer mehr in die Erregung hinein.
Dieser Mensch braucht Opium.
Es gibt einen anderen Fall, bei dem Opium in Frage kommt, wenn nämlich die Ohnmacht durch Schreck ausgelöst wird.
Die röchelnde Atmung, die die Ohnmacht begleitet, kennzeichnet Opium.

ACONIT *(Acon.)*
Auch dem Bewußtlosen, der Aconit braucht, steht der Schreck ins Gesicht geschrieben, aber im Gegensatz zu Opium ist hier die Atmung nicht röchelnd.

CHAMOMILLA *(Cham.)*
Es gibt gewisse Situationen, die einen Menschen so ärgern können, daß ihm nichts mehr recht ist. Alle Versöhnungsversuche des anderen reizen ihn noch mehr.
Die Ohnmacht, die infolgedessen kommt, braucht Chamomilla. Sie können bei einem Chamomilla-Zustand mit *Kamillentee* verfahren, wie bei *COFFEA* oder *GELSEMIUM* beschrieben.

PULSATILLA *(Puls.)*
Ein warmer, geschlossener und überfüllter Raum ist niemandem angenehm, aber wenn dadurch eine Ohnmacht ausgelöst wird, dann ist Pulsatilla das richtige Mittel.

NUX VOMICA *(Nux-v.)*
Der Kranke leidet unter einem reichlichen, schmerzhaften Durchfall. Der Stuhldrang ist heftig, aber alles Drücken und Pressen hilft nicht. Die Krämpfe nehmen ein unerträgliches Ausmaß an, bis der Mensch fast ohnmächtig wird, dann kommt etwas Stuhl. Er macht es mehrmals durch, bis der Darm leer ist.
Die Ohnmacht infolge schmerzhaften, erschwerten Stuhlgangs benötigt Nux vomica.
Auf einen Nux-Zustand treffen wir ebenfalls, wenn eine Ohnmacht als Folge von sehr vielen Ausschweifungen auftritt, wie zu wenig

Ruhe, Streß und Überanstrengung und ein Schlafdefizit über längere Zeit.
Manche Menschen können starke Gerüche nicht aushalten. Wenn das als Grund für die Ohnmacht steht, dann ist Nux vomica ebenfalls das richtige Mittel.
Ohnmacht durch Blumenduft: *Phosphor.*
Ohnmacht durch Eier- oder Essensgerüche: *Colchicum.*

CHINA *(Chin.)*
Wenn Blutverlust die Ursache für die Ohnmacht ist, kommt China in Frage.

IPECACUANHA *(Ip.)*
Wenn aber große Übelkeit den Blutverlust begleitet, wird Ipecacuanha gegeben.
Aber noch andere Faktoren können bei Ipecacuanha eine Ohnmacht auslösen: z.B. die Sommerhitze und ein übermäßiger Verzehr von Pralinen und ähnlichen Süßigkeiten.
Ip. ist durch andauernde Übelkeit gekennzeichnet.

NUX MOSCHATA *(Nux-m.)*
Schon der Anblick von Blut läßt so manchen ohnmächtig werden. Hierfür ist Nux moschata zuständig.
Sie können auch etwas Muskatnußpulver in Wasser kochen, damit ein Tuch befeuchten und es dem Kranken unter die Nase halten.

ALUMINA *(Alum.)*
Kommt die Ohnmacht bei dem Anblick von Blut im Zusammenhang mit operativen Eingriffen, auch wenn man sich selbst geschnitten hat, dann wird hier Alumina helfen.

SULFUR *(Sulf.)*
Es überfällt einen ein fürchterlicher Hunger; der Magen »hängt einem bis in die Kniekehlen«; man fühlt sich regelrecht schwach. Aus irgendwelchen Gründen kommt man nicht zum Essen und wird ohnmächtig vor Hunger. In diesem Fall geben Sie Sulfur.

SEPIA *(Sep.)*
Dieses Mittel trifft speziell für Frauen zu. Wenn Frauen oder kleine Mädchen beim Knien in der Kirche ohnmächtig werden, brauchen sie Sepia.

ANTIMONIUM CRUDUM *(Ant-c.)*
Die Sommerhitze kann einem schon zu schaffen machen. Wenn dabei reichlich gegessen und Wein getrunken wird, dann ist bei Ohnmacht an Antimonium Crudum zu denken.

Ohnmacht – Verzeichnis der Ursachen und Mittel

Ärger:	*Cham.*
Ausschweifung:	*Nux-v.*
Blutverlust:	*Chin., Ip.*
Blut, Anblick von:	*Alum., Nux-m.*
Erregung:	*Coff., Ign., Lach.*
Freude:	*Coff., Ign.*
Hitze:	*Ant-c., Ip.*
Hunger:	*Sulf.*
Kirche, Knien in der:	*Sep.*
Kummer:	*Ign.*
Gerüche, Blumen:	*Phos.*
–, Eier oder Essen:	*Colch.*
–, starke:	*Nux-v.*
Nachrichten, schlechte:	*Gels., Ign.*
Schmerzen (besonders beim Stuhl):	*Nux-v.*
Schreck:	*Acon., Op.*
Warme, überfüllte Räume:	*Puls.*

Folgen von Sonne und Hitze

Ratschläge zur Vorbereitung auf die Hitze

Den Menschen in den heißen Zonen der Erde liegt das Wissen um das richtige Verhalten bei großer Hitze sozusagen im Blut. Wie kann sich ein Mitteleuropäer auf einen Klimawechsel von kühlen Breitengraden auf tropische Temperaturen einstellen?
Es gibt einen indischen Spruch, der übersetzt etwa folgendermaßen lautet: »Der Winter ist die Zeit zum Essen, der Sommer zum Fasten und Diät halten. Der Sommer ist die Zeit zum Trinken, im Winter trinkt man weniger.«

Gemüse:
Im Sommer sollte man viel frisches Obst und Gemüse essen. Zucker und Süßigkeiten ziehen zuviel Wasser aus dem Blut und sollten deshalb gemieden werden.

Honig:
Es ist nicht genügend bekannt, daß Honig ein Heilmittel und kein Nahrungsmittel ist. Er sollte nur in den Wintermonaten in kleinen Mengen verzehrt werden und darf nicht als Zuckerersatz betrachtet werden. Bei großer Hitze können die Auswirkungen von zu reichlichem Honigverzehr verheerend sein, sie können bis zu Kollaps und Hitzschlag führen.

Kleidung:
Achten Sie darauf, daß Kopf und Körper gut bedeckt sind. Besonders der Kopf sollte nie ungeschützt der direkten, starken Sonnenbestrahlung ausgesetzt werden. Orange- bis rotfarbige Kopfbedekkungen schützen besonders gut.

Salz:
Es gibt einen regelrechten Mythos um die Bedeutsamkeit des Salzes bei großer Hitze. Zu der Frage des Salzkonsums bei Hitze existieren zwei unterschiedliche Meinungen. Tatsache ist, daß Salz das am häufigsten vorkommende Mineral im Körper ist und daß Salzman-

gel Wasserverlust und Krämpfe nach sich zieht. Deswegen raten viele Fachleute dazu, besonders bei Hitze, wenn der Körper viel Salz über den Urin und den Schweiß ausgeschieden hat, größere Mengen an Salz oder Salztabletten zu sich zu nehmen. Davon möchte ich aber *strikt abraten.* Im Gegenteil: Je weniger Salz Sie zu sich nehmen, desto besser geht es Ihnen an heißen Tagen. Längere Zeit bevor Sie in heiße Länder fahren, sollten Sie Ihren Salzkonsum drastisch verringern, dann werden Sie wesentlich weniger Schwierigkeiten haben, sich auf die Hitze einzustellen.

In der Nahrung ist ausreichend Salz enthalten. Schon 1946 zeigte Dr. James Gamble von der Harvard Medical School, daß gesunde Menschen mit 0,2 Gramm Salz pro Tag auskommen können.*

Der durchschnittliche Pro-Kopf-Verbrauch des Bundesbürgers liegt fünfzigmal höher.

Die Geschmacksnerven zeigen genau an, wieviel Salz der Mensch braucht. Mit Salztabletten wird dieser Indikator umgangen und das kann verheerende Folgen haben.

Mein Vater, der homöopathischer Militärarzt war, erzählte mir, wie allen Soldaten, trotz seiner Warnungen, vor einer anstrengenden Truppenübung an einem sehr heißen Tag Salztabletten verabreicht wurden. Seine Vorhersagen bewahrheiteten sich: die Soldaten kollabierten reihenweise oder bekamen Hitzekrämpfe.

Wie kam es dazu? Man muß sich das folgendermaßen vorstellen: Salz hat Wasserbindungsfunktion. In geringen Mengen hält es das Wasser im Körper zurück; aber in großen Mengen ist die natürliche Osmolarität gestört, und der Körper gibt Wasser ab. Sobald die Salzkonzentration im Körper steigt, entzieht das Salz den Zellen Wasser, welches dann zusammen mit dem überflüssigen Salz über die Nieren und die Haut ausgeschieden wird. Dieser Mechanismus bahnt den Weg zu Hitzschlag, Sonnenstich und Hitzekrampf.

Außerdem wird durch zuviel Salz vermehrt Kalium ausgeschwemmt, welches die Körperhitze, die durch zu große Anstrengung entsteht, kontrolliert. Ein Kaliummangel kann auch die Ursache von anhaltender Müdigkeit bei Hitze sein.

* Mirkin und Hoffmann: »The Sports Medicine Book«, vgl. Literaturverzeichnis.

Zuviel Salz macht das Blut dick, es besteht die Gefahr der Thrombose (Blutverklumpung). Herzattacken, Gehirnschlag und Nierenversagen – alle sind mit Todesgefahr verbunden – können die Folge sein.
Je salzhaltiger ein Gericht ist, desto größeren Durst bekommt man nach dem Essen. Wüstenbewohner z. B. nehmen kaum Salz zu sich, denn sie müssen in größter Hitze mit wenig Wasser auskommen. Dies gelingt ihnen auch sehr gut, wie man durch Untersuchungen an Schweiß und Urin festgestellt hat. Im Gegensatz zu »Salzessern« war in den Ausscheidungen kaum Salz enthalten. Nieren und Schweißdrüsen haben gelernt, das Salz zurückzuhalten, so daß der Salzspiegel im Körper immer konstant bleibt. Diese Erfahrungen machen sich manche Leistungssportler zunutze.

Körperwarnsignal vor Sonnenstich
Wenn der Körper bei großer Hitze aufhört zu schwitzen, droht ein Sonnenstich. Suchen Sie sofort einen schattigen Platz auf, und trinken Sie etwas Kaltes.
Auf zwei Symptome sollte man besonders achten, denn sie gelten als *Warnsignale* des Körpers, die *Salzzufuhr zu verringern:*
1. Ein salziger Geschmack im Mund.
2. Wenn Salz, im extremen Fall, nicht mehr geschmeckt wird, bedeutet es, daß der Organismus völlig außer Kontrolle geraten ist und daß das Salz überhaupt nicht mehr im Körper gehalten werden kann. Es wird vollkommen über Nieren und Schweißdrüsen ausgeschieden.

Bei Hitze ist es wichtig, für genügend Flüssigkeitszufuhr zu sorgen.

Sonnenbrand

In Anbetracht des ständig wachsenden Ozonloches sollten wir uns die Folgen einer erhöhten UV-Strahlung etwas näher anschauen. Die Spekulationen um das Ozonloch bilden den Nährboden für die Angst vor Hautkrebs durch zuviel UV-Strahlung; lassen wir hier einmal die radioaktive Strahlung aus dem Weltraum außer acht. Die Erdatmosphäre filtert einen Teil der UV-Strahlung, so daß es in

höheren Berglagen mit entsprechend dünnerer atmosphärischer Schutzschicht eher zu einem Sonnenbrand kommt. In der Zeit der stärksten Sonnenbestrahlung, wie in den Wochen um die Sonnwendzeit (21. Juni) und in den Mittagsstunden, wird man sich am ehesten einen Sonnenbrand zuziehen.
Die durch Umweltverschmutzung entstandene Dunstglocke über einer Großstadt schwächt die UV-Strahlen ab. Dies erklärt, warum sich viele blasse Städter bei einem Ausflug aufs Land häufig rasch einen Sonnenbrand holen. Andererseits filtrieren Schönwetterdunst und Nebel das UV-Licht nicht, so daß viele schlimme Sonnenbrände durch den trügerischen Glauben entstehen, dieser sei an etwas bedeckten Tagen nicht möglich.
Schließlich wird das Sonnenlicht von der Umgebung reflektiert. Gras und Wasser reflektieren relativ wenig UV-Licht, weißer Sand reflektiert mehr und frischer Schnee reflektiert erhebliche Mengen.

Prophylaktische Maßnahmen gegen Sonnenbrand
Wenn Sie dazu neigen, schnell einen Sonnenbrand zu bekommen, beginnen Sie damit, daß Sie die unbedeckte Haut erst in den frühen Vormittagsstunden oder ab 16 Uhr der Sonne aussetzen. Anfangs sollte das Sonnenbad nicht länger als 15 Minuten dauern. Die Strahlen der Sonne haben große Heilkraft, wenn man sie maßvoll genießt.
Es gibt keine speziellen, vorbeugenden homöopathischen Mittel, aber im allgemeinen wird die Haut durch eine konstitutionelle Behandlung unempfindlicher gegenüber ultravioletter Strahlung.

Homöopathische Behandlung
Wenn Sie einen Sonnenbrand bekommen haben, behandeln Sie ihn mit *Essig,* bevor Sie vergeblich mit allen möglichen Hausmitteln herumexperimentieren. Er ist Balsam für die brennende, spannende Haut. Wiederholen Sie die Essigkompressen oder Befeuchtungen, sobald der Schmerz zurückkehrt.
Warum wirkt Essig hier im homöopathischen Sinn? Sehen Sie dazu bitte unter »Verbrennungen« nach.

Sonnenstich

Hier steigt die Temperatur unkontrolliert hoch, 43 °C und mehr sind möglich. Anstrengung in der Hitze, besonders in der Sonne, kann einen Sonnenstich zur Folge haben. Bei hoher Luftfeuchtigkeit erhöht sich die Gefahr. Bevor die starken Symptome einsetzen, können Sie folgende Warnsignale beobachten:
Zuerst bekommt der Überhitzte einen trockenen Mund und erscheint verwirrt. Er kann sich nicht mehr richtig konzentrieren, die Sicht wird unklar. Bei stärkerer Anstrengung brennen die Lungen und die Muskeln wie Feuer. Schwindel, Übelkeit und hämmernde Kopfschmerzen treten ein. Er neigt dazu, kopflos zu handeln.
Wenn der Kranke aufhört zu schwitzen, gilt höchste Alarmbereitschaft, denn dann wird sein Zustand wirklich ernst. Es tritt Bewußtlosigkeit und eventuell der Tod ein.
Die Haut ist rot, sehr heiß und trocken (im Gegensatz zum Hitzschlag). Wenn der Tod nah ist, wird das Gesicht tödlich blaßgrau.

Allgemeine Maßnahmen
Gehen Sie ähnlich vor wie beim Hitzschlag.
Schütten Sie möglichst viel, möglichst kalte Flüssigkeit über den Körper.
Wenn Sie Eis zur Hand haben, dann reiben Sie damit den Körper ab, besonders die Handflächen und die Fußsohlen sowie Stirn und Nacken, wobei die Bewegung vom Körper wegstreichend ausgeführt werden soll.
Wenn der Betreffende das Bewußtsein wiedererlangt hat, dann hören Sie mit den Kaltebehandlungen auf. Andernfalls kann die Temperatur zu stark reduziert werden, mit einer Unterkühlung als Folge, die in diesem geschwächten Zustand so gefährlich ist, daß sie zum Tod führen könnte.

Homöopathische Behandlung
Geben Sie bei den gefährlichen Zuständen *Belladonna* oder *Glonoinum*. Sie werden, nachdem die Mittel verabreicht wurden, erleben, wie der Kranke rasch wieder zu sich kommt und sich meist ohne Rückfall erholt.

Glonoinum wird gegeben bei Bewußtlosigkeit oder bei rasenden Kopfschmerzen, als ob der Schädel platze, besonders durch die geringste Erschütterung, und einem Gefühl, als ob der Kopf sehr groß wäre. Dabei ist der Hals wie zugeschnürt, so daß das Blut sich im Kopf staut. Der Kranke kann den Kopf nicht nach hinten beugen, weil dies starke Schmerzen verursacht.

- Dosierung: *GLONOINUM C 200,* 1 Gabe, bei Bewußtlosen Lippen und Nasenlöcher benetzen.
  Meist ist keine Wiederholung nötig, wenn aber ein Stillstand eintritt oder die Kopfschmerzen schlimmer werden, kann das Mittel wiederholt werden.

Bei hochrotem Gesicht, starrem Blick, blutunterlaufenen Augen und pulsierenden Halsschlagadern kommt *Belladonna* in Frage. Auch hier sind wahnsinnige Kopfschmerzen vorhanden, die dadurch besser werden, daß der Kranke den Kopf in den Nacken legt. Ein weiteres Symptom kann sein, daß er häufig Wasser lassen muß. In diesem Stadium wird Belladonna helfen. Schreitet der Zustand weiter fort, dann ist *Glonoinum* angezeigt.

- Dosierung: *BELLADONNA C 200,* ½stündlich 1 Gabe.

Andere Mittel

Auch *Schlafen in der Sonne* kann einen Sonnenstich auslösen. Beim Aufwachen fühlt man sich krank und beim Versuch aufzustehen wird einem schlecht. Die Farbe weicht aus dem Gesicht, es wird totenblaß. Gleichzeitig pulsiert das Blut im Kopf. Hier ist *Aconit* angezeigt.

- Dosierung: *ACONIT C 200,* 1 Gabe, eventuell nach einer halben Stunde wiederholen.

Verwirrung ist das hervorstechendste Merkmal bei einem anderen Sonnenstich-Zustand. Durch die Sonnenbestrahlung wird das Gesicht hochrot, der Kranke klagt über furchtbare, klopfende Kopfschmerzen, die Halsschlagadern pulsieren kräftig. Dabei kommt es leicht zu Nasenbluten, was die Kopfschmerzen erleichtert. Hier wird *Melilotus* schnell Erleichterung bringen.

- Dosierung: *MELILOTUS C 200,* 1 Gabe.

Eine *zittrige Schwäche* steht bei dem Sonnenstich im Vordergrund, der nach *Gelsemium* verlangt. Die Augenlider fallen vor Schwere fast zu. Ein benommen machender Kopfschmerz steigt von Hinterkopf und Nacken zu Stirn und Augen.

- Dosierung: *GELSEMIUM C 200,* ½stündlich 1 Gabe.

Wenn es zu *Übelkeit mit Erbrechen* kommt, müssen Sie *Veratrum viride* einsetzen. Ein weiterer Hinweis ist das kalte, bläuliche Gesicht, das auch von kaltem Schweiß bedeckt sein kann.

- Dosierung: *VERATRUM VIRIDE C 200*, ½stündlich 1 Gabe.

Konstitutionelle Nachbehandlung ist erforderlich
Nach einem Sonnenstich wird das Opfer anschließend geschwächt und anfälliger für Krankheiten sein. Es muß sich deshalb schonen. Um sich schneller zu erholen und die Schwäche zu beseitigen (manchmal bleibt eine lebenslange Schwäche gegenüber Hitze zurück), ist eine homöopathische, konstitutionelle Nachbehandlung erforderlich, die gegen die Hitze widerstandsfähiger macht.

Hitzekrampf

Sie können einem Hitzekrampf vorbeugen, indem Sie die Ratschläge zur Akklimatisation befolgen.
Wer bei Hitze stark schwitzt und dann zusätzlich viel Salz zu sich nimmt, kann damit einen Hitzekrampf provozieren. Denn durch Anstrengung und Schwitzen wird das Salz wieder völlig ausgeschwemmt. In diesem Fall muß das ausgeschiedene Salz ersetzt werden.
Für den akuten Krampf wird *Magnesium phosphoricum gegeben.*

- *Dosierung: MAGNESIUM PHOSPHORICUM C 200,* 1 Gabe.

Geben Sie jetzt kein reines Salz, sondern Salz in potenzierter Form = *Natrium muriaticum;* denn das hat einige Vorteile:

1. Salz in niedriger Potenz kann vom Organismus schnell und ohne Nebenwirkungen aufgenommen werden.
2. Der Körper wird angeregt, das notwendige Salz aus der Nahrung zu ziehen.

3. Der Körper lernt es, mit Salz hauszuhalten und es nicht mehr in großen Mengen über Nieren und Schweißdrüsen auszuscheiden.
4. Die Geschmacksnerven, als genauester Meßanzeiger, können bestimmen, wieviel Salz der Körper wirklich benötigt.

- Dosierung: *Natrium muriaticum D 3,* 3–4 × täglich 2 Tabletten.

Hitzschlag

Manche Menschen werden besonders leicht vom Hitzschlag getroffen:

- solche, die nicht an die Hitze gewöhnt sind,
- diejenigen, die viel schwitzen,
- Frauen verhältnismäßig häufiger als Männer.

Bei großer Hitze braucht der Körper mehr Flüssigkeit. Wenn der Körper mehr Flüssigkeit verliert, als ihm zugeführt wird, droht ein Hitzschlag. Der Ratschlag, mehr zu trinken, ist genauso fragwürdig wie die schon erwähnte Salzverabreichung bei Salzverlust. Ein indischer Spruch lautet: »Zuviel des Guten macht es zum Gift.«

Bei einem Gesunden ist der physiologische Durst der beste Maßstab für die benötigte Flüssigkeit. Der Organismus kann große Mengen Flüssigkeit gar nicht bei sich behalten und scheidet durch verstärktes Schwitzen und häufigeres Wasserlassen alles schnell wieder aus. Das ist erstens unangenehm und zweitens belastet es unnötig den Körper.

Der Körper muß lernen, die Flüssigkeit bei sich zu behalten und sparsamer damit umzugehen.

Menschen, die selten Gelegenheit haben, größere Mengen Wasser zu sich zu nehmen (wie z. B. in der Wüste), lernen es zu speichern. Sie können den Magen bis an die Grenzen seiner Aufnahmefähigkeit mit Wasser füllen, ohne daß es gleich wieder ausgeschieden wird. Aber diese Technik verlangt eine längere Übungszeit in heißen Ländern.

Symptome: Der Hitzschlag, d. h. die zum Zusammenbruch führende Erschöpfung durch die Hitze, kann plötzlich oder langsam eintreten, so daß das Opfer am Ende kaum mehr die Kraft hat aufzustehen. Durch den Wasserverlust fühlt sich der Mensch müde, schwach und krank. Verliert der Körper immer weiter Flüssigkeit, wird er zunehmend entkräftet und kann kaum aus dem Bett aufstehen. Die Temperatur erhöht sich leicht. Wenn nicht baldigst die entsprechenden Maßnahmen ergriffen werden, führt der Hitzschlag zum Schock.

Folgende Faktoren erhöhen das Risiko:

– Anstrengung:	Gefahr des Sonnenstichs,
– zu hohe Salzzufuhr:	Gefahr des Schocks (Kollaps),
– Alkohol:	Gefahr des Schocks (Kollaps),
– Zigaretten:	Gefahr des Schocks (Kollaps),
– schwere Mahlzeiten:	Gefahr des Schocks (Kollaps).

So kann z. B. die Arbeit an Fabriköfen sowie der Aufenthalt in überfüllten oder überheizten Räumen ebenfalls einen Hitzschlag auslösen.
Die Entwicklung bis zum Hitzschlag kann sich über mehrere Tage erstrecken. Manchmal sind die Anfangssymptome so leicht, daß ihnen keine Beachtung geschenkt wird. Dann kommt plötzlich der *Kreislaufkollaps:* Kalte, feuchte Haut bis hin zu reichlichen, kalten Schweißausbrüchen, Blässe, manchmal Erbrechen und Durchfall. Es können Krämpfe auftreten sowie eine vorübergehende Bewußtlosigkeit.
Ohne Erste Hilfe kann ein Hitzschlag tödlich enden.

Allgemeine Maßnahmen
Bringen Sie den Erkrankten aus Hitze oder Sonne, suchen Sie den Schatten oder kühle Räume auf. Öffnen Sie die Kleidung und fächeln Sie dem Opfer Luft zu.
Wischen Sie den Schweiß mit einem Handtuch von Stirn, Handflächen und Fußsohlen, wobei Sie *vom Körper weg* massieren. Diese Technik wirkt entkrampfend.
Wenn der Bewußtlose nicht bald zu sich kommt, dann *massieren* Sie die Fußsohlen und Waden mit festem Druck *zum Oberkörper hin,* um zu tonisieren.
Wenn das Opfer bei Bewußtsein ist, dann geben Sie, je nach Bedürfnis, etwas Kaltes oder Warmes schluckweise zu trinken (z. B. verdünnten Fruchtsaft oder Kaffee).

Nachdem der Kranke wieder ganz zu sich gekommen ist, sollte er noch so lange liegenbleiben, bis er sich völlig erholt hat.

Homöopathische Behandlung
Wenn man sich durch die Umstellung auf die Hitze sehr strapaziert fühlt und schon die geringste Anstrengung an den Kräften zehrt, braucht man *Natrium muriaticum.*

- Dosierung: *NATRIUM MURIATICUM C 200,* 1 Gabe.

Wenn aber die Erschöpfung durch Hitze mit hoher Luftfeuchtigeit bedingt ist, kommt *Natrium sulfuricum* in Frage.

- Dosierung: *NATRIUM SULFURICUM C 200,* 1 Gabe.

Diejenigen, die in der glühenden Mittagshitze eine größere Anstrengung unternommen haben und sich wie ausgelaugt fühlen, brauchen *Natrium carbonicum.*

- Dosierung: *NATRIUM CARBONICUM C 200,* 1 Gabe.

Kollapsphase
Hier sind die wichtigsten Mittel: Veratrum album, Carbo vegetabilis, Cuprum metallicum (siehe unter »Kollaps bei Vergiftungen« S. 161).

Insektenstiche und -bisse

Das Ähnlichkeitsprinzip ist überall anwendbar

Das homöopathische Prinzip vom Entstehen der Krankheit gilt auch bei Insektenstichen. Die Homöopathie sieht die Ursache von Krankheiten nicht in der Außenwelt, sondern in der Natur des Menschen liegend. So ist es auch hier kein Zufall, daß bestimmte Menschen wiederum bestimmte Insekten anziehen und zum Angriff reizen. Es wird manchmal gesagt, daß durch den reichlichen Genuß von Süßigkeiten Fliegen und Mücken vermehrt angezogen werden. So einfach ist es aber nicht, denn nicht jeder, der viel Süßes ißt, lockt die Fliegen an.

Durch genaue Beobachtung und Mittelprüfungen in der Homöopathie haben Homöopathen etwas Interessantes darüber herausgefunden, warum manche Menschen einen unwiderstehlichen Reiz auf Fliegen ausüben.
Im ersten Kapitel haben Sie gelesen, wie eine Arzneimittelprüfung durchgeführt wird. Die Personen, die die Heilpflanze *Caladium seguinum* (Schweigrohr, Familie der Arongewächse) über eine Prüfung erforscht hatten, sahen sich plötzlich von Fliegen verfolgt. Das lag daran, daß ihr Schweiß durch Caladium süß geworden war, weil die Bauchspeicheldrüse nicht mehr richtig arbeiten konnte und zuviel Zucker über die Haut ausgeschieden wurde.
Bei einem Menschen, der durch seinen süßen Schweiß die Fliegen anzieht, wird Caladium die Ursache, die zur Erkrankung der Bauchspeicheldrüse geführt hat, heilen und somit dafür sorgen, daß dieser Mensch nicht mehr von Fliegen belästigt wird.

Insektizidresistente Insekten sind hochgiftig

Einige dieser »lieben Tierchen«, die zu der Spezies Ungeziefer zählen, können zu einer rechten Plage werden und sogar gefährliche Krankheiten übertragen. Dennoch sollten wir Insekten deshalb nicht mit Haß, Abwehr und Verachtung strafen, denn das macht sie in der Regel nur noch aggressiver und aufsässiger.
Die allopathische* Denkweise hat auch den Nährboden für die Entwicklung von chemischen Insektenvernichtungsmitteln (= Insektizide, z. B. DDT) gebildet. Obwohl diese Methode die totale Zerstörung der »Feinde« bewirken soll, hat sie sich letztendlich nicht bewahrt. Im Gegenteil – die Probleme, die durch die Resistenz der Insekten auf die Insektizide entstanden sind, haben globalen Charakter angenommen.
Durch die »Nebenwirkungen« der Insektizide sind die natürlichen Feinde der Schädlinge oftmals ausgerottet worden. In China wurden z. B. alle Vögel, die Nahrungsmittel (Reis, Obst, etc.) von den

* Vom griechischen allos = das andere. Im Gegensatz zur Homöopathie (homöos = ähnlich) versucht die Allopathie, Krankheit mit gegensätzlichen Mitteln zu bekämpfen.

Feldern fraßen, getötet. Dadurch brach das ökologische Gleichgewicht zusammen. Die Insekten hatten ihre natürlichen Feinde verloren und konnten sich ungestört ausbreiten. Der Schaden, der jetzt entstand, war unverhältnismäßig größer als zuvor. Durch diesen Mechanismus ist es zur vollständigen Vernichtung der Ernte durch Insekten gekommen, was wiederum Hungersnöte zur Folge hatte. Insektizidresistente Insekten sind äußerst angriffslustig. Durch die Speicherung der Insektizide kann ihr Stich so gefährlich werden, daß es zu *Blutvergiftungen* kommen kann. Manche schlimmen Folgen von Stichen (Brennen, Jucken, harte Schwellung) können monatelang anhalten.

In der Bienenzucht z.B. hat man Rassen mit aggressiven Merkmalen für eine Steigerung der Honigerzeugung in Kauf genommen.

Insekten können zu einer furchtbaren Plage werden oder zu kaum vorstellbaren Katastrophen führen. Einiges hat sich schon angebahnt.

Termiten, die früher nur in den heißen Zonen der Erde lebten, sind durch den Kampf gegen das Gift so widerstandsfähig geworden, daß sie sich mittlerweile auch in gemäßigten Klimazonen wohl fühlen. Von Südfrankreich aus haben sie inzwischen Paris erreicht und drängen weiter gen Norden. Und nicht nur das – auch in der Auswahl ihrer Nahrung, früher war es Holz, haben sie sich auf europäische Verhältnisse eingestellt. Sie fressen sich jetzt mühelos durch die härtesten Materialien hindurch. Selbst Beton hält ihnen nicht stand.

Allopathisches Denken bei der Insektenvernichtung

Sie werden sich fragen, was diese Ausführungen über eine nicht naturgemäße Schädlingsbekämpfung mit der Homöopathie zu tun haben? In der Agrarwirtschaft ist lange Zeit einseitig gedacht worden. Man hat versucht, die Krankheitserreger (die Symptome) zu vernichten, anstatt Boden und Pflanzen so gesund zu machen, daß sie nicht mehr anfällig für Krankheiten sind. Die Konsequenzen liegen, auch wirtschaftlich gesehen, inzwischen offen auf der Hand. Hier finden wir die Parallelen zur allopathischen Denkweise. Bei einem Infekt wird unter Einsatz von Antibiotika gegen die Bakte-

rien gekämpft. In der Folgezeit werden die Bakterien gegen die Antibiotika resistent. Die Vorgehensweise ist dieselbe wie bei den Schädlingsbekämpfungsmitteln.
Die Homöopathie hingegen trachtet danach, den Menschen, die Tiere oder die Pflanzen auf natürliche Weise so zu kräftigen, daß ihnen weder Bakterien noch Insekten etwas anhaben können.
Ein Mensch, der häufig Antibiotika bekommen hat, wird irgendwann überhaupt nicht mehr auf die Antibiotika ansprechen. Das kann bei lebensbedrohlichen Infekten verheerende Folgen haben, ganz zu schweigen von den Nebenwirkungen der Antibiotika auf den Gesamtorganismus.
»Es ist immer wieder festgestellt worden, daß die Vermehrung von resistenten Bakterienarten auf ein bestimmtes Antibiotikum direkt mit der Dauer und der Häufigkeit des eingesetzten Antibiotikums korreliert. In einem Krankenhaus zeigte eine Untersuchung, daß alle Arten von Staphylokokken, sowohl von Patienten als auch vom Personal, empfindlich auf das Antibiotikum Erythromycin reagierten. Nachdem Erythromycin über einen längeren Zeitraum hinweg vermehrt verabreicht worden war, wurden die Staphylokokken gegen das Medikament resistent.« (Quelle: »The Medicine Show«, Consumers Union, New York)
Die Folge war, daß kranke Menschen in diesem Krankenhaus gar nicht oder schwerer, als es zu Hause der Fall gewesen wäre, mit dem Medikament behandelt werden konnten: denn jeder Patient wird dort automatisch mit dem resistenten Staphylokokkus infiziert.

Malaria breitet sich aus

Auch die Anophelesmücke, die Überträgerin der Malariakrankheit, ist gegen DDT resistent geworden. Dadurch und durch die Tatsache, daß die Malariaerreger gegen Resorchin, das wichtigste allopathische Medikament bei Malaria, resistent geworden sind, hat sich die Malaria zu einer Bedrohung entwickelt, gegen die die allopathische Medizin machtlos ist.

Homöopathie gegen Malaria

Eine wirksame Malaria-Prophylaxe ist homöopathisch auf verschiedene Weise möglich. Die Mücken können durch homöopathische Salben abgeschreckt werden.
Mit einer homöopathischen Malaria-Impfung haben wir seit vielen Jahren gute Erfahrungen gemacht.* Aus vielen Teilen der Welt bekommen wir positive Rückmeldungen, und bis jetzt ist uns kein Mißerfolg bekannt geworden.

Schutz vor Insekten durch Verhaltensänderung
Was können Sie tun, um sich vor Insekten zu schützen?
Inwiefern hat Ihre Denkweise mit Ihrem Umgang mit Insekten zu tun? Beobachten Sie einfach, wie Sie reagieren, wenn Sie sich durch eine Wespe belästigt fühlen. Sollten Sie mörderische Impulse in sich entdecken, vergegenwärtigen Sie sich, daß Wespen genauso eine Daseinsberechtigung haben wie Sie selbst. Sie wissen nun, daß Sie mit Zerstörung das Problem nicht von Grund auf lösen können. Allein durch eine entsprechende Änderung Ihres Verhaltens können Sie sich für die Attacken von Wespen uninteressant machen. Entfernen Sie einfach alles Süße, Klebrige, Fruchtige, was die Wespen anlocken könnte.
Bienen werden durch bunte, leuchtende Farben, rauhe Stoffe, Haarfestiger, Parfüms und andere Kosmetika angezogen.
Unsauberkeit zieht Ungeziefer an. Wir behelfen uns z. B. in der Wespenzeit damit, daß wir ihnen vor dem Haus, aber nicht in Reichweite der Kinder, etwas angeschnittenes Obst zum Fressen hinstellen.

Aromatische Gerüche behindern die Mittelwirkung
In französischen Gasthöfen findet man im Sommer Basilikumpflanzen, deren starker Eigengeruch die Fliegen abschreckt. Den glei-

* Siehe auch »Homöopathischer Ratgeber für Reisende, besonders für Tropenreisende«, vgl. Literaturverzeichnis.

chen Dienst erfüllen Tomatenpflanzen. Nun ist es aber vom homöopathischen Standpunkt aus betrachtet ungünstig, wenn man sich ständig mit stark aromatischen Gerüchen (z. B. Heilkräuter, Gewürze, Parfüms etc.) umgibt, da sie die Wirkung der homöopathischen Mittel beeinträchtigen können, ganz abgesehen davon, daß manche Menschen darauf empfindlich reagieren. Am besten läßt man die Insekten gar nicht erst ins Haus.
Wir hängen im Sommer Vorhänge aus Perlenschnüren vor die offenen Türen, wie das in südlichen Ländern üblich ist. So kommen kaum noch Fliegen, Wespen o. ä. Insekten ins Haus. Fliegengitter vor den Türen lassen beim Öffnen und Schließen der Tür den Fliegen meist noch genug Raum zum Durchschlüpfen.
Vor dem Gebrauch von Insektensprays im Haus raten wir dringend ab, da sie zu Vergiftungen führen können (siehe S. 165).

Mücken

Prophylaktische Maßnahmen

Mücken sind sehr wählerisch. Das Blut mancher Menschen verschmähen sie, während sie es auf andere abgesehen haben. Aber es gibt hier eine homöopathische Abhilfe, um den Schmarotzern den Appetit zu verderben.
Der Homöopath Dr. Trexler (USA) unternahm Experimente, um einen sicheren Mückenschutz durch die innerliche Verabreichung von homöopathischen Mitteln zu erreichen. Durch gründliches Erproben und jahrelanges Überprüfen erwies sich *Staphisagria* als ein höchst wirksames Mittel.

Der innerliche Mückenschutz

Dieser Schutz wirkt nur während eines Aufenthaltes in Gebieten oder in Jahreszeiten, in denen viele Mücken vorkommen. In diesem Zeitraum nehmen Sie von *STAPHISAGRIA D 3*, 1 – 2 × täglich 1 Gabe.

Wann kann diese Methode nicht angewandt werden?

Nicht, wenn Sie gerade in einer homöopathischen Behandlung sind. Andernfalls müßten Sie die laufende Therapie unterbrechen und könnten sie z. B. nach dem Urlaub wiederaufnehmen.

Wann hilft diese Methode nicht?
Allopathische Medikamente – besonders Antibiotika und Sulfonamide – blockieren diesen homöopathischen Mückenschutz. Er hilft nur dann, wenn die Einnahme allopathischer Medikamente länger als drei Monate zurückliegt.
Auch bei Menschen, die auf bestimmte Medikamente allergisch reagiert haben, kann diese Methode erst ihre Wirksamkeit entfalten, wenn diese allergische Reaktion, die in der Homöopathie als Blockade gilt, homöopathisch abgebaut wird.
Es ist sogar beobachtet worden, daß die Wirkung durch häufigen Fleischgenuß beeinträchtigt werden kann. Antibiotika im Fleisch könnten hier die Ursache sein.

Wirkt diese Methode bei allen Mückenarten?
Ja, sie hindert auch die Anophelesmücke am Stechen und bietet dadurch einen Schutz vor Malaria.

Der äußerliche Mückenschutz
Aufgrund der vielen Einschränkungen bei der innerlichen Verabreichung habe ich versucht, eine Methode zu entwickeln, die jeder anwenden kann. Mit *STAPHISAGRIA D 3,* äußerlich als Salbe täglich auf die unbedeckte Haut aufgetragen, konnte ich gute Erfolge verzeichnen, aber der innerliche Schutz wirkt vergleichsweise besser.
Mückenschutzöl: 30 ml Olivenöl oder eine neutrale Salbengrundlage mit 30 – 50 Tropfen *STAPHISAGRIA D 3* gut vermischen.

Homöopathische Behandlung von Mückenstichen
Wenn die Mückenstiche nach dem Kratzen noch heftiger jucken oder zu brennen anfangen, lindern einige Gaben *LEDUM C 200,* innerlich, die Qualen.
Mückenstiche, die sich nicht zurückbilden und eine geschwürartige Schwellung zurücklassen, brauchen *CARBOLICUM ACIDUM C 200.*

Fliegen

Die gewöhnliche Stubenfliege sticht und beißt nicht. Sie kann aber Krankheitskeime von Typhus, Pest oder Cholera auf Nahrungsmittel oder offene Wunden bei Menschen übertragen.
Prophylaxe für Menschen, die besonders belästigt werden: *CALADIUM C 200* 1 × täglich 1 Gabe, 1 Woche lang, (siehe auch S. 205) oder Staphisagria, siehe oben.

Bremsen

Bremsen sind große Fliegen. Ihre Stiche können schmerzhaft sein und unter Umständen noch wochenlang lokale Schwellungen und Entzündungen hinterlassen.

- Behandlung: *LEDUM C 200,* 1 Gabe innerlich, äußerlich nach Bedarf.

Bienen-, Wespen- und Hornissenstiche

Ein Bienen- oder Wespenstich ruft lokale Reaktionen, wie brennende Schmerzen, Schwellung und Spannungsschmerz, hervor.
Zahlreiche Stiche gleichzeitig können aber lebensbedrohlich werden. Es kann zu einem toxischen Schock kommen.
Ein Mensch, der einmal von einem Bienen- oder Wespenschwarm überfallen wurde, reagiert überempfindlich auf jeden späteren Stich. Ein anaphylaktischer Schock kann dann durch einen einzigen Stich ausgelöst werden. Die Desensibilisierung durch eine homöopathische Behandlung wäre in diesem Fall empfehlenswert.
Bienen sterben, wenn sie ihren Stachel durch einen Stich verloren haben. Die Muskeln der Giftblase aber kontrahieren noch bis zu zwanzig Minuten, nachdem der Stachel von der Biene getrennt wurde und treiben so den Stachel immer tiefer in die Haut, dabei wird kontinuierlich weiter Gift in das Gewebe injiziert.
Bei Wespenstichen bleibt der Stachel nach dem Stich meist nicht zurück, da die Wespe ihren Stachel wieder aus der Haut ziehen und wiederholt benutzen kann.

Allgemeine Maßnahmen
Entfernen Sie den Stachel sofort, indem Sie ihn vorsichtig mit dem Fingernagel oder einem Messerblatt zurückschaben bzw. herausdrücken. Versuchen Sie nicht, den Stachel mit den Fingernägeln oder einer Pinzette herauszuziehen, denn dabei wird noch mehr Gift in die Wunde gepreßt.

Homöopathische Behandlung
Salz ist meines Wissens das beste Mittel, um Schmerzen und Schwellung zum Abklingen zu bringen. Es hat den Vorteil, daß es im Haus immer zur Hand ist. Bedecken Sie den Stich mit Salzwasserumschlägen oder betupfen Sie ihn immer wieder mit Salzwasser.
Wenn Sie *NATRIUM MURIATICUM D 3* äußerlich auftragen, hilft dies noch schneller.
Falls Sie sich gerade in der freien Natur oder im Garten aufhalten und gestochen werden, so sollten Sie für diesen Fall einige Pflanzen kennen, die auch sehr gut helfen. Es handelt sich dabei um rauhe Gänsedistel und Spitzwegerich. Die Blätter der Pflanze werden zerrieben und der Stich mit dem austretenden Saft betupft oder das zerriebene Blatt aufgelegt.
Da der Mensch durch das passende homöopathische Mittel gegen das Insektengift desensibilisiert wird, geben Sie zusätzlich immer:

nach Bienenstichen	1 Gabe *APIS C 200,*
nach Wespenstichen	1 Gabe *VESPA C 200,*
nach Hornissenstichen	1 Gabe *VESPA C 200.*

Symptome des anaphylaktischen Schocks
Diese treten sehr schnell nach dem Stich auf. Es handelt sich um: erschwerte Atmung, Unruhe, bläulich-livide Hautverfärbung, Husten, Kopfschmerzen, eventuell Bewußtlosigkeit.

Behandlung: Bei einem anaphylaktischen Schock werden die obengenannten Mittel das Opfer schnell aus dem Zustand herausholen.
Nachbehandlung: Bei geistiger Verwirrtheit, Schwäche und Unruhe: *ARSENICUM ALBUM.*
- Dosierung: *ARS. C 200,* 1 Gabe, anfangs alle 2 Stunden.

Bei Herzsymptomen, bläulicher Gesichtsfarbe und bläulicher Einstichstelle: *Lachesis.*

- Dosierung: *LACH. C 200,* 1 Gabe täglich.

Wanzen

Prophylaktische Maßnahmen
Wanzen können sich nur dann einnisten, wenn sie genügend Unsauberkeit vorfinden. Matratzen und Bettgestell müssen genauso wie das Bettzeug von Zeit zu Zeit, in heißen Ländern mindestens einmal monatlich, an der Sonne gelüftet werden. Wenn sich das Ungeziefer erst einmal eingenistet hat, reicht meist die Sonnenbestrahlung alleine nicht mehr aus. In die Ritzen der Bettgestelle und anderer verdächtiger Möbel, z. B. Sessel, gießt man konzentrierte Salzlösung.

Läuse

Prophylaktische Maßnahmen
Unsauberkeit spielt zwar eine entscheidende Rolle beim Läusebefall, aber im Grunde genommen ist immer eine Prädisposition dafür vorhanden. Ich habe häufig festgestellt, daß manche Menschen, besonders Kinder, trotz starker Sauberkeitsvorkehrungen und giftiger Insektenschutzsalben von Läusen befallen werden. Ohne eine homöopathische konstitutionelle Behandlung ist bei diesen Menschen alles vergebens.

Kopfläuse

Allgemeine Maßnahmen
Essig auf die Kopfhaut auftragen und ½ Stunde einwirken lassen. Danach mit Shampoo abwaschen und die Haare gründlich mit einem feinzinkigen Kamm durchkämmen.

Homöopathische Behandlung
TUBERCULINUM BOVINUM C 200, 2 Gaben im Abstand von einer Woche.

Dieses Mittel wird in den meisten Fällen helfen, andernfalls begeben Sie sich in homöopathische Behandlung.

Kleiderläuse

Diese Art von Läusen kommt selten vor, meist ist ein Befall mit mangelhafter Ernährung des Menschen und schlechten hygienischen Verhältnissen verbunden. Hierbei spielt der Vitamin-B-Mangel eine wichtige Rolle.

Allgemeine Maßnahmen
Alle Kleidungsstücke müssen ausgekocht werden. Der Betreffende muß ein heißes *Essigbad* nehmen und sich hinterher abseifen. Koffer gegebenenfalls mit heißem Essigwasser auswaschen und in die Sonne stellen.
Frische, neue Kleidung, die nicht mit der alten in Berührung gekommen ist, anziehen. Ein bis zwei Wochen danach sollte hauptsächlich Gemüse und Obst gegessen werden, kein Fleisch und wenig Getreide.

Homöopathische Behandlung
Hier habe ich keine praktischen Erfahrungen sammeln können. Aber ein Versuch mit *Tuberculinum bovinum* würde sich sicher lohnen.

Läuse der Genitalien

Diese werden in der Regel durch Geschlechtsverkehr übertragen. Allgemeine Maßnahmen: Siehe unter »Kopfläuse«.

Homöopathische Behandlung
STAPHISAGRIA C 200, 1 × täglich, 1 Woche lang.

Flöhe

Beim Flohbiß gelangt eine ätzende Flüssigkeit in die Wunde, die Juckreiz, Schwellung und Rötung der Haut verursacht. Dabei saugt der Floh mit seinem Rüssel Blut aus der Wunde. Jedes Lebewesen hat seine eigene Art von Flöhen, aber es kann auch einmal vorkommen, daß Hunde- oder Katzenflöhe auf Menschen überspringen. Wenn das der Fall ist, muß diese Disposition homöopathisch behandelt werden, nachdem der Stich mit *Pulex irritans* versorgt wurde. Bei Menschenflohbissen wird in der Homöopathie der potenzierte Menschenfloh – Pulex irritans – eingesetzt.

- Dosierung: *PULEX C 200,* 1 Gabe innerlich, falls notwendig auch äußerlich anwenden.

Grasmilben

Diese leben eigentlich in tropischen Urwaldgebieten. Grasmilbenstiche sind sehr gefährlich. Als Folge der Stiche stellen sich Erbrechen, Durchfall, qualvoller Juckreiz und eine sinkende Körpertemperatur ein.
Mit einer Abart dieser Grasmilben sahen wir uns in den letzten Jahren häufig konfrontiert.
Besonders Kinder, die barfuß im Gras spielen, werden von den für das Auge unsichtbaren Milben befallen. Die Einstichstelle verfärbt sich rot, entzündet sich oftmals und juckt furchtbar. Wie bei Krätzemilbenbefall sollten die Kinder gründlich gewaschen oder gebadet werden, damit sich die Milben und ihre Larven nicht so leicht in die Haut einnisten können. Die Milben halten sich vor allem in der Haut von Brust, Bauch und Oberschenkeln.

- Behandlung: *LEDUM C 200,* täglich 1 Gabe innerlich und mehrfach täglich äußerlich auf die Wunden.

Krätzemilben (Scabies)

Durch Unsauberkeit können sich diese Milben einnisten. Sie bevorzugen die Stellen zwischen den Fingern und den Zehen sowie andere Körperfalten. Es ist normalerweise unmöglich, sie ohne giftige Salben wieder loszuwerden, aber die Homöopathie kann auch hier mit guten Heilungsquoten aufwarten. Die Behandlung sollte so schnell wie möglich begonnen werden, denn wenn der Befall schon länger besteht, dauert auch die Behandlung entsprechend länger.

Allgemeine Maßnahmen

Das oberste Gebot heißt Sauberkeit. Der Patient sollte sich täglich gründlich mit Kernseife waschen. Noch besser wirkt es, wenn man darin badet. Die Kleider sollten täglich gewechselt und die getragenen Kleidungsstücke gründlich ausgekocht werden.

Die ganze Wohnung muß gründlich gesäubert werden.

Bettwäsche und Bettdecken werden täglich ausgeschüttelt und an sonnigen Tagen draußen gelüftet.

Die Ernährung muß in der Art umgestellt werden, daß alles Reizende, Stimulierende, wie z. B. Süßes, Salziges, Gewürze, Genußmittel, aus der Diät entfernt wird.

Homöopathische Behandlung

Die folgenden therapeutischen Empfehlungen sind nur im Anfangsstadium anwendbar!

Für dieses Stadium, in dem die individuellen* Symptome noch nicht aufgetreten sind, kommt *Psorinum* in Frage. Hier sollte aber beachtet werden, daß jeder, je nach seiner Disposition, mit konstitutionellen Symptomen reagieren wird. Trotzdem müssen Sie Psorinum weiter geben und die kurzzeitig aufflammenden Symptome in Kauf nehmen, bis die Milben verschwunden sind. Durch die homöopathische Therapie werden die Milben nicht wie durch die Gifteinwirkung direkt getötet, sondern es wird ihnen der Nährboden entzogen. Der Organismus stellt sich um und lernt, die Schmarotzer abzuwehren.

Wieder geht es nicht darum, ein Symptom (Krätzemilben) zu beseitigen, sondern die Selbstheilungskräfte zu mobilisieren.

- Dosierung: *PSORINUM C 200,* in er ersten Woche 2 × täglich 5 Tropfen auf 1 Schnapsglas Wasser.
  Wenn noch nicht beseitigt, in der zweiten Woche 1 × täglich 5 Tropfen auf 1 Schnapsglas Wasser.

* Individuelle Symptome: Symptome, die nicht zum Standardbild einer Krankheit gehören und sich nicht aus dem spezifischen pathologischen Geschehen erklären lassen. Beispiel: Wenn jemand Schnupfen bekommt und jetzt eine Abneigung gegen Kaffee entwickelt und jede Nacht um 4 Uhr aufwacht, so sind dies »individuelle Symptome«, die nicht im Bild des »Normalschnupfens« enthalten sind.

Falls notwendig: in der dritten Woche jeden 2. Tag 5 Tropfen. Wenn alles nicht hilft, suchen Sie einen Homöopathen auf!

Zecken

Zecken halten sich gern im Wald auf Bäumen und Büschen auf. Sie lassen sich fallen und beißen sich unbemerkt in der Haut fest. Erst später wird man die mit Blut vollgesogene Zecke entdecken, die Wunde juckt und brennt etwas. Die Zecke muß vorsichtig aus der Haut entfernt werden, ohne daß der Kopf abreißt, was zu Entzündungen führen könnte.
Zecken können Krankheiten übertragen. Ob das vermehrte Auftreten der gefürchteten Gehirnhautentzündung oder der Lyme-Krankheit in den letzten Jahren wohl auch in Zusammenhang mit der erhöhten Virulenz von Insekten als Folge der Insektizide steht?

Allgemeine Maßnahmen
Auf keinen Fall darf man die Zecke mit Gewalt herausziehen. Sie läßt sich mühelos entfernen, wenn man den Zeckenkopf mit Schmieröl oder noch besser mit Klebstoff luftdicht abdichtet. Die Zecke bekommt keine Luft mehr und lockert ihren Biß.

Homöopathische Prophylaxe
Hier geht es darum, einer Gehirnhautentzündung nach einem Zeckenbiß mit 1 Gabe *ZECKENBISSFIEBER-NOSODE D 200* vorzubeugen. Dieses Mittel hilft auch bei den eventuellen Folgen einer allopathischen Zeckenimpfung.

Angina pectoris

Die Angina pectoris (angina = Enge, pectus = Brust) zeichnet sich durch einen anfallsweise auftretenden Schmerz aus, der vom Herzen ausgeht und in die linke Schulter, die Arme, den Oberbauch und den Nacken ausstrahlen kann.
Die Ursache kann organisch oder funktionell bedingt sein. Bei ersterer spielt vor allem die Verengung der Herzkranzgefäße infolge

Verkalkung eine Rolle. Unter körperlicher Belastung können die Herzmuskeln nicht mehr mit genügend Sauerstoff von den verkrampften, verkalkten Gefäßen versorgt werden.
Bei der funktionellen Angina pectoris sind Krämpfe der Herzkranzgefäße infolge langandauernder körperlicher Überanstrengung, schweren seelischen Erschütterungen, Nervosität, Hysterie oder Tabakvergiftung die Ursache. Eine Differenzierung der jeweiligen Form ist durch das EKG möglich.
Bei der Behandlung von Angina pectoris sehen wir wieder die Bedeutung des Individualisierens, die eine echte Heilung durch ein individuelles Mittel erst ermöglicht. Alle schematischen Behandlungsversuche können nur palliativ wirken.
Die Homöopathie behandelt nicht primär »Angina pectoris«, sondern die einzigartige Art und Weise, wie sie sich bei einem bestimmten Menschen äußert. Wenn die Schmerzen in die linke Halsseite ausstrahlen, dann ist ein anderes Mittel angezeigt, als wenn sie sich in den linken Arm erstrecken. Das Symptom »Schmerzen im linken Arm« führt allein auch noch nicht zum richtigen Mittel, jetzt muß man weiter differenzieren. Es können andere Empfindungen, wie Taubheits- oder Gürtelgefühl, Kollapserscheinungen oder Todesangst den Herzanfall begleiten. Einige Gaben des richtigen homöopathischen Mittels bringen schnell Linderung. Aber die ärztliche Überwachung des Kranken und eine Behandlung der verkalkten Gefäße sind erforderlich, da ein Herzinfarkt drohen kann.
In der Allopathie werden Nitroglycerin und Amylnitrit (Amylium nitrosum) als universelle gefäßerweiternde Mittel bei Angina pectoris eingesetzt. Sie wirken dem Engezustand der Blutgefäße entgegen, also genau im Sinne des allopathischen Prinzips. Von einer wirklichen Heilung können wir in so einem Fall nicht sprechen, denn es liegt in der Natur der Dinge, daß alles, was mit Gewalt erreicht wurde, wieder zurückkehrt. Und so ist es hier auch: Die Attacken kommen in periodischen Abständen wieder, bis die Medikamente nicht mehr helfen.
Wenn nun die Homöopathen den Zustand heilen wollen, brauchen sie Mittel, die durch Arzneimittelprüfungen am Gesunden gezeigt haben, daß sie einen ähnlichen Krampfzustand des Herzens produ-

zieren können. Durch diese Heilmittel wird der Organismus in die Lage versetzt, mit solchen Krampfzuständen richtig umzugehen.
Die Aktivierung der Selbstheilungskräfte löst einen Lernprozeß aus und bewirkt echte Heilung, wodurch die Krämpfe nicht mehr entstehen können. Selbstverständlich ist aber sowohl bei der organischen als auch der funktionellen Angina pectoris eine gründliche *Nachbehandlung* durch einen erfahrenen Homöopathen erforderlich.
Wie lange ein Lernprozeß mit Hilfe homöopathischer Mittel dauert, ist davon abhängig, inwieweit die Krankheit vernachlässigt bzw. unbeachtet gewesen ist. In einem Notfall geht es aber darum, lebensrettende Maßnahmen schnell und sicher einzusetzen. Besonders wenn Sie sich der Lage nicht gewachsen fühlen, sollten Sie immer undogmatisch und frei von Vorurteilen die Therapie wählen, mit der Sie sich vertraut fühlen und von der Sie überzeugt sind, den Notfall damit meistern zu können.
Es gibt leider unter den Nichthomöopathen die weitverbreitete Auffassung, homöopathische Mittel würden bei hochakuten Prozessen nicht schnell genug helfen, weshalb man sie am besten nur bei harmlosen Krankheiten einsetzen sollte. Wer einmal erlebt hat, wie schnell das richtige homöopathische Mittel wirkt, weiß, daß es in der Schnelligkeit seiner Wirkung durchaus Nitroglycerin übertreffen kann, besonders bei funktionellen Angina-pectoris-Anfällen.

Allgemeine Maßnahmen

Bei organischer (im Gegensatz zu funktionell-nervaler) Angina pectoris ist Bettruhe ein Muß. Der Kranke soll keine Nahrung zu sich nehmen, bis er sich fit fühlt und der gesunde Appetit zurückgekehrt ist. Flüssigkeit kann nach Bedarf getrunken werden. Auch in den dem Anfall folgenden Tagen sind Anstrengungen zu vermeiden.
Der Kranke darf nur leichte Kost zu sich nehmen. Salz und Zucker werden für mindestens eine Woche vom Speisezettel gestrichen. Kaffee, Alkohol und Zigaretten sind strengstens verboten.
Es hängt von dem Zustand des Herzens ab, wie lange welche Maßnahmen erforderlich sind.

Die homöopathische Behandlung der Angina pectoris
Angina-pectoris-Anfall durch Anstrengung:
Ein schlecht trainiertes Herz wird eine ungewöhnliche Anstrengung nicht vertragen können. Das, was einem Menschen heute vielleicht nichts ausmacht, kann morgen eine große Anstrengung sein, wenn noch andere Faktoren zusammentreffen.
Wenn ein Mensch beim Sport plötzlich mit großen Schmerzen in der Brust auf den Boden stürzt, wird *Arnica* helfen. Auch wenn die Umstehenden oder Sie als Behandler der Ansicht sind, daß eine so geringe Anstrengung (z. B. Golfspielen) doch nicht die Ursache für einen Angina-pectoris-Anfall sein kann, ist dennoch Arnica das richtige Mittel. Die bildhafte Beschreibung soll Ihnen helfen, unter den gegebenen Umständen Arnica zu erkennen.
Der Betroffene fällt unter großen Schmerzen zu Boden und kann sich kaum bewegen. Mit der rechten Hand preßt er sich den linken Ellbogen an die Brust. Die Schmerzen sind nämlich am linken Ellbogen besonders schlimm.
Arnica ist besonders wichtig bei Menschen, die lange Jahre nicht mehr trainiert haben.
Bitte vergessen Sie nicht die allgemeinen Maßnahmen, da der Arnica-Mensch dazu neigt, alles herunterzuspielen. Er wird zu früh aufstehen wollen.
- Dosierung: *ARNICA C 200,* 1 Gabe ½stündlich.

Bei einem gesunden, kräftig aussehenden Menschen
Ein kräftig aussehender Mensch, der sich einer guten Gesundheit erfreut und dessen Herz ohne Problem gearbeitet hat, wird aus heiterem Himmel von Brustkrämpfen überfallen. Heftige Schmerzen schießen in seinen linken Arm oder strahlen nach allen Richtungen. Der Mensch glaubt, seine Todesstunde habe geschlagen und versichert den Umstehenden, daß er jede Sekunde sterben werde. Sein ganzer Körper ist von kaltem Schweiß bedeckt, er leidet furchtbare Qualen, stöhnt laut vor Schmerzen und wälzt sich hin und her.
- Dosierung: *ACONIT C 200,* 1 Gabe ½stündlich.

Bei einem schwachen, kränkelnden Menschen

Arsenicum album paßt für den von vornherein geschwächten Menschen, der durch die Herzschmerzen zusehends entkräftet wird und nur sehr oberflächlich atmen kann. Die Herzschmerzen sind eher brennend und am schlimmsten um oder nach Mitternacht. Der Kranke friert furchtbar, er kann es nicht warm genug haben.

Der Schmerzanfall macht ihn sehr ungeduldig, aber durch die geringste Bewegung bekommt er schlecht Luft. Es dauert dann lange, bis er sich erholt. Er ist voller Furcht und glaubt, jeden Moment ohnmächtig zu werden.

Arsenicum album hat das typisch hippokratische Aussehen: Das Gesicht ist eingefallen und sieht spitz aus, die Angst hat sich in die Gesichtszüge eingeprägt.

Bei Arsen ist es wichtig, die Nachbehandlung nicht zu vergessen.

- Dosierung: *ARSENICUM ALBUM C 200,* 1 Gabe ¼–½stündlich.

Eine eiserne Faust packt das Herz

Derjenige, der eine Herzattacke (möglicherweise ausgelöst durch Liebeskummer) bekommt und das Gefühl hat, sein Herz werde von einer eisernen Faust gehalten, braucht *Cactus.*

Diese Empfindung kann unterschiedlich ausgedrückt werden, z. B. »als ob ein eiserner Gurt das Herz an seinen normalen Bewegungen hindere« oder »als ob das Herz heftig zusammengepreßt wird und genauso heftig versucht, die Fesseln zu sprengen«.

- Dosierung: *CACTUS C 200,* ¼stündlich 1 Gabe.

Wie gelähmt vor Schmerzen

Diese Herzattacke kommt ganz plötzlich mit einem Aufschrei, als ob ein Dolch ins Herz gestoßen würde. Der Schmerz nimmt dem Kranken den Atem und lähmt ihn. Die Herzschmerzen schießen zur Achsel und in die Finger der linken Hand, dabei fühlt sich alles taub und gelähmt an. Die Haut ist kalt wie Marmor und auf den Gesichtszügen spiegelt sich die Angst wider.

- Dosierung: *LATRODECTUS MACTANS C 200,* 1 Gabe ¼stündlich.

Durch schweres Essen

Nach einem schweren Festmahl mit den verschiedensten Gängen und reichlichen, blähenden Speisen wacht der Herzkranke in der Nacht plötzlich mit einem Angina-pectoris-Anfall auf. Er steht auf, japst vor Anstrengung nach Luft, torkelt vor Schmerzen und fällt auf den Boden.

Diese Schmerzen strahlen zum Schlüsselbein aus oder zum Magen.

- Dosierung *CRATAEGUS D 1–D 6,* je nach Bedarf eine oder mehrere Gaben, löst meist die Schmerzen unter reichlichem Aufstoßen. Wiederholen Sie das Mittel bei Rückkehr der Schmerzen.

IV. Mutter und Kind

Die Familie

Die ersten Jahre sind von großem Einfluß auf die körperliche und geistige Entwicklung des Kindes und die Entfaltung seiner seelischen Eigenschaften. In dieser Zeit ist das Kind ganz im Schoß der Familie geborgen. Normalerweise verbringt es diesen Teil seines Lebens ausschließlich im Elternhaus. Es ist die wichtigste Zeit für das Kind wie auch für die Eltern bzw. die Familie. Die Familie ist maßgebend für seine spätere Entwicklung, wenn es mit der Umwelt direkt in Kontakt kommt. Wenn wir im Kinde Verjüngung und Zukunft der Menschheit erblicken, muß der Familie die größte Aufmerksamkeit zugewendet werden. Welche Entscheidung wir in der Kinderstube treffen, wird nicht nur unsere Zukunft und unser Wohlbefinden beeinflussen, sondern in letzter Konsequenz die ganze Menschheit, das gesamte Leben auf der Erde.

Spätestens bei der Geburt des Kindes müssen wir uns ernsthaft die Frage stellen: Will ich eine friedliche Welt für mein Kind? Wenn ja, dann muß das Leben eine ganz neue Qualität bekommen. Wir müssen alles, was das Leben sich nicht entfalten läßt, alles Unterdrückende, alles Verdrängende aufgeben. Wir müssen die wahren Gründe der Krankheiten, des Unglücks, des Unzufriedenseins erkennen.

Alle Eigenschaften des Körpers, des Geistes und der Seele eines Menschen sind bei der Empfängnis bereits vorhanden. Es ist unmöglich, daß die Eltern ihr Kind nach ihren Vorstellungen umformen und grundsätzlich »anders« gestalten können. Jedes Kind hat eine individuelle Persönlichkeit, die es schon bei der Empfängnis besitzt und die seine Einzigartigkeit ausmacht. (Erb-)Anlagen können nicht mehr ausgemerzt werden, fehlende Eigenschaften nicht ersetzt werden. Es gehört deshalb zu den Aufgaben der Eltern, die Anlagen des Kindes frühzeitig zu erkennen und durch entsprechende Anleitung und Unterstützung dem Kind die Möglichkeit zu geben, seine Persönlichkeit und seine Eigenschaften zu entfalten und sie zu seinem eigenen Besitz zu machen.

Wachstum vollzieht sich langsam und stufenweise. Es ist notwendig, daß die Eltern sich mit den Entwicklungsstufen des Körpers, des Geistes und der Seele vertraut machen.

Die Aufgabe der Elternschaft fängt daher viel früher an – und zwar bevor das Kind empfangen oder geboren wird. Die Frage, wann man anfangen soll, könnte man spaßeshalber mit »schon bei den Großeltern« beantworten. Man sollte *jetzt* anfangen. Jede Mühe, die sich einer jetzt gibt, bereitet ein gesünderes Klima für das Ungeborene.

Die Schwangerschaft

Diese Zeit kann man nutzen, um sich für entscheidende Momente im Leben des Kindes vorzubereiten. Jetzt sollten wir unsere Lebensphilosophie, Lebensweise, unsere Ernährung und Süchte untersuchen und neu überdenken.
Es muß einem wirklich klarwerden, was Unterdrückungsmaßnahmen, Verdrängungen, Linderungen, Verschiebungen sind und was heilsam ist. Das Wachstum zu mehr Ganzheit vollzieht sich nur schrittweise und muß nach und nach in die Praxis umgesetzt werden. Alle radikalen Änderungen in der Lebensweise, der Ernährung und bei den Süchten werden meist ohne Erfolg bleiben, da es sich um Verdrängungen handelt, deren Inhalte später, in einem kritischen Moment, wieder auftauchen. Nur Einsicht auf der seelischen Ebene bringt Veränderungen, die dauerhaft, echt und stabil sind. Alle rein intellektuellen Bemühungen werden sich letzten Endes als heimtükkisch und schädlich erweisen. Der Intellekt ist notwendig, um sich Gedanken zu machen, um zu verstehen, um zu planen, um die notwendigen Schritte auszuarbeiten, aber dann muß das Problem über die Emotion und das Herz verarbeitet und in der Realität vollzogen werden.
Betrachten wir das Rauchen. Es ist bekanntermaßen erwiesen, daß es nicht nur für den Rauchenden selbst, sondern auch für das Ungeborene schädlich ist und daß eine hohe Prozentzahl der Kinder rauchender Eltern Mißbildungen und Behinderungen aufweisen. Die Statistik belegt, daß die höchste Rate erzielt wird, wenn beide Elternteile rauchen. Wenn nur die Mutter raucht, ist die Zahl etwas niedriger, und wenn nur der Vater raucht, ist die Rate noch geringer. Nun hat aber ein Gift auch eine ganze Reihe von Folgen, die

nicht bewiesen werden können oder die nicht gleich so deutlich zu pathologischen Veränderungen führen.
Wir wissen, daß wir die Nikotinsucht auf rein intellektueller Ebene nicht bewältigen können. In welchem Maße Rauchen einen schädlichen Einfluß ausübt, hat damit zu tun, inwiefern einer von der Zigarette abhängig ist. Ist es eine Sucht oder ein Genuß? Raucht man mal eine, weil man es genießt, oder muß man immer rauchen, wenn sich die Stimme der Seele zu laut erhebt und man sie nicht hören möchte. Das eine gehört zum Leben, das andere ist schädlich. Leben besteht nicht aus Verzicht, sondern aus Einsicht. Wenn man seine Lebensweise in Frage stellt und anfängt, sich über Dinge bewußt zu werden, dann fällt nach und nach das Überflüssige ab. Wenn man aber meint, Genügsamkeit sei eine Tugend, und dabei die notwendige Bewußtwerdung fehlt, dann handelt es sich um erzwungene Einfachheit, die unecht ist und Konflikte auslöst.
Paare, die Kinder haben wollen, sollten sich in eine konstitutionelle homöopathische Behandlung begeben, auch wenn keine schwerwiegenden Krankheiten vorliegen. Wenn wir uns überlegen, wie lange der Körper braucht, um z. B. von Nikotin freizuwerden (nach der Entwöhnung dauert es mindestens drei Jahre), dann wird uns klar, wie dringend wir jetzt gleich die Weichen zu stellen haben. Die Homöopathie hilft bei der schnelleren Entgiftung. Aber es geht nicht nur um den Körper, sondern um die grundsätzliche Lebensumstellung.

Die werdende Mutter

Bei vielen Völkern der Erde wird die Mutter als heilig angesehen und verehrt. Es gibt Religionen, bei denen Gott als Mutter verehrt wird. Der Volksmund spricht vom »Kindersegen« und davon, daß die werdende Mutter »gesegneten Leibes« sei. Muttersein ist »ein Segen«. Durch die Schwangerschaft werden schlafende Instinkte erweckt. Die Frau bekommt ein völlig neues Gespür für ihren Körper. Jetzt sollte sie innehalten, auf den Körper achten und die innere Stimme laut und deutlich werden lassen.
Eine große Gelegenheit, in das Reich der Zärtlichkeit, der Zuwen-

dung, des Verständnisses und der Liebe einzutreten, steht jetzt an. Das Kind braucht die Mutterliebe und die Geborgenheit nicht erst nach der Geburt, sondern schon im Mutterleib.
Die Zeit der neunmonatigen Schwangerschaft verläuft meist nicht ohne Schwierigkeiten, und manche Prüfungen können der werdenden Mutter zu schaffen machen. Dennoch lohnt sich der Weg, da er segensreiche Geschenke bereit hält.

Gefahr von Medikamenten

Jedes Medikament, das den wachgewordenen Instinkt lähmt, wird Folgen haben. Jedes Symptom, das nicht beachtet wird und unterdrückt wird, kann schlimme Konsequenzen mit sich bringen. Natur ist weder böswillig noch gutwillig, sondern funktioniert nach bestimmten Prinzipien. Wenn man die Prinzipien beachtet, ist das Resultat schön, befriedigend und glückbringend. Wenn man sie verachtet, erhalten wir entsprechend häßliche, unbefriedigende und Kummer erzeugende Resultate. Es ist aber nie zu spät umzukehren und aus dem, was entstanden ist, etwas Schönes zu schöpfen.
Vor 1962 lebte ein Großteil der Welt in dunklem Unwissen über das Leben des Ungeborenen. Es herrschte allgemeiner Konsens darüber, daß der Fötus im Mutterleib völlig geschützt sei. Der Mutterkuchen, über den das Ungeborene seine Nahrung bekommt, bewache es wie ein Schutzengel, der nur das Gute durchlasse, alles Schlechte weise er zurück. Dieses Märchen entsprang vielleicht der Ansicht vom heiligen Stand der Mutterschaft, gestützt auf die Liebe der Mutter, die ihr kleines Wesen vor allem Unheil schütze.
Mit der Contergan-Katastrophe erwachte eine schlafende Welt und man merkte plötzlich, in was für einen Horrorzustand unbewußtes Leben führen kann. Bald wurden die Forschungen einzelner Wissenschaftler, die schon lange vorher die Physiologie des Fötus untersucht hatten, allgemein bekannt und anerkannt: Fast alles erreicht das ungeborene Kind innerhalb weniger Minuten, nachdem es eingenommen oder gespritzt wurde.
Verharmlosend wird behauptet, daß nur das erste Drittel der Schwangerschaft gefährdet sei, danach könne man ruhig jedes

Medikament nehmen. In dieser Hinsicht weiß man inzwischen aber auch mehr. In den ersten drei Monaten, in denen die Struktur des werdenden Organismus angelegt wird, ist natürlich die Gefahr der Organschädigung am größten. Aber auch die einmal angelegte Struktur kann noch sehr stark geschädigt werden. Medikamente am Ende der Schwangerschaft bergen andere Gefahren in sich. Solange das Kind mit der Mutter über die Nabelschnur verbunden ist, können die Enzyme der Mutter die Medikamente noch neutralisieren (jedes Medikament ist mehr oder weniger giftig und der Körper leidet darunter). Nachdem die Nabelschnur durchgeschnitten ist, ist das Kind auf einmal auf sich angewiesen. Manche Enzyme besitzt das Baby noch nicht oder nur in geringen Mengen. Medikamente, die in seinem Körper noch vorhanden sind, kann es nicht neutralisieren. Diese Tatsache ist verantwortlich für eine Reihe von Zuständen, die kurz nach der Geburt auftreten können, z. B. Blutungen und Gelbsucht* beim Neugeborenen.

Eisenpräparate – Der Eisenbedarf und die Eisentherapie in der Schwangerschaft

Schwangere Frauen benötigen vermehrt Eisen, da sie mehr Blut bilden müssen. Sobald das Labor eine geringfügige Blutarmut (Eisenmangelanämie) bei einer Schwangeren feststellt, wird Angst verbreitet: Das Kind würde nicht mit genügend Blut versorgt und anämisch werden! Tatsache ist, daß die Natur in der Verteilung der Rohstoffe das junge Leben gegenüber der Mutter bevorzugt.

»Schwangere Frauen haben besonders im letzten Drittel der Schwangerschaft meist einen niedrigen Eisenspiegel. Die Mehrzahl der Ärzte empfiehlt deshalb die routinemäßige Einnahme von Eisentabletten während dieser Zeit. Der Nutzen einer solchen Maßnahme ist jetzt durch verschiedene Untersuchungen in Zweifel gezogen worden. Die beiden Wissenschaftlerinnen Elina Hemminki und Barbara Starfield überprüften alle seriösen Studien über den Nutzen der Eisentherapie in der Schwangerschaft. Ergebnis: Keine

* »Medicine Show«, A Consumers Union Publication, S.189

einzige Studie erbrachte den Nachweis irgendeiner Verbesserung der Gesundheit für Mütter oder Babys.«*
Diese Studie kommt zu demselben Ergebnis, welches vielen Homöopathen aufgrund ihrer Beobachtungen seit langem kein Geheimnis ist: *Eisenpräparate verbessern nicht die Gesundheit!* Sie können zwar das rote Knochenmark anregen, mehr rote Blutkörperchen zu produzieren, aber gerade bei Schwangeren geschieht auch das nicht immer so, wie man es erwartet. Dagegen muß allemal mit Nebenwirkungen gerechnet werden wie Übelkeit, Durchfall, Verstopfung, Schwarzfärbung des Stuhls, Schwarzfärbung der Zähne, Zellschädigungen, Appetitverlust, Venenentzündung, Kreislaufkollaps, Schüttelfrost, Wucherung des Lymphgewebes und Magenausgangsverengung.
In manchen Fällen wurde sogar beobachtet, daß trotz der Zufuhr von Eisenpräparaten der Hämoglobinspiegel sank. Dies ist ein Indikator für den Beginn einer Eisenvergiftungsanämie, die zu Leber- und Nierenschäden führen kann. Wenn erst einmal zuviel Eisen vom Körper aufgenommen wurde, kann es nur über Blutverluste ausgeschieden werden. Bei der Schwangeren fehlt diese Möglichkeit, da die monatliche Periode aufgehört hat. Aber in den meisten Fällen kann der Organismus eben gar nicht das ganze angebotene Eisen aufnehmen, so daß es über den Darm wieder ausgeschieden wird.
Neugeborene, deren Mütter sich einer Eisentherapie unterworfen haben, können zu Verstopfungen und schwerer Gelbsucht neigen. Eine ausgeglichene, vollwertige Ernährung sollte in jedem Fall auch während der Schwangerschaft den erhöhten Eisenbedarf decken.
Das eigentliche Problem beim Eisenmangel liegt in der Unfähigkeit des Körpers, Eisen aufzunehmen und zu verwerten. Und die Ursache hierfür ist letztendlich im geistig-seelischen Bereich des Menschen zu suchen. Die richtige homöopathische Behandlung verbessert den allgemeinen Gesundheitszustand und heilt über diese Ebene die »Blutarmut«.

* Langbein, u. a., »Bittere Pillen«, siehe Literaturverzeichnis.

Wie erkennen Sie einen Eisenmangel?
Am glanzlosen, struppigen Haar; trockener, welker Haut; brüchigen Nägeln; spiegelnd glatter Zunge; Rissen in den Mundwinkeln; blassen Schleimhäuten – schauen Sie sich die Färbung des inneren Unterlides an! –; Brennen auf der Zunge; allgemeine Schwäche und Müdigkeit.

Allgemeine Maßnahmen
Mit einer Ernährungsumstellung auf Vollwertkost – Getreide, Rohkost, Keimlinge – können Sie Ihren Teil zur Unterstützung der homöopathischen Therapie beitragen.
Manche Nahrungsmittel enthalten viel Eisen in leicht verwertbarer Form. An der Spitze stehen die *Brennessel, Zuckerrohrmelasse* und diejenigen *Apfelsorten,* die nach dem Reiben schnell braun werden. (Boskop enthält viel Eisen, Golden Delicious kaum etwas). Es gibt ein altes Hausmittel: *Eisennägel* werden in einen *eisenhaltigen Apfel* gesteckt. Durch die Oxidation wandelt sich das Eisen in eine leicht verwertbare Eisenverbindung um.
Viel Eisen enthalten: Blattsalate, Spinat, Leber (Vorsicht – oft reichlich belastet mit Umweltgiften). Weißes Mehl enthält kein Eisen und auch kein Vitamin B.

Vitaminpräparate

Vitamine gehören ebenfalls zur Kategorie der Ersatztherapien, bei denen nie die Ursache der Beschwerden behandelt wird. Im Gegenteil: Die wahllose Einnahme von z. B. Vit. B 12 verändert schon in geringen Mengen das Blutbild so, daß die relativ weit verbreitete Form der Blutarmut (perniziöse Anämie) oft kaum mehr zu entdekken ist. Unabhängige Wissenschaftler fordern die Entfernung von Vitamin B 12 aus Vitaminpräparaten, da es der gesunde Mensch nicht braucht, und der Perniziosa-Kranke die wichtige Behandlung versäume.*
Alles hat eine Wirkung, es fragt sich nur, ob das Vitamin auch die

* »Bittere Pillen«

gewünschte Wirkung erzielt. Über Jahre hinweg sind viele gründliche Untersuchungen gemacht worden, und die Wissenschaftler sind zu einem interessanten Schluß gekommen: Vitaminpräparate eignen sich gut als Placebos!* Die psychologische Wirkung ärztlich verschriebener Vitamine bei allgemeinem Unwohlsein, Leistungsabfall, Müdigkeit, Depressionen etc. überrascht anfangs, indem sie eine Heilwirkung vortäuscht – das nennt man Placebowirkung. Dies führt natürlich zu dem Irrtum, daß die Vitamine den (nachweislich gar nicht vorhandenen) Mangel beseitigt haben, und schon stehen sie in dem Ruf, wichtige Heilmittel zu sein!
Nachdem dann die anfängliche Wirkung nachläßt, neigt der Verbraucher dazu, die Dosis der Wunderdroge zu erhöhen und damit kann sich eine Vitaminvergiftung anbahnen. Auch das harmlose Placebo »Vitaminpräparate« kann zu Überdosierungserscheinungen führen. Erinnern Sie sich noch an den Fall eines Engländers (er ging vor Jahren durch die Presse), der täglich literweise Karottensaft trank und an einer Karottenvergiftung starb?
Wenn Sie sich abwechslungsreich und vollwertig ernähren und ihr Organismus intakt ist, kann es zu keinen Vitaminmangelzuständen kommen. Auch bei Resorptionsstörungen muß der Körper als Ganzes behandelt werden. Substituierung von fehlenden Vitaminen ist dann bestenfalls eine »Krücke«.
Vitaminmangel ist heute in den Industrieländern sehr selten geworden. Dagegen leiden viele Menschen der Dritten Welt unter Mangelzuständen.
Nach dem Vergleich der von unabhängigen Wissenschaftlern empfohlenen Tagesdosen mit den Statistiken des deutschen Gesundheitsministeriums über den täglichen Vitaminverbrauch des Bundesbürgers konsumieren wir eher zuviel als zuwenig Vitamine.**
Und für die Gruppe von Menschen mit Resorptionsstörungen im Darm (Verdauungsstörungen), z. B. die Alkoholiker, stellt die Multi-Vitaminzufuhr nur die Verschleierung der Grundursache dar. Diesen Menschen könnte mit Homöopathie wirklich geholfen werden.

* »The Medicine Show«
** »Bittere Pillen«

Sind Vitamin-D-Präparate notwendig?
Vitamin D reguliert den Kalk- und Phosphatstoffwechsel im Körper. Sein Mangel kann zu schlechten Zähnen und Skelettveränderungen, der Rachitis (engl. Krankheit) führen. Es wird mit der Nahrung aufgenommen oder aus einer Vorstufe (Provitamin) in der Haut durch Sonnenbestrahlung gebildet. Nach sonnenarmen Monaten kann eine geringe Zufuhr von Vitamin D für Schwangere, Stillende, Säuglinge und Kleinkinder sinnvoll sein. Wenn die Sonne täglich nur kurz scheint, reicht das für eine ausreichende Versorgung mit Vitamin D aus, da sich unser Organismus darauf einstellt und entsprechend anders mit seinen Reserven an Provitaminen umgeht. Die Rachitis erhielt den Namen »Englische Krankheit«, weil sie im Zeitalter der Industrialisation – infolge geringer Sonneneinstrahlung wegen des Smog – in England sehr verbreitet war.

Lebertran, Hefe, Getreide, Brot, Eidotter und Butter enthalten reichlich Vitamin D.
Wenn Sie Angst haben, daß der Körper an sonnenarmen Tagen nicht genügend Vitamin D bekommt, dann können Sie an diesen Tagen eine kleine Dosis zu sich nehmen.
Die regelmäßige Einnahme empfehlen wir nicht, da sie bei genügendem Aufenthalt an der frischen Luft oder gar auf dem Lande nicht notwendig ist. Die Gefahr einer Überdosierung dagegen ist groß. Wenn Schwangere sehr hohe Dosen eingenommen haben, kann das zum Verschluß oder zur Verkleinerung der Fontanellen des Fetus führen. Die Fontanellen ermöglichen ein Zusammendrücken der Schädelknochen bei der Passage durch den engen Geburtskanal. Wenn sie sich bereits im Mutterleib schließen, muß das Kind durch Kaiserschnitt herausgeholt werden. Mehr darüber im Kapitel »Säuglingspflege«.
Durch Überdosierung kommt es zur *Vitamin-D-Vergiftung.* Sie äußert sich anfänglich durch übermäßigen Durst, Kopfschmerzen, Müdigkeit, Schwindel, Appetitmangel und Erbrechen. Später treten Verkalkungen der Niere, der Blutgefäße, der Lunge etc auf, die zum Tode führen können.

Zusammenfassung
Eine echte Rachitis ist in unserer Zeit sehr selten geworden. Gefährdet sind höchstens »Smog-Kinder«. Beste Prophylaxe ist eine konstitutionelle homöopathische Behandlung, viel Sonnenlicht (es muß keine direkte Sonnenbestrahlung sein) und Vitamin-D-reiche Ernährung.
Wir haben Kinder erlebt, die unter dem Einfluß eines starken Vitamin-D-Fluorpräparats standen und unter ständig wiederkehrenden Infekten litten. Allein das Absetzen des Medikaments reichte aus, um die Erkältungsanfälligkeit zu beseitigen.

Ultraschall und Fruchtwasserpunktion

Heutzutage werden bei jeder Schwangeren routinemäßig Ultraschalluntersuchungen durchgeführt, in extremen Fällen sogar bei jeder Schwangerschaftsvorsorgeuntersuchung. Ist Ultraschall wirklich so unbedenklich, wie wir gerne glauben wollen? Viele der Strahlenuntersuchungsmethoden wurden zur Zeit ihrer Entdeckung als Wundermittel zur Diagnose und Behandlung schwerer Krankheiten gepriesen. Obwohl schon damals bekannt war und von Besonnenen davor gewarnt wurde, wie zerstörerisch radioaktive Strahlen, Röntgen- und Kobaltstrahlen auf die Zellen wirken, wurden sie doch lange massiv eingesetzt, wobei buchstäblich Patienten verbrannt wurden.*
Manche vertreten die Auffassung, Ultraschall sei unbedenklich einzusetzen, bis genügend Beweise für eine Schädlichkeit erbracht werden. Der Arzt Dr. Robert Mendelsohn richtet in diesem Zusammenhang einen dringlichen Appell an alle, die mit Ultraschall arbeiten: »Man soll eine neue Methode so lange als schädlich betrachten, bis sie sich zweifelsfrei als ungefährlich erwiesen hat. ... Sie als Anwender des Ultraschalls tragen jedesmal eine immense Verantwortung für zwei Leben, wenn Sie die Maschine auf eine schwangere Frau richten. Machen Sie sich *jetzt* Gedanken, Sie ersparen sich spätere Gewissensbisse und Reue.«

* Dr. Mendelsohn, vgl. Literaturverzeichnis

Ultraschall löst mindestens zwei biologische Effekte aus: Erstens Hitze, und zweitens werden Blasen im Fruchtwasser erzeugt, die mit den Ultraschallwellen sehr schnell größer und kleiner werden, als ob das Wasser plötzlich anfangen würde zu kochen (englischer Fachausdruck: »cavitation«).

Dr. Mendelsohn führt in seinem Artikel anhand reichhaltigen Quellenmaterials die wichtigsten Folgen von Ultraschall bei der Untersuchung während der Schwangerschaft an: Veränderung der Zellstruktur, der Zellbeweglichkeit und der DNS-Synthese. Aufgrund dieser Beobachtungen wird erwartet, daß es bei den Kindern zu Verhaltensschäden, zu einer Verminderung der Intelligenz und zur Konzentrationsschwäche kommt. Des weiteren wird die Leber in ihrer Entgiftungsfunktion eingeschränkt. Beim Embryo kann es zu Störungen in folgenden Bereichen kommen: Kopf, Rumpf, Herz, Skelett, Knochenmarkwachstum, Augenpigmentation, Verzögerung der Reifung des Nervensystems, Untergewicht.

Auch die Begünstigung schwerer Erkrankungen wie Krebs und Immunsystemdefekte kann nicht ausgeschlossen werden. Nur eine langjährige Beobachtung kann hier Zusammenhänge aufdecken.

Auf jeden Fall haben die bestehenden Untersuchungsergebnisse ausgereicht, um in Japan zu einer Neuorientierung zu führen. Dort wird die Ultraschalluntersuchung nicht mehr routinemäßig durchgeführt, sondern nur in begründeten Einzelfällen.

Im einem der besagten Artikel erwähnt Dr. Mendelsohn die Risiken der Fruchtwasserpunktion. Der Entwickler dieses Tests, Dr. Stewart Orkin, beobachtete selber, daß die Fruchtwasserpunktion in 5% der Fälle zum Abort führt. Andere Risiken werden von R. Alan Baker in der Zeitschrift »Obstetrics and Gynecology« (Februar 1978) erwähnt: Pneumothorax (Luft im Brustkorb), Gangrän (Brand) eines Gliedes, Blutungen, plötzlicher Tod und sonstige Folgen.

Schwangerschaftsbeschwerden

Die Contergan-Affäre und die dann bekannt gewordenen Fakten über Medikamente veranlaßte manche Frauen, grundsätzlich jede Behandlung in der Schwangerschaft abzulehnen. Daher taucht die Frage auf: Wie sieht es mit homöopathischen Mitteln aus? Sind auch sie gefährlich für die Schwangere?
Alle Medikamente, auch solche aus der Naturheilkunde, wirken direkt auf den Körper und setzen physiologische Reaktionen in Gang, die mit diesem Fremdkörper, der für den Organismus oft eine sehr große Gefahr darstellt, fertig werden sollen.
Die homöopathischen Mittel – außer in den niedrigen Potenzen, bis etwa zur *C 10* – enthalten keine materiellen Spezifika und haben keine primäre bzw. direkte Wirkung auf den Körper, sondern wirken auf die Seele, die ihrerseits den Körper heilt. Es ist, als ob Sie sich selbst gegenüber gut gesinnt sind. Ein Medikament, das auf diese Weise heilt, wirkt wohltuend auf Psyche und Körper, wodurch die physiologischen Reaktionen in optimaler Harmonie verlaufen.
Während der Schwangerschaft ist die Seele der Frau sehr empfänglich, wodurch sich die Möglichkeit bietet, auch tiefliegende Probleme, die sich in handfesten körperlichen oder seelischen Beschwerden äußern, so erfolgreich anzugehen, daß das Problem oft ein für allemal gelöst ist.
Aus diesem Grunde würden wir empfehlen, einen guten Homöopathen aufzusuchen. Je grundlegender die Behandlung, desto besser ist die werdende Mutter auf das in ihr heranwachsende Leben und auf die Entbindung vorbereitet.

Ist eine Selbstbehandlung unter diesen Umständen überhaupt möglich?
Da die Beschwerden verschiedenster Natur sein können, werden wir hier nur auf die wichtigsten wie Übelkeit, Erbrechen, Sodbrennen und Krampfadern eingehen. Ernstere Komplikationen wie Albuminurie (Eiweiß im Urin), Nierenbeckenentzündung und Schwangerschaftsvergiftung müssen unbedingt von einem Homöopathen behandelt werden.

Übelkeit, Erbrechen und Sodbrennen

Eine große Anzahl von Frauen leidet in den ersten Monaten der Schwangerschaft unter Übelkeit und Erbrechen. Es gibt in der Allgemeinmedizin außer der Ernährungsumstellung, die aber selten durchgreifenden Erfolg hat, und starken Medikamenten, gegen die sich immer mehr Frauen wehren, keine zweckmäßige Behandlung, und die Schwangere leidet oft viele Wochen lang, wodurch die Beziehung zu dem Ungeborenen ungünstig beeinflußt werden kann. Sie werden mit Freude feststellen, wie schnell diese Beschwerden durch das richtige homöopathische Mittel beseitigt werden und Sie ein ganz anderes Lebensgefühl bekommen.

Da sich zu Übelkeit und Erbrechen oft andere Beschwerden des Magen-Darm-Traktes gesellen, werden wir sie im gegebenen Fall mit erwähnen.

Bitte achten Sie deshalb grundsätzlich auf Ihren Gesamtzustand. Sie müssen allerdings bei weitem nicht alle Symptome haben, die zum Gesamtzustand des homöopathischen Mittels passen. Achten Sie besonders auf Ihre neuen Bedürfnisse.

Der Einfachheit halber haben wir die Mittel in zwei Kategorien unterteilt: 1. die Mittel, die am häufigsten vorkommen und bei denen eine allgemeine Beschreibung sehr viel über das Mittel aussagt, 2. die Mittel, die weniger häufig vorkommen und bei denen die Beschreibung daher nicht so umfangreich ausfällt.

1. Gruppe: *Arsenicum album, Causticum, Chamomilla, Colchicum, Ignatia, Ipecacuanha, Lacticum acidum, Magnesium carbonicum, Natrium muriaticum, Nux vomica, Pulsatilla, Phosphor, Sepia, Sulfur, Tuberculinum bovinum.*

2. Gruppe: *Aconit, Angustura, Argentum nitricum, Asarum europaeum, Bryonia, Carbo vegetabilis, China, Silicea.*

Zur Wahl des Mittels

Zum besseren Verständnis des homöopathischen Mittels wird dieses bilderbuchhaft beschrieben und ein Schlagwort als Überschrift benutzt, welches das Mittel charakterisiert. Halten Sie sich nicht zu schematisch an diesen vereinfachenden Beschreibungen fest, die Ihnen nur eine Hilfe sein sollen, das Mittel schnell zu finden und es sich leichter merken zu können. *Es müssen nicht alle beim jeweiligen Mittel beschriebenen Symptome vorhanden sein. Auch die Intensität kann in starkem Maße variieren.*

- Dosierung: Wenn nicht anders angegeben: *C200*, 1× täglich, bis sich die Beschwerden deutlich bessern, dann aufhören. Kommen die Symptome zurück, fangen Sie noch einmal mit dem Mittel an. Wenn nach drei Tagen keine Besserung eintritt, ist das Mittel nicht passend. Suchen Sie ein neues Mittel.

Die wichtigsten Schwangerschaftsmittel

ARSENICUM ALBUM – die schwache Frau

Die Schwäche muß nicht vor der Schwangerschaft ins Gewicht gefallen sein. Selbstverständlich war die Anlage dazu schon vorhanden, aber jetzt tritt sie erst richtig in Erscheinung.

Mit Beginn der Schwangerschaft fühlt sich die Frau zunehmend entkräftet, was man ihr ansehen kann: Sie sieht blaß, manchmal kreidebleich aus. Sie kann nur schwer ihre täglichen Aufgaben und Pflichten erfüllen. Diese Anstrengung schwächt sie dermaßen, daß sie gezwungen ist, Ruhepausen einzulegen, die nachmittags bis zu einigen Stunden dauern können. Um weiterzuarbeiten, nippt sie ab und zu mal an einem Weinbrand.

Nach dem Essen oder Trinken empfindet sie einen bitteren Geschmack. Kalte Getränke, speziell aber Wasser, liegen wie ein Stein im Magen oder verschlimmern das schon vorhandene »Steingefühl«. Deshalb trinkt sie es lieber nicht, obwohl sie ein starkes Bedürfnis danach empfindet. Durch einen Schuß Brandy im Wasser verträgt sie es besser.

Sie muß erbrechen, sobald sie etwas trinkt. Warmes Wasser oder warme Getränke kann sie besser bei sich behalten, sie sind verträglicher. Meist ist ihr sehr kalt, sie möchte es immer warm haben und ist sehr warm gekleidet. Manchmal hat sie besonderes Verlangen nach Milch, Brot (speziell Roggenbrot) und säuerlichem, erfrischendem Obst. Sie gießt gerne den ausgepreßten Saft einer halben Zitrone in ihren Fruchtsaft.
Senf und ähnliche scharfe Sachen mag sie auch gern.
Bei manchen Arsen-Frauen kann auch eine Abneigung gegen Obst bestehen, besonders gegen solche Sorten, die weder saftig noch säuerlich sind, da sie, ähnlich kaltem Wasser, wie ein Stein im Magen liegen. Obst wird besser vertragen als Kompott, am liebsten mit einem Schuß Kirschlikör.
Im Grunde genommen bekommt alles besser, wenn es warm ist. Bei dem Gedanken an bestimmte Speisen bzw. an deren Geruch kann ihr sehr übel werden. Mehlspeisen mag sie z. B. überhaupt nicht.

CAUSTICUM – die gelähmte Frau

Das Verdauungssystem der Frau, die Causticum braucht, scheint gelähmt zu sein. Die Kraft, die der Organismus aufzubringen vermag, reicht nicht aus, um die Verdauung zu gewährleisten. Besonders der Magen ist gelähmt, wenn stärkehaltige Lebensmittel wie Brot, Teigwaren, Mehlspeisen oder Suppen gegessen werden.
Sie hat das Gefühl, daß das Essen und insbesondere Brot schwer im Magen liegt und brennt, während es sich langsam auflöst; dabei stößt sie immer wieder auf. Nach Stunden lassen Brennschmerz und Schweregefühl nach. Etwas Appetit ist dann vorhanden, aber wenn sie sich zum Essen hinsetzt, kann sie kaum etwas hinunterbringen.
Oft wird der Verdauungsvorgang den ganzen Nachmittag lang von Stichen in der Leber begleitet. Sie hat einen fettigen Geschmack im Mund. Im Hals sammelt sich Schleim an, den sie nicht hochräuspern kann und durch den ihr schlecht wird.
Nur wenige Sachen schmecken ihr richtig. Auf Wurstwaren ist sie ganz wild. Ansonsten salzt sie ihr Essen kräftig nach.

Um die Verdauung zu unterstützen, nimmt sie gerne Stärkungsmittel zu sich, besonders diejenigen, die ein erfrischendes Aroma haben. Süßigkeiten mag sie in der Regel nicht mehr.
Auch der Darm bleibt von den Lähmungstendenzen nicht verschont. Es besteht Obstipation, der Stuhlgang dauert sehr lange. Der Stuhl ist zäh und glänzend, oft hart und kommt am Anfang stückweise, anschließend weich.

CHAMOMILLA – die ungerechte Frau
Sie hat bei jedem etwas auszusetzen. Jeder ist ihr etwas schuldig und sie behandelt ihre Mitmenschen sehr unhöflich. Der Mann steht in ihrer Schuld, und er kann sich noch so anstrengen, er wird sie nicht begleichen können. Am liebsten wäre ihr, wenn jedermann schon weit im voraus all ihre Wünsche erahnen, ihr von den Lippen ablesen und sofort befriedigen würde. Weil das meist nicht der Fall ist, behandelt sie ihre Umgebung wie »den letzten Dreck«. Dieser Zustand muß mehr oder weniger ausgeprägt vorhanden sein, wenn eine Frau Chamomilla braucht.
Die Magengrube ist morgens sehr schmerzhaft gebläht, mit einem Gefühl, als ob die Gase in den Brustraum eindrängen. Aufstoßen verschlimmert den Schmerz und tut sehr weh. Die Übelkeit ist so groß, daß sie ohnmächtig werden könnte.
Sauerkraut tut ihr gut. Sie ißt es pfundweise, und ihren Durst stillt sie mit dem Sauerkrautsaft. Abends ist sie nicht imstande, ihre Gedanken zu sammeln, um einschlafen zu können; sie bildet sich ein, die Stimmen von Abwesenden zu hören.

COLCHICUM – die überempfindliche Frau
Die kleinsten äußerlichen Eindrücke bringen sie zum Wahnsinn: etwas zu helles Licht, Gerüche, schlechte Manieren. Am empfindlichsten reagiert sie auf Küchengerüche. Deshalb muß sie sich weit entfernen, wenn gekocht wird. Käme ihr der geringste Geruch in die Nase, müßte sie sich spontan übergeben, oder sie würde in Ohnmacht fallen. Erst nachdem das Essen aufgehört hat zu dampfen, kann sie mit dem Essen anfangen. Trotzdem bleibt sie in einem sehr

kritischen Zustand. Beim Essen darf man in keinster Weise über unangenehme Dinge reden oder irgend etwas für sie Ekelerregendes anstellen. Wenn jemand z. B. die Nase hochzieht, kann das bei ihr einen Brechreiz auslösen und sie sogar zum spontanen Erbrechen bringen. Lustvolle Kau- und Schmatzgeräusche beim Essen sind ihr so unangenehm, daß sie sofort den Tisch verlassen würde, um sich nicht übergeben zu müssen. Manchmal reicht schon ein Gespräch über das Essen aus, um über Gedanken an den Geruch den Brechreiz zu provozieren. Am abstoßendsten empfindet sie die Gerüche von Fisch, Eiern, fettem Fleisch, Suppen, Brühen und Kohl.
Sie kann sogar da Gerüche wahrnehmen, wo gar keine vorhanden sind, und es kann ihr davon schlecht werden. Der Appetit kann ihr plötzlich vergehen, lediglich durch den Anblick des Essens oder auch nur vom Geruch. Der Tisch muß sehr appetitlich und ansprechend gedeckt werden, dann kann sie vielleicht etwas zu sich nehmen. Das einzige, was sie einigermaßen verträgt, ist Kaffee. Hierauf entwickelt sie großen Durst.

IGNATIA – die gequälte Frau
Sie empfindet ein Gefühl von Leere in der Magengrube und fühlt sich sehr deprimiert und voller Trauer (meist ohne Grund). Die Frau, die Ignatia braucht, ist oft sehr still, wobei diese Stille nur von Zeit zu Zeit von einem tiefen, langen Seufzer unterbrochen wird. Manchmal kommt es auch vor, daß sie tatsächlich Kummer mit ihrem Mann hat. Das Leeregefühl, das die Übelkeit immer begleitet, wird auch nach dem Essen nicht besser. Sie quält sich mit allen möglichen Diäten, aber es hilft alles nichts, die Leere im Magen breitet sich immer mehr aus, bis sie das Gefühl hat, wochenlang gefastet zu haben und völlig verhungert zu sein. Am Ende, richtig frustriert, erlaubt sie sich ein ganz normales Essen, z. B. eine Pizza, und siehe da – die Übelkeit verschwindet.
Sie mag gerne Brot, besonders Roggenbrot. Käse kann sie massenweise essen, eher den starken, aber auch den milden. Obst ißt sie entweder sehr gerne, oder sie mag es gar nicht. Auch gegen Wein entwickelt sie in der Regel eine Abneigung.

IPECACUANHA – die »üble« Frau

Ihr ist ständig mehr oder weniger übel, aber sie wartet vergeblich auf den Brechreiz, der zum Übergeben führt. Wenn es doch zum Erbrechen kommt, fühlt sie sich nicht wohler, sondern es geht ihr vom Magen her noch schlechter, und sie möchte gleich wieder brechen. Morgens ist ihr speiübel, und sie erbricht Galle mit viel Würgen und leerem Brechen. Der Magen fühlt sich an, als ob er ganz schlaff herunterhinge. Die Zunge ist trotz solcher Magenreizung erstaunlicherweise sauber oder nur sehr leicht belegt.

Mit sich selbst, wie auch mit anderen Menschen, geht sie schlecht um. Sie zeigt wenig Sensibilität gegenüber ihrem Körper, und sobald es ihr besser geht, stopft sie sich mit allen möglichen Sachen voll: Pralinen, Kuchen, Delikatessen, Eis, Obst (besonders kandiertes und Trockenobst). Dann ekelt sie sich wieder vor allem, und ihr wird schlecht. Dieser Zustand drückt sich auch im Gesicht aus.

Die gleiche Verachtung hegt sie gegenüber allem anderen, insbesondere für ihre Mitmenschen. Sie läßt dies aber nicht offen zu Tage treten. Ihre Geringschätzung versteckt sie oft hinter einer besonderen Art von Humor, der aber manchmal die hochmütige Miene der Ipecacuanha-Frau nicht verbergen kann. Natürlich können diese Charakterzüge weniger ausgeprägt vorhanden sein. Auch wenn es ihr schlecht geht, sieht man an ihrer Magensymptomatik die Verachtung gegenüber sich selbst. Empörung und ungeduldige Reizbarkeit treten deutlich zu Tage. Sie erbricht alles mögliche: große Mengen Schleim, Essen, Wäßriges und Saures.

Oft plagen sie schneidende Schmerzen um und am Nabel.

LACTICUM ACIDUM – die sarkastische Frau

Ihr Appetit und ihr Durst sind unersättlich. Essen und Trinken erleichtern ihre Symptome kurzzeitig, bis irgendwann das Gefühl auftaucht, daß das Essen hinter dem Brustbein festsitze, wodurch sie sich stundenlang elend fühlen kann. Der Geschmack im Mund ist dann anhaltend sauer. Morgens muß sie viel saure Flüssigkeit erbrechen. Ihr ist unterschwellig ständig übel. Durch Essen wird die Übelkeit verringert oder hört ganz auf, um aber dann bald wieder zuzunehmen. Die ganze Übelkeitssymptomatik entwickelt sich

meist langsam, so wie die Frau selbst schwerfällig und träge ist. Sie sieht meist blaß und anämisch aus.
Durch Essen können Magenbeschwerden ausgelöst werden. Das Essen wird sauer im Magen. Erst schießt dauernd eine heiße, scharfe Flüssigkeit hoch, die im Hals brennt. Dazwischen stößt sie heiße, brennende Sensationen verursachende Gase auf, wobei zäher Schleim hochgeräuspert wird.
Ein sarkastisches Wesen begleitet diese Frauen wie ihr Schatten. Ähnlich ihrem beißenden Sarkasmus reagiert auch der Magen »sarkastisch«: Das Essen steigt beißend hoch und macht das Leben sauer.
Lacticum acidum wird helfen, auf die indirekte Form der Auseinandersetzung mit Hilfe von Sarkasmus zu verzichten, direkter zu werden und dadurch einen gesünderen Energiekreis herzustellen.

MAGNESIUM CARBONICUM – die genervte Frau
Die Sorgen und Pflichten des täglichen Lebens zehren langsam an den Nerven dieser Frau. Ihre Unruhe, ihre Ängstlichkeit und ihr innerliches Zittern halten in leichter Form den ganzen Tag an – bis sie ins Bett geht. Im Bett beruhigen sich die Nerven und die Ängste lassen nach.
Diese nervale Erschöpfung hindert sie daran, sich mit jemandem zu unterhalten, selbst wenn sie traurig ist. Die Bürde des ganzen Tages verwandelt sie bis zum Abend hin in ein Nervenbündel, das dann auf alles mit großer Reizbarkeit reagiert. Während der Schwangerschaft sind die Nerven so gereizt, daß sie oft unter Neuralgien leidet, besonders unter Zahnschmerzen. Diese überfallen sie vorzugsweise bei Nacht, zwingen die Frau aufzustehen und sich zu bewegen, da die Nervenschmerzen im ruhenden Zustand unerträglich sind. Kälte im allgemeinen verschlimmert. Sie leidet dementsprechend unter einem gereizten Magen, was in der Regel mit saurem Aufstoßen verbunden ist und sich oft bis zu Magenschmerzen steigert.
Beim Essen kann ihr schwindlig und übel werden; unter Würgen kommt es zum Erbrechen von bitterem oder salzigem Wasser.

Aber meist fühlt sich die Magnesium-carb.-Frau besser nach dem Essen, besonders nach der Hauptmahlzeit.
Am Anfang der Schwangerschaft verliert sie in der Regel jegliche Lust auf Gemüse, sie will und kann nur Fleisch essen. Sie liebt saure Getränke und kaltes Wasser und trinkt viel dergleichen. Besonders abends und nachts plagt sie heftiger Durst. Auch Obst mag sie gerne. Nach einer Weile schlägt ihre Vorliebe für Fleisch in Abneigung um. Sie kann kein Fleisch mehr sehen und mag nur noch Gemüse essen.

NATRIUM MURIATICUM – die magere Frau
Die Schwangerschaft zeichnet sich bei dieser Frau auf dem Gesicht und am Oberkörper ab. Ihr Gesicht wird feiner und spitzer, die Gesichtsknochen stehen hervor. Das Schlüsselbein wird deutlicher erkennbar und sogar der Busen kann flacher werden.
Sie verliert den Appetit auf Brot und Teigwaren. Appetit hat sie im Grunde nicht, aber einen fast unstillbaren Hunger mit dem Gefühl, als ob der Magen immer leer wäre. Um den fehlenden Appetit anzuregen, trinkt sie bittere Aperitifs, die ihr guttun. Sie ißt auch gerne Endiviensalat und Chicoreegemüse (enthält Bitterstoffe). Alle Speisen muß sie kräftig nachsalzen, um sie überhaupt essen zu können. Radieschen, manches Obst, Milch und Suppen schmecken ihr gut und bekommen ihr in der Regel auch. Eine besondere Vorliebe entwickelt sie für Schokolade.
Nach dem Essen von Brot, sauren Speisen, Fettem und Wein leidet sie unter Sodbrennen.
Beim Erbrechen kommt das Gegessene relativ unverdaut hoch, da die Speisen schlecht verdaut werden und lange im Magen liegen.

NUX VOMICA – die gestreßte Frau
Die Nux-Frau nimmt sich immer so viel vor, daß keine Zeit mehr für sie selbst bleibt. Zuviel möchte sie kennenlernen und erledigen. Sie findet kaum mehr Ruhe für eine Unterhaltung. Alles, was sie bei ihren Vorhaben stört oder sie zu unterbrechen droht, macht sie wahnsinnig reizbar. Angesichts ihrer Ohnmacht würde sie am liebsten irgend etwas kleinschlagen.

Ab drei Uhr nachts wird sie unruhig und gegen Morgen spürt sie Übelkeit, aber es kommt lange nicht zum Erbrechen, wodurch sie sich elend und deprimiert fühlt. Wenn sie sich jetzt nur übergeben könnte, würde es ihr besser gehen – meint sie. Sie spürt einen ganz ekligen Geschmack im Mund, besonders im Rachen und wenn sie Schleim hochräuspert. Davon wird ihr so übel, daß sie spontanen Brechreiz bekommt. Morgens erbricht sie eher Saures, zu anderen Zeiten das Essen oder Galle. Galle speziell dann, wenn sie sich geärgert hat.
Meist verspürt sie einen Riesenhunger, aber wenig Appetit, außer wenn sie richtig zur Ruhe kommen kann. Großes Verlangen nach Bier und Spirituosen überkommt sie. Abends, wenn sie trotz Schwangerschaft Bier getrunken hat, fühlt sie sich endlich entspannt genug, um zu essen. Jetzt möchte sie alles nachholen. Dabei entwickelt sie großen Appetit und neigt dazu, sehr viel und Verschiedenes durcheinander zu essen. Morgens geht es ihr entsprechend schlecht.
Schmerzhafter Stuhlgang kennzeichnet ihren Zustand. In der Regel ist sie obstipiert und muß öfters kleine Mengen Stuhl entleeren. Nach jeder Entleerung fühlt sie sich besser.

PULSATILLA – die weinerliche Frau

Bald merkt man, daß sie durch die Schwangerschaft aufblüht. Sie wird voller, runder, hübscher. Das Gesicht nimmt mütterliche Züge an, Gesichtsausdruck und Wesen sind mild und lieb. Sie braucht jetzt sehr viel Zuwendung und Nähe. Leicht bricht sie in Tränen aus. Alles kann sie zum Weinen bringen. Oft ist gar kein ersichtlicher Grund vorhanden. Wenn sie fröhlich irgend etwas tut und dabei gestört wird, stehen ihr sofort Tränen in den Augen. Es tut ihr sehr gut, in den Arm genommen und getröstet zu werden. Nach dem Weinen geht es ihr besser und sie kann bald wieder lachen.
Wenn sie so weinerlich ist, bekommt ihr ein Spaziergang an der frischen Luft sehr gut und bringt die Tränen zum Versiegen. Die frische Luft ist an und für sich immer gut für sie. Wenn sie morgens an großer Übelkeit leidet und der furchtbar schlechte Geschmack

im Mund alles noch mehr verschlimmert, helfen ihr tatsächlich so einfache Maßnahmen, wie den Mund mit Wasser auszuspülen und an die frische Luft zu gehen.
Während der Schwangerschaft verliert sie den Appetit auf vieles, was sie sonst mag. Ihr Durst wird noch weniger; sie hat kaum mehr Lust darauf, Wasser zu trinken, nur ab und zu kleine Mengen. Gegen fette Sachen sowie Brot besteht eine regelrechte Abneigung, aber paradoxerweise sieht man sie des öfteren ein Butterbrot essen. Fleisch mundet ihr auch nicht mehr und von Milch kann ihr sogar schlecht werden. Am gefährlichsten sind für sie aber alle fetten Speisen. Danach wird ihr speiübel, bis sie gegen Abend oder nachts alles erbricht. Oft erbricht sie auch Schleim.
Abends geht es ihr sowieso allgemein schlechter.
Sie hat Appetit auf saure Sachen und Erfrischendes (z. B. Limonade), die ihr gut bekommen. Auch Bier trinkt sie ab und zu gerne. Dummerweise neigt sie immer wieder dazu, Kuchen, Kekse, Eis und Süßigkeiten zu verschlingen, wonach ihr aber hundeelend wird und von ihr nur noch ein Häuflein Unglück übrigbleibt.

PHOSPHOR – die durchsichtige (phosphorisierende) Frau
Wenn es ihr während der Schwangerschaft gutgeht, tritt ein Leuchten in ihre Augen – ja der ganze Körper kann einen leuchtenden, strahlenden Eindruck vermitteln. Man erlebt das Gefühl, in sie hineinschauen zu können. Sie ist ein ausgesprochen gefühlsbetonter Mensch, voller Leidenschaft und Bereitschaft zur Teilnahme und zum Geben. Sie selbst benötigt viel Zuspruch und Zuwendung, ist aber auch anderen gegenüber einfühlsam und verständnisvoll. Wenn sie sich nicht wohl fühlt, braucht sie eine sanfte, liebevolle Massage, einfach kuscheln oder zärtlich sein tut ihr aber auch gut. Essen ist eine ihrer Leidenschaften, aber um das Essen behalten zu können muß sie eiskalte Getränke zu sich nehmen oder eine große Portion Eis hinterher essen. Kalte Getränke und Eis sind für sie fast unentbehrlich, um die Verdauung anzuregen. Wenn sie im Zustand der Übelkeit lauwarme Getränke trinkt, muß sie diese augenblicklich erbrechen. Dasselbe passiert, nachdem verzehrte Speisen und Getränke im Magen die Magentemperatur erreicht haben.

Sehr Heißes verträgt sie besser. Deshalb schlingt sie alles so schnell hinunter, daß sie sich fast die Zunge verbrennt, nur damit das Essen nicht abkühlen kann. Auf der anderen Seite kann sie sich auch von sehr kalten Sachen ernähren. Kalte Milch, direkt aus dem Kühlschrank, trinkt sie besonders gerne.
Hungrig fühlt sie sich so schwach, daß alle auf sie zukommenden Anforderungen sie auf das äußerste reizen. Sie muß unbedingt erst richtig essen und trinken, bevor die Welt wieder in Ordnung ist. Während der Schwangerschaft vermag sie oft mehrere große Mahlzeiten am Tag zu vertilgen.

SEPIA – die gezwungene Frau
Die Schwangerschaft mit ihren Pflichten tut dieser Frau gar nicht gut. Im allgemeinen und insbesondere im Gesicht nimmt sie ab und sieht eckiger aus. Nach und nach verliert sie ihre weiblichen Formen. Ihr Gesicht wird gelblich-blaß, besonders die Nasenpartie kann sich gelblich verfärben.
Die Schwangere, die Sepia braucht, wird reizbar und empfindet anfangs wenig Verbindung zu ihrem Kind. Sie hat Idealvorstellungen und möchte gerne alles gut und schön einrichten, auch auf der geistig-seelischen Ebene; im Grunde genommen empfindet sie dabei aber wenig Freude und muß sich regelrecht zwingen, ihr Vorhaben durchzuführen.
Sie erbricht eine milchige Flüssigkeit oder milchigen Schleim, manchmal morgens, aber auch zu anderen Zeiten. Gleich morgens ist ihr speiübel, und sie muß bald frühstücken – möglichst noch vor dem Zähneputzen, da dies Erbrechen auslösen kann. Danach wird die Übelkeit viel besser oder verschwindet ganz. Einige Zeit nach dem Frühstück kehrt aber die Übelkeit langsam wieder zurück, und die Sepia-Frau ist gezwungen, wieder etwas zu essen, obwohl ihr manchmal schon der Gedanke an Essen Übelkeit verursacht. Aber sie muß diese, mit Übelkeit in der Magengrube verbundene Leere durch zahlreiche kleine Zwischenmahlzeiten beseitigen.
Die meisten Nahrungsmittel rufen Ekel bei ihr hervor, besonders der Gedanke daran und der Geruch. Fleisch ist ihr am widerlichsten, aber auch Milch in gekochter Form, wie z. B. Milchsuppe. Oft spürt sie Abneigung gegen Butterbrot und gegen Salziges.

Das Heilmittel Sepia wird aus der Tinte des Tintenfisches gewonnen. Bezeichnenderweise ißt die Frau, die Sepia braucht, gerne Tintenfisch (oder sie hat im Gegenteil eine starke Aversion gegenüber Sepia)*, aber auch Saures und Süßes.
Bei ihrer Schwangerschaftskleidung bevorzugt sie Farben so dunkel wie Tinte.

SULFUR – die schlampige Frau

Seitdem die Sulfur-Frau weiß, daß sie schwanger ist, steckt sie voller guter Absichten und möchte ihr Leben ganz neu gestalten. Wie es für sie typisch ist, nimmt sie sich dann so viel vor, daß sie sich völlig verzettelt. Dies führt in jeder Phase der Verwirklichung zu einem chaotischen Durcheinander von angefangenen Unternehmungen. Kennzeichnend für sie ist ein ausgeprägter Sammeltrieb. Nach einer Weile kann man sich in der Wohnung kaum noch bewegen, ohne an irgendetwas zu stoßen, das in dem schon überfüllten Raum doch noch irgendwie Platz gefunden hat.
Sie zieht sich dünn an, da ihr meist sehr warm ist, und sie bekommt plötzlich Hitzewallungen. Am Scheitel des Kopfes ist ihr immer warm, dahingegen sind die Füße kalt.
Sie kann einen Wolfshunger entwickeln. Jeden Vormittag, speziell um elf Uhr, wird sie von einer solchen Schwäche überfallen, daß sie schnellstens alles mögliche verschlingt und obendrein möglicherweise eine Flasche Bier kippt, da sie auch in der Schwangerschaft auf ihr Lieblingsgetränk nicht ganz verzichten möchte. Anschließend fühlt sie sich vom Magen her ziemlich elend. Sie stößt größere Mengen Wasser brennend auf. Ein ekelerregender, widerlicher Speichelfluß quält sie so, daß ihr übel wird und oft zu spontanem Erbrechen führt. Jetzt kommt die Phase der Lustlosigkeit, wobei alle ihre guten Absichten ins Wasser fallen. Erst gegen Abend kann

* Dieses Phänomen, daß innerhalb eines Mittels starke Sympathie oder Antipathie gegenüber einer bestimmten Sache besteht, finden wir in der Homöopathie sehr häufig. Auf den ersten Blick erscheint dies paradox. Bei genauerem Hinschauen stellen wir jedoch fest, daß der Betreffende mit einem Prinzip auf Kriegsfuß steht (z.B. mit dem »Prinzip Tintenfisch«), was sich in extremer Zuneigung oder Ablehnung äußern kann. Der Betreffende braucht dann dieses Prinzip in »Geistform«, also in unserem Beispiel als Sepia C 200.

sie sich dann aufraffen, die angefangenen und liegengebliebenen Arbeiten wieder anzugehen. Dann geht das Extrem in die andere Richtung; denn sie neigt dazu, bis spät in die Nacht das aufzuarbeiten, was am Tage liegengeblieben ist.
Den Sulfur-Typus kennzeichnet sein »Katzenschlaf«; d.h. die Schwangere wacht häufig auf, ist eine Zeitlang hellwach, um dann wieder in eine Schlafperiode einzutreten. Morgens hat sie den besten Schlaf und würde sich am liebsten lange ausschlafen. Nach dem Aufwachen fühlt sie sich gar nicht wohl und spürt erst mal keinen Appetit.
Milch, Brot und Teigwaren mag sie nicht; sie verursachen auch noch mehr Sodbrennen und Übelkeit. Am wohlsten fühlt sie sich mit Salaten. Eine große Schüssel Rohkostsalat mit viel Öl und Sahne behagt ihr sehr. Dazu trinkt sie am liebsten Bier oder Rotwein. Sie kann aber süßen Sachen nicht widerstehen und macht dadurch die gute Wirkung des Salates später am Nachmittag zunichte.

TUBERCULINUM BOVINUM – die verfressene Frau

Im Grunde genommen geht es ihr ganz gut. Die Schwangerschaft bekommt ihr bestens. Sie verfügt über mehr Energie als sonst, entwickelt einen recht guten Appetit, verträgt alles gut und freut sich des Lebens. Dies drückt sich auch in der Wahl ihrer Schwangerschaftskleidung aus: sie bevorzugt bunte, leuchtende Farben, besonders ein kräftiges Rot.
Sie hat sich angewöhnt, unterwegs größere Mengen abwechslungsreicher Kost mit sich zu führen. In ihrem Korb könnten wir typischerweise eine bunte Ansammlung der verschiedensten Sorten Obst finden, einige Brotsorten belegt mit Butter, Honig, Marmelade, Käse (mindestens drei Sorten), Wurstpasteten und Schinken. Zum Trinken drei verschiedene Obstsäfte, einen Tee, vielleicht auch Kaffee, und für zwischendurch ein paar Pralinen, Fruchtschnitten, Kekse und vieles mehr. Die einzige Zeit, während der sie sich unwohl fühlen kann, ist vor dem Frühstück. Es dauert ein bißchen, bis der Appetit kommt, und solange ist ihr übel. Dann wird reichlich gefrühstückt, aus besagtem Wunschkorb. Zwischen Frühstück und Mittagessen gibt es genügend Gelegenheit, anderes zu

verzehren, so muß es nie länger als eine halbe Stunde dauern, bis sie wieder anfängt zu essen. Nach so einer Fresserei würde man vermuten, daß sie bald ganz dick wird. Aber meist hält sie gerade ihr Gewicht und kann sogar eine Zeitlang (in den ersten drei Monaten der Schwangerschaft) abnehmen.

- Dosierung: *TUBERCULINUM BOVINUM C200,* 1× wöchentlich 1 Gabe, 4 Wochen lang geben.

Seltener vorkommende Schwangerschaftsmittel

ACONITUM NAPELLUS – die ängstliche Frau
Die Schwangerschaft macht dieser Frau Angst. Sie hat das Gefühl, spätestens bei der Entbindung werde ihre letzte Stunde schlagen. Angst überfällt sie besonders an Orten, an denen ein großes Getümmel und Gedränge herrscht. Dann ist es weniger die Angst vor dem Tod, als vielmehr die Angst, daß irgend etwas Schlimmes passieren wird.
Alles schmeckt bitter, außer Wasser. Sie hat oft tagelang nach jedem Essen Schmerzen im Magen. Fleischbrühe und Suppen auf dieser Grundlage verursachen Übelkeit. Meist muß sie sich dann übergeben.

ANGUSTURA VERA – die kaffeeliebende Frau
Die Übelkeit kommt beim Gehen. Dann hat die Schwangere das Gefühl, ohnmächtig zu werden und sich hinsetzen zu müssen – und zwar besonders morgens. Solange sie im Bett liegt, spürt sie noch nichts. Sobald sie aber aufsteht, wird ihr so schlecht, daß sie sich auf dem Weg zum Bad niedersetzen muß. Als erstes läßt sie sich eine Tasse Kaffee machen. Schon der Geruch des kochenden Kaffees erweckt ihre Lebensgeister und muntert sie auf. Jetzt kann sie ihre Toilette erledigen und sich für das Frühstück fertig machen.
Mit einer Tasse Kaffee fängt der Tag für sie erst richtig an. Sie kann Kaffee nicht widerstehen und nimmt jede Gelegenheit wahr, ein Täßchen zu trinken. Schweinefleisch ruft Ekel bei ihr hervor.

ARGENTUM NITRICUM – die Süßes liebende Frau
Ihr erster Gedanke beim Erwachen gilt Naschereien und Süßspeisen. Dementsprechend fällt das Frühstück sehr süß aus: Brötchen, viel Marmelade oder Müsli mit reichlich Zucker oder Kuchen. Sie neigt dazu, größere Mengen davon zu essen und danach geht es ihr, wie nicht anders zu erwarten, schlecht. Der Magen fühlt sich gebläht an, und die Übelkeit nimmt zu. Sie möchte aufstoßen, aber das gelingt ihr nicht sofort. Mit viel Klopfen und Drücken kann sie heftig und laut aufstoßen. Das verschafft ihr große Erleichterung.
Wenn sie es einmal mit den Süßigkeiten zu schlimm treibt, hilft nur noch etwas Saures, was ihr die Übelkeit nahezu nimmt. Manchmal bringt bei vollem Magen ein Mineralwasser mit Zitrone große Erleichterung, da sie dann richtig aufstoßen kann.

ASARUM EUROPAEUM – die höchst empfindliche Frau
Die Schwangere reagiert äußerst empfindlich auf Quietschgeräusche. Kratzen und Quietschen auf Tafel, Luftballon, Seide, Papier ist unerträglich und macht sie wahnsinnig. Sogar der Gedanke daran läßt sie erschauern. Kalte Schauer überkommen sie auch bei jeder Gefühlserregung.
Die Übelkeit nimmt nach dem Essen zu. Wenn es zum Erbrechen kommt, ist es sehr quälend, und sie muß sich äußerst anstrengen, dabei friert sie sehr. Meistens ist ihr kalt. Sie leidet stark unter Kraftlosigkeit.
Wir finden hier zwei Arten von Aufstoßen: entweder heftig und leer mit Verschlimmerung aller Symptome, außer dem dumpfen Gefühl im Kopf, das besser wird, oder Aufstoßen von Saurem, welches die Zähne stumpf macht.
Appetit ist meist schon am frühen Morgen vorhanden, aber auch Appetitlosigkeit kommt vor. Asarum europaeum entwickelt ein starkes Verlangen nach Alkohol. Ohne ihn bekommt sie ihre Nerven kaum in den Griff.

BRYONIA – die zähe Frau
Bei ihr verläuft alles zäh und langsam. Übelkeit spürt sie am stärksten morgens beim Aufwachen. Sie muß sich dann ganz ruhig halten. Meist ist diese Übelkeit von berstenden Kopfschmerzen begleitet. Nur allmählich wird dieser schmerzhafte Zustand besser. Im allgemeinen fühlt sie sich (auch mit der Übelkeit) in Ruhe wohler. Großer Durst mit trockenen Lippen und trockenem Mund sind typisch. Essen verschlimmert allgemein. Unmittelbar nach dem Essen kommt es zum Erbrechen. Aber welch eine zähe Prozedur! Sie muß ein paar Anläufe nehmen, bis sie dann mit lautem, röhrendem Geräusch erbricht. Brot und Bier bekommen ihr nicht, und auf Sauerkraut reagiert ihr Magen besonders allergisch (es kann schwächenden Durchfall auslösen).

CARBO VEGETABILIS – die geblähte Frau
Sie ist ständig von Blähungen und aufgetriebenem Leib geplagt. Aufstoßen erleichtert nur vorübergehend. Die Speiseröhre empfindet sie als zusammengeschnürt bzw. zu.
Einfachste Gerichte bekommen ihr nicht. Beim Essen und Trinken plagt sie ein Gefühl, als ob Magen und Bauch platzen würden. Reichliches und fettes Essen würde alles noch mehr verschlimmern, aber dagegen entwickelt sie in der Schwangerschaft sowieso eine Abneigung. Auch Milch verträgt sie nicht. Ihr gelüstet nach Kaffee, salzigem Essen und leicht gesüßten, salzigen Speisen, wie sie in den nordischen Ländern üblich sind. Meist muß sie abends das Gegessene erbrechen.

CHINA – die beengte Frau
Der Bauch fühlt sich voll und eng an, so als ob er vollgestopft sei. Aufstoßen sowie Blähungsabgang erleichtern nicht. Sie hat das Gefühl, als ob die Kleidung am Bauch zu stramm säße. Nur wenn sie weite Umstandskleidung trägt, fühlt sie sich besser.
Hinten im Hals bitterer Geschmack. Alles schmeckt bitter. Sie ist süchtig nach Leckereien, weiß aber nicht genau welche. Besonders mag sie Butter und Wein, Bier und Kaffee dagegen lehnt sie ab.

Nach dem Essen Aufstoßen von Bitterem, Saurem oder Geschmacklosem, was aber nicht erleichtert. Im Mund sammelt sich Wasser an und löst Brechreiz aus. Sie erbricht Sauer-Schleimiges, Wasser und Essen.
Saures Obst mag sie gerne, aber danach kann es ihr sehr schlecht gehen.

SILICEA – die zaghafte Frau
Das Verhalten dieser Frau ist dadurch charakterisiert, daß sie eigentlich gerne ihr Vorhaben durchführen möchte, aber ihr fehlt der Mut, und sie gibt resigniert auf.
Trotz Hungers kann sie das Essen beim besten Willen nicht hinunterbringen, da ihr davor ekelt. Große Abneigung entwickelt sie vor gekochtem Essen, besonders vor (in Wasser) gekochtem Fleisch. Der Appetit vergeht ihr also gewöhnlich bereits beim Versuch zu essen. Gelingt es ihr, diese Abneigung zu überwinden, bleibt lange ein Nachgeschmack zurück. Jede Anstrengung ist mit Schwitzen und Übelkeit verbunden. Aber bereits vorher, sobald ihr warm wird, kommt es oft zu heftigem Herzklopfen. Kalte, rohe Nahrungsmittel verträgt sie gut.

Symptomenverzeichnis – Schwangerschaftsbeschwerden

Mittel:

Aconit (Acon.), Angustura vera (Ang.), Argentum nitricum (Arg-n.), Arsenicum album (Ars.), Asarum (Asar.), Bryonia (Bry.), Carbo vegetabilis (Carb-v.), Causticum (Caust.), Chamomilla (Cham.), China (Chin.), Colchicum (Colch.), Ignatia (Ign.), Ipecacuanha (Ip.), Lacticum acidum (Lac-ac.), Magnesium carbonicum (Mag-c.), Natrium muriaticum (Nat-mur.), Nux vomica (Nux-v.), Pulsatilla (Puls.), Phosphor (Phos.), Sepia (Sep.), Silicea (Sil.), Sulfur (Sulf.), Tuberculinum bovinum (Tub-bov.)

Appetit, Durst, Verlangen, Abneigungen:

Appetitverlust:	Ars. Bry., Chin., Ign., Nat-m., Nux-v, Puls., Sep., Sil., Sulf.

Appetit vermehrt:	Ang., Bry., Chin., Lac-ac., Nat-m., Nux-v., Puls., Phos., Sil., Tub-bov.
Hunger ohne Appetit:	Ars., Bry., Chin., Nat-m., Nux-v., Phos., Sil., Sulf., Tub-bov.
Durst verringert, fehlt:	Ars., Puls., Sep.
Durst vermehrt:	Acon., Ars., Bry., Cham., Chin., Colch., Lac-ac., Nat-m., Nux-v., Sil., Sulf.
Durst mit Abneigung gegen Trinken:	Ang., Nat-m., Nux-v.

Abneigung gegen:

Alkoholische Getränke:	Ars., Ign., Nux-v., Sil.
Bier:	Bry., Cham., Chin., Nat-m., Nux-v., Phos., Sep., Sulf.
Brot:	Chin., Ign., Mag-c., Nat-m., Nux-v., Phos., Puls., Sep., Sulf.
Schwarzbrot:	Nat-m., Nux-v., Puls., Sulf.
Brühe:	Acon. (Fleischbrühe), Ars., Cham.
Butter und fette Speisen:	Ang., Ars., Bry., Carb-v., Chin., Mag-c., Nat-m., Phos., Puls., Sep., Sulf.
Eier:	Colch., Puls., Sulf.
Geruch von:	Colch.
feste Speisen:	Ang.
Fisch:	Colch., Nat-m., Phos., Sulf.
Fleisch:	Ang., Ars., Bry., Carb-v., Caust., Cham., Chin., Ign., Mag-c., Nat-m., Nux-v., Phos., Puls., Sep., Sil., Sulf., Tub-bov.
fettes:	Phos.
Schweinefleisch:	Ang., Puls.
Gemüse:	Mag-c.
Getreide (auch Müsli):	Ars., Phos.
Hering:	Phos.
Kaffee:	Acon., Bry., Carb-v., Cham., Nat-m., Nux-v., Phos., Tub-bov.
Geruch von:	Tub-bov.
Mehlspeisen:	Ars., Phos.
Milch:	Bry., Carb-v., Ign., Mag-c., Nux-v., Phos., Puls., Sep., Sil., Sulf.
Obst:	Ars., Chin., Ign., Puls.
Pudding:	Ars., Phos.

Salzige Speisen:	Bry., Carb-v., Nat-m., Sep., Sil., Sulf.
Saures:	Ign., Nux-v., Sulf.
Suppe:	Ars., Cham.
Süßigkeiten:	Ars., Caust., Phos., Sulf.
Tee:	Phos.
Wasser:	Bry., Caust., Chin., Nat-m., Nux-v., Puls.
kaltes:	Bry., Caust., Chin., Nat-m., Nux-v.
Wein:	Ign., Nat-m., Sulf.

Verlangen nach:

Alkoholischen Getränken:	Acon., Ars., Bry., Chin., Nux-v., Phos., Puls., Sep., Sulf., Tub-bov.
Äpfeln:	Sulf.
Bier:	Acon., Ars., Bry., Caust., Chin., Nat-m., Nux-v., Phos., Puls., Sep., Sulf.
bitteren Getränken und Speisen:	Acon. (Getränke), Nat-m.
Brot:	Ars., Ign., Mag-c., Nat-m., Puls., Sil.
mit Butter:	Ign. Mag-c., Puls.
Roggen-:	Ars., Ign.
Eiscreme:	Phos., Tub-bov.
erfrischenden Dingen:	Ars., Caust., Chin., Phos., Puls., Tub-bov.
Essig:	Ars., Sep., Sulf.
Fett:	Ars., Nux-v., Sulf., Tub-bov.
Fisch:	Nat-m., Phos.
Fleisch:	Mag-c., Nat-m., Nux-v., Sulf., Tub-bov.
geräuchertem:	Caust., Tub-bov.
Schweinefleisch:	Nux-v., Tub-bov.
Flüssiger Nahrung:	Ang., Bry., Sulf.
Gebäck und Kuchen:	Chin., Tub-bov.
Gemüse:	Ars., Cham., Mag-c.
Gewürzten Speisen:	Chin., Nux-v., Phos., Puls., Sep., Sulf., Tub-bov.
Honig:	Tub-bov.
Kaffee:	Ang., Arg-n., Ars., Bry., Carb-v., Cham., Chin., Nat-m., Nux-v., Sep., Sulf.
Kalten Speisen:	Nat-m., Phos., Puls., Sil.
Kartoffeln:	Tub-bov.
Käse:	Ign., Puls.
Milch:	Ars., Bry., Mag-c., Nat-m., Puls., Tub-bov.

Milch, kalter:	Phos., Tub-bov.
warmer:	Bry.
Obst:	Ars., Chin., Ign., Mag-c., Nat-m., Puls., Tub-bov.
saurem:	Ars., Chin., Ign.
Pikantem:	Ars., Arg-n.
Salzigen Sachen:	Carb-v., Caust., Nat-m., Phos., Sulf., Tub-bov.
Sauerkraut:	Cham.
Saurem:	Arg-n., Ars., Bry., Carb-v., Cham., Chin., Ign., Mag-c., Nat-m., Phos., Puls., Sep., Sulf.
Getränken:	Bry., Cham., Mag-c.
Schinken:	Tub-bov.
Schokolade:	Nat-m., Tub-bov.
Senf:	Ars., Colch.
Süßigkeiten:	Arg-n., Ars., Bry., Carb-v., Chin., Ip., Nat-m., Nux-v., Sep., Sulf., Tub-bov.
süß-salzig:	Arg-n., Carb-v., Nat-m., Phos., Sulf.
süß-sauer:	Bry., Carb-v., Sep., Sulf., Tub-bov.
Tomaten:	Tub-bov.
Warmen Speisen:	Ang., Ars., Sil.
Wein:	Acon., Ars., Bry., Chin., Cholch., Nat-m., Phos., Puls., Sep., Sulf.
Rotwein:	Sulf. Tub-bov.
Weintrauben:	Tub-bov.

Sodbrennen:	Arg-n., Ars., Bry., Carb-v., Caust., Cham., Chin., Colch., Ign., Lac-ac., Mag-c., Nat-m., Nux-v., Phos., Puls., Sep., Sil., Sulf.
nach	
Abendessen:	Caust., Puls.
Bier:	Phos.
Essen:	Chin., Lac-ac., Nat-m., Nux-v., Sep., Sil.
fetten Speisen:	Nux-v., Phos.
Milch:	Chin.
Mittagessen:	Acon., Lac-ac., Sulf.
Saurem:	Nux-v.
Wein:	Bry.

Übelkeit:

Morgens:	Acon., Bry., Carb-v., Caust., Cham., Lac-ac.,

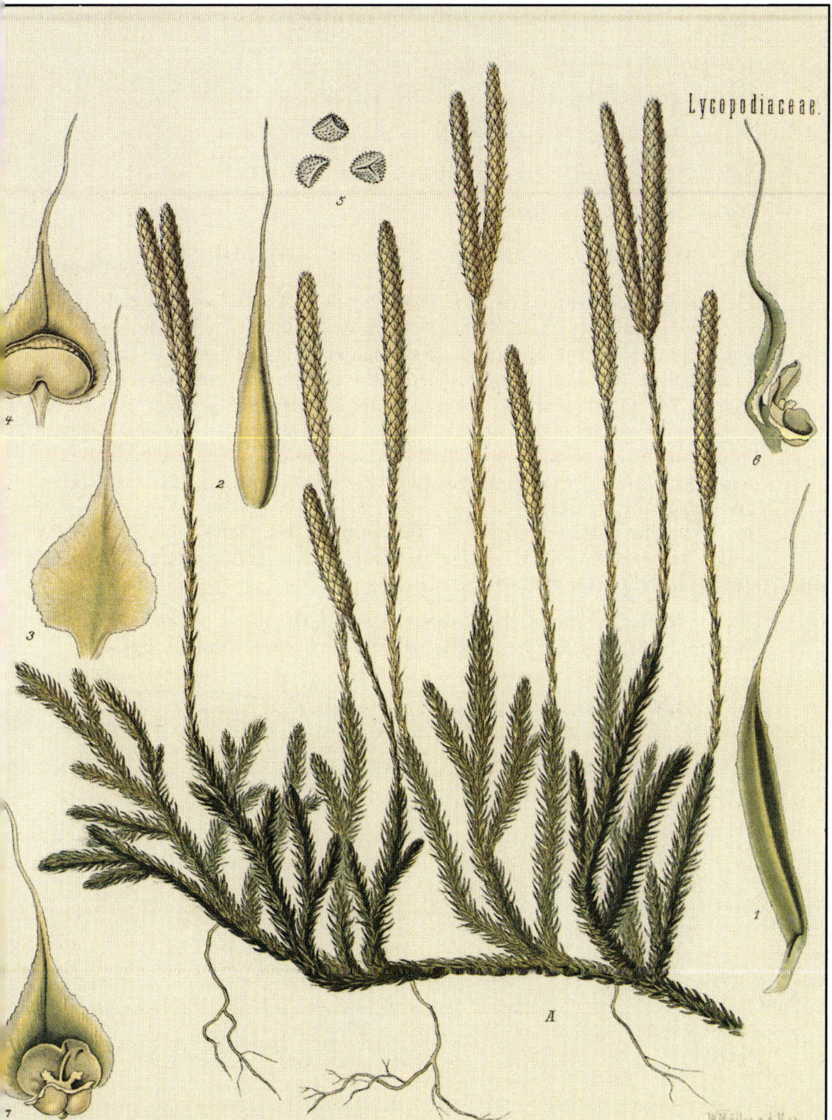
Lycopodiaceae.
1
2
3
4
5
6
7
A
W.Müller n.d.Nat.
Lycopodium clavatum L.

LYCOPODIUM

Lycopodium clavatum – Bärlapp, Schlangenmoos.

Familie der Bärlappgewächse – *Lycopodiaceae*.

Vorkommen: Auf der ganzen Welt.

Standort: Trockene Wälder, hügelige Wiesen.

Verwendete Teile: Die Sporen.

Inhaltsstoffe: Alkaloide, Sporonin – ein rizinusähnliches Öl, das nie ranzig wird.

Der Name Lycopodium kommt vom griechischen „Lykos" = Wolf und „pus" = Fuß, und in der Tat sieht die Pflanze wie ein Wolfsfuß aus. Lycopodium gehört zu den großen Konstitutionsmitteln der Homöopathie. Es gibt viele interessante Einzelheiten über diese Pflanze zu berichten. Die Sporen keimen erst nach 5 bis 7 Jahren. Im Volksmund wird das staubartige Sporenmehl mancherorts „Hexenmehl" oder „Blitzpulver" genannt, da es mit leuchtenden Funken aufzischt, wenn man es gegen ein Feuer bläst. Das Sporenmehl wurde früher als Bestäubungsmittel für Pillen und als Wundpulver bei Säuglingen und nässenden Hautausschlägen verwendet.
Im Mittelalter wurde das Kraut, in Wein gesotten, bei Nierensteinen und Leberleiden verwendet. Die beiden letztgenannten Anwendungsbereiche konnten durch die Prüfungen bestätigt werden.

Typus: Menschen mit wachem Verstand und in der Regel schwachem Körper. Der obere Teil des Körpers ist eher mager, die Hüften können rund sein.

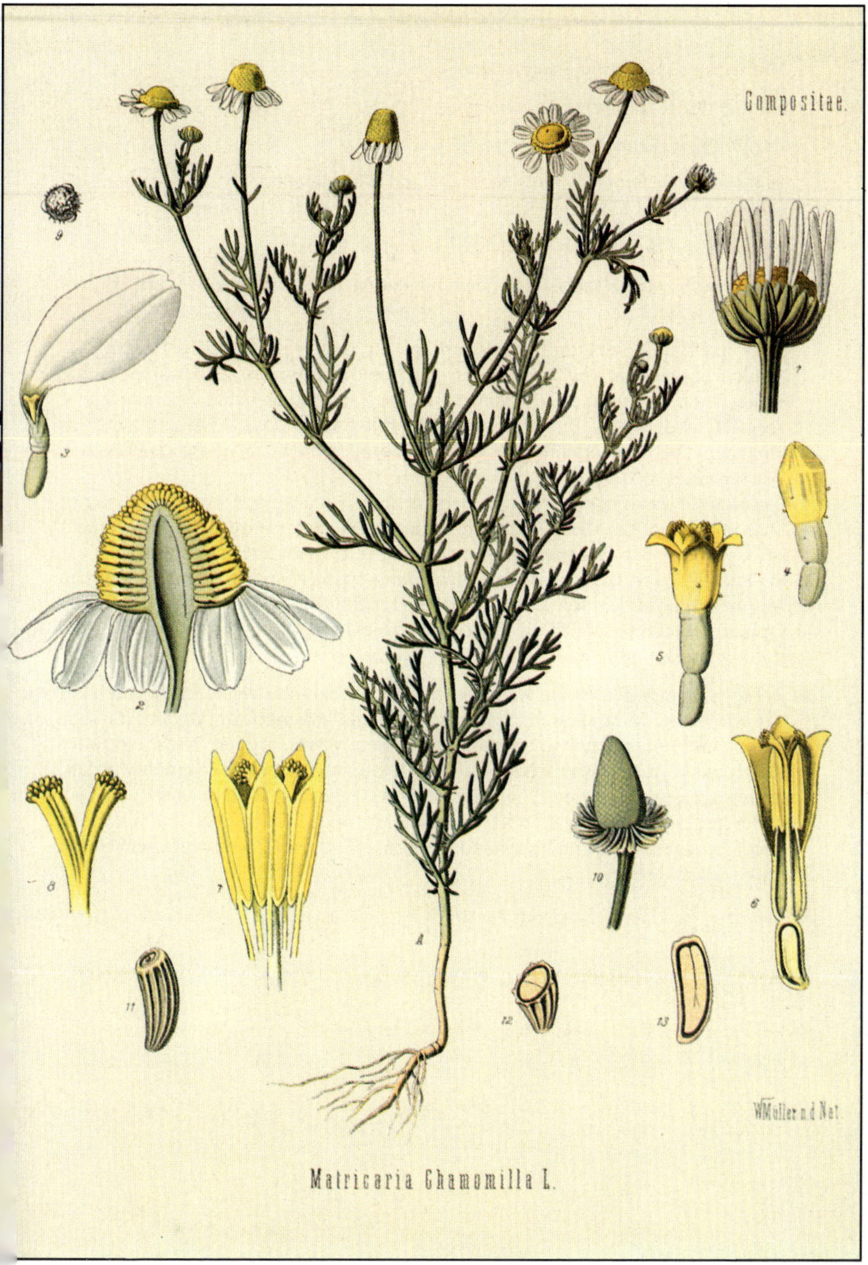

Matricaria Chamomilla L.

CHAMOMILLA

Matricaria chamomilla – echte Kamille.

Familie der Korbblütler – *Compositae.*

Vorkommen: Europa und Asien.

Standort: Wegränder, Schuttplätze, Ödland, Getreidefelder, die nicht chemisch gedüngt und mit Unkrautvernichtungsmitteln behandelt wurden.

Verwendete Pflanzenteile: Die frische blühende Pflanze.

Inhaltsstoffe: Ätherisches Öl mit dem blauen Azulen, Cumarin, Flavone, Bitterstoffe u. v. a.

Während Kamillentee und Kamillenpräparate ihre Wirksamkeit vor allem dem Azulen verdanken, spielt dieses bei der homöopathischen Zubereitung keine Rolle, denn hier wird ein Preßsaft verwendet, der mit gleichen Teilen Alkohol versetzt wird, wobei die Pflanze nicht erhitzt wird. Das Azulen bildet sich hingegen aus dem ätherischen Öl der Kamille, nachdem diese dem heißen Wasser ausgesetzt wird.
Die Kamille ist wohl die bekannteste und am meisten verwendete Heilpflanze in Deutschland. Sie ist die Pflanze, die am intensivsten wissenschaftlich untersucht ist. Gerade wegen ihrer starken Arzneikraft sollte man die Kamille jedoch nicht täglich als Tee trinken, besonders nicht, wenn man gleichzeitig homöopathische Mittel einnimmt. Kamille kann sowohl die Folgen von Kaffee und Narkotika wie Opium aufheben als auch die Wirkung dieser Mittel in homöopathischer Zubereitung antidotieren, d. h. außer Kraft setzen.

Typus: Chamomilla ist ein wichtiges Heilmittel bei unerträglichen Schmerzen, wie wir sie bei Menschen mit einem schwachen Nervenkostüm finden, die sehr gereizt und unleidlich werden und nicht wissen, was sie wollen. Nicht nur unter Kaffeetrinkern und Menschen, die mit Betäubungsmitteln behandelt wurden, findet man eine extreme Überempfindlichkeit gegenüber Schmerzen, die von äußerster Ungeduld begleitet ist. Insbesondere auch Frauen und Kinder können leicht in einen Chamomillazustand geraten – z. B. bei Zahnungsbeschwerden und bei der Geburt.

	Nat-m., Nux-v., Phos., Puls., Sep., Sil., Sulf., Tub-bov.
im Bett:	Nux-v.
Aufwachen, beim:	Asar., Lac-ac.
Aufstehen, beim,	
Schlechter:	Ang., Lac-ac., Mag-c., Nat-m., Nux-v., Sep.
Nachmittags:	Caust., Chin., Mag-c., Phos., Sil.
Abends:	Asar., Bry., Mag-c., Nat-m., Nux-v., Phos., Puls., Sep., Sil., Sulf.
Anhaltend:	Arg-n., Ars., Carb-v., Lac-ac., Nat-m., Nux-v., Phos., Sil.
Ärger, nach:	Cham., Ign., Ip., Nat-m., Phos.
Aufstoßen, bessert:	Caust., Phos.
Bier, nach:	Bry., Nux-v.
Branntwein, bessert:	Ars.
Druck auf den Bauch,	
durch:	Asar. Tub-bov.
Druck auf den Magen:	Ars., Sulf.
Eiern, Geruch von:	Colch.
Eiscreme, nach:	Ars., Ip., Puls.
Essen, vor:	Ars., Carb-v., Caust., Nux-v., Sulf.
während:	Carb-v., Caust., Mag-c., Nux-v., Phos., Puls., Sil.
nachher schlechter:	Acon., Arg-n., Ars., Bry., Carb-v., Caust., Cham., Chin., Colch., Ign., Ip., Lac-ac., Mag-c., Nat-m., Nux-v., Phos., Puls., Sep., Sil., Sulf.
nachher besser:	Acon., Arg-n., Bry., Cham., Lac-ac., Phos., Sep.
Fisch, nach:	Nat-m.
Geruch von:	Colch.
Fleisch, nach:	Caust.
Geruch von:	Colch.
Schweinefleisch, nach:	Ip., Puls.
Freien schlechter:	Acon. Ang., Ars.
im, besser:	Carb-v., Phos., Puls
Frühstück, vor:	Arg-n., Sep., Tub-bov.
nachher schlechter:	Cham., Lac-ac.
Gerüche, durch:	Colch., Sep.
Kaffee, nach:	Caust., Cham., Nat-m.

Geruch von:	Arg-n., Tub-bov.
Kränkung, nach:	Puls.
Milch, nach:	Puls.
Mittagessen, vor:	Varb-v., Nux-v.
während:	Bry., Colch., Nux-v.
nachher schlechter:	Arg-n., Ars., Colch., Nat-m., Nux-v., Phos.
Obst, nach:	Ip.
Ohnmachtsartig:	Ang., Arg-n., Cham., Nat-m., Nux-v., Sulf.
Plötzlich:	Sulf.
Saures bessert:	Arg-n.
Schweren Speisen, nach:	Ip., Puls., Sep.
Speichelfluß, mit:	Ip., Nux-v., Puls.
Speisen, Anblick von:	Colch, Sil., Sulf.
Gedanken an:	Ars., Bry., Chin., Colch., Mag-c., Sep., Sulf.
Geruch von:	Ars., Colch., Ip., Sep.
Suppe, nach:	Acon., Carb-v.
Süßigkeiten:	Arg-n., Ip.
Wein:	Bry., Phos.

Ernährung in der Schwangerschaft

Aus den vorangegangenen Beschreibungen von Begleitsymptomen der Schwangerschaftsbeschwerden haben wir gesehen, daß die verschiedensten Gelüste und Abneigungen entstehen können und nichts als »normal« und »anormal« bezeichnet werden kann. Alle individuellen Verlangen und Abneigungen haben eine Bedeutung, die letztendlich auf der seelischen Ebene liegen. Nach Verabreichung des richtigen homöopathischen Mittels werden Sie erleben, daß alles seine natürliche Ordnung hat.

Die Schwangerschaft ist die Zeit, in der sich die Frau grundlegende Gedanken im Hinblick auf die Ernährung machen sollte. Dabei sollte sie aber nicht vergessen, daß jeder Mensch seine Individualität bewahren soll, und daß es keine einzig richtige Ernährung für alle Menschen gibt. Jede Frau muß ihre eigene, individuelle Richtung finden und sich bewußt sein, daß sich zu jeder Zeit etwas ändern kann, daß das Leben im ständigen Wandel ist. Was heute richtig ist, kann morgen schon nicht mehr passend sein.

Krampfadern (Varizen)

Durch den Druck, den die stetig wachsende Gebärmutter auf die Blutgefäße im Bauchraum ausübt, wird der Blutkreislauf in den unteren Körperteilen belastet. Dadurch kann es manchmal zur Erweiterung der Venen in den Beinen und in den äußeren Geschlechtsorganen oder zu Hämorrhoiden kommen. Krampfadern, die während der Schwangerschaft entstehen, bleiben meist lebenslänglich.
In der Schulmedizin gibt es keine Therapie für Krampfadern, außer der Empfehlung, die Beine häufig am Tag hochzulegen, um den Blutrückfluß zu erleichtern. Wenn das nicht hilft, dann soll man einen maßgeschneiderten, elastischen Gummistrumpf tragen, und als äußerste Maßnahme werden die Varizen verödet oder entfernt, wodurch die anderen Venen noch mehr belastet werden. Diese palliativen Maßnahmen beseitigen aber nicht die Ursache, die eben nicht nur in der mechanischen Mehrbelastung des venösen Systems besteht (sonst müßte ja jede Schwangere Krampfadern bekommen).
Eine gründliche homöopathische Behandlung bietet auch hier die Möglichkeit, die Varizen zu heilen, d. h. die ursächliche Schwäche zu beseitigen. Sie können erst einmal versuchen, sich selbst zu behandeln, aber wenn Sie hiermit keinen Erfolg haben (spätestens nach 2 Wochen), sollten Sie einen Homöopathen aufsuchen.

Die homöopathische Behandlung
Schauen Sie bitte für die allgemeine Beschreibung von bereits dargestellten Mitteln auch unter »Die wichtigsten Schwangerschaftsmittel« nach.

APIS MELLIEFICA *(Apis)*
Ein brennend-stechender Schmerz in den Krampfadern, der durch *Essigumschläge* gebessert wird, charakterisiert Apis. Die Schwangere ist oft in einer traurigen Stimmung und kann manchmal stundenlang weinen. Es ist ihr meist zu warm, und in einem warmen Raum geht es ihr gar nicht gut.

ARNICA *(Arn.)*
Bei Arnica können Anstrengungen die Ursache sein, daher kommt es oft in Frage, wenn die Frau viel stehen oder auf den Beinen sein muß. Immer aber weisen die typischen Schmerzen auf das Mittel hin: Es wird als sehr wundes, zerschlagenes Gefühl geschildert. Arnica ist besonders wichtig, wenn auch die Venen der Geschlechtsorgane betroffen sind.

ARSENICUM ALBUM *(Ars.)*
Hier sind starke Schmerzen kennzeichnend, die wie Feuer brennen. Die Venen sehen bläulich aus (siehe auch S. 238).

CARBO VEGETABILIS *(Carb.-v.)*
Die Krampfadern sind richtig blau und hart. Oft ist auch ein brennender Schmerz vorhanden. Carbo veg. ist besonders wichtig, wenn die Venen der äußeren Geschlechtsorgane betroffen sind und dadurch das Wasserlassen erschwert oder schmerzhaft ist.

CAUSTICUM *(Caust.)*
Beim Gehen hat die Schwangere starke Schmerzen, in der Ruhe kann sie die Schmerzen in den Krampfadern besser aushalten (siehe auch S. 239).

GRAPHITES *(Graph.)*
Die Krampfadern sind oft mit kleinen Pickeln besetzt und jucken sehr. Es können sich auch ekzemartige Flecken entwickeln. Vom Konstitutionstypus meist eine eher dickliche als dünne Frau. Sie bewegt sich nicht gerne und meistens ist ihr kalt. Sie leidet unter Übelkeit mit Schwindel und hat Angst, beim Gehen plötzlich hinzufallen; außerdem geht sie ungern längere Strecken. Lieber hält sie sich zu Hause mit kleinen Beschäftigungen auf.
Sie neigt dazu, mehr zu essen als ihr bekommt und hat meist morgens einen schlechten, ekelerregenden Geschmack (wie von faulen Eiern) im Mund. Besonders nach dem Essen macht ihr ranziges Sodbrennen zu schaffen.
In der Regel hegt sie Abneigung gegen gekochtes Essen, Fleisch,

Fisch, Süßes und Salziges. Heiße Milch trinkt sie dafür sehr gerne und in großen Mengen.
Sie neigt zu Obstipation, der Stuhl ist sehr groß und erschwert die Ausscheidung.

HAMAMELIS *(Ham.)*
Die Beine fühlen sich matt und angestrengt an. Oft besteht ein Gefühl von Vergrößerung oder Erweiterung in den Krampfadern und um sie herum. Die Krampfadern sind hart, knotenförmig, geschwollen und schmerzhaft. Die Schmerzen haben eher stechend-brennenden Charakter, können aber auch wund sein. Kein Appetit beim Frühstück, dagegen großer Durst auf kleine Mengen Flüssigkeit. Nach Schweinefleisch wird ihr übel mit Aufstoßen und heftigem Schluckauf.

NUX VOMICA *(Nux-v.)*
(siehe S. 244).

PULSATILLA *(Puls.)*
Die Venen sind besonders gegen Abend schmerzhaft geschwollen und neigen dazu, sich zu entzünden. Sie sind livid (bläulich), und diese Farbe breitet sich auf die umgebenden Partien aus, so daß ganze Flächen der Beine bläulich aussehen können (siehe auch S. 245).

Körperpflege und Entspannung

Die schwangere Frau braucht viel Ruhe und Zeit für sich. Alle guten Absichten, ihre Aufgabe als Mutter so gut wie möglich zu erfüllen, werden durch Überanstrengung zunichte gemacht. Allerdings braucht der Körper ein gewisses Maß an gesunder Anstrengung. Die Schwangere sollte sich genügend bewegen, um ihren Körper fit zu halten. Wenn Sie Yoga machen wollen, dann empfehlen wir Ihnen, es unter fachlicher Aufsicht anzufangen. Vergessen Sie nicht, daß Sie und Ihr Körper sich nur langsam umstellen können. Jeder Zwang, jedes zu schnelle Vorankommenwollen ist mit Ge-

fahren verbunden, die bleibende Schäden zur Folge haben können. Vertrauen Sie Ihrem Körper und gehen Sie nur so weit, wie er es Ihnen gestattet. Nach der Anstrengung gönnen Sie sich Ruhe und Entspannung und gelegentlich eine sanfte Massage.
Während der Schwangerschaft sollten Sie sich bewußt darum bemühen, Zeit zur Besinnung zu finden. Gehen Sie Ihren Hobbys nach, machen Sie Dinge, die Ihnen Freude bereiten, und nehmen Sie immer wieder Kontakt zu Ihrem Kind auf. Legen Sie Ihre Hände auf den Bauch, Sie werden Ihr Kind bald spüren.

Die Brustpflege

Anfänglich kann das Stillen zwar schmerzhaft sein, aber die Brustwarzen gewöhnen sich normalerweise bald daran und werden unempfindlicher. Frauen mit (den meist empfindlicheren) hellen Brustwarzen können diese abhärten, indem sie sie mit kaltem Wasser waschen und mit einem trockenen, rauhen Waschlappen massieren. Salben weichen die Warzen auf. Wenn Sie wirklich Schmerzen beim Stillen haben, dann wird Ihnen die Homöopathie gute Hilfe leisten (sehen Sie unter »Stillen schmerzhaft« nach).

Die Entbindung

Zwei bis vier Wochen vor dem Entbindungstermin sollte die konstitutionelle Behandlung der Schwangeren abgeschlossen sein. Sie müßte sich jetzt im seelischen wie im körperlichen Bereich wohl fühlen. Die konstitutionelle Behandlung ist eine gute allgemeine Vorbereitung auf die Entbindung. Jetzt kann die Geburt gezielt angegangen werden.

Homöopathische Geburtsvorbereitung

Um die Entbindung zu erleichtern, gibt es einige Mittel, deren Einnahme förderlich ist. Sie sollten aber nur dann genommen werden, wenn *keine* anderen Beschwerden und Symptome vorliegen. Die folgenden vier Mittel kommen am häufigsten vor:

PULSATILLA *(Puls.)*
Für alle Frauen, bei denen in der Schwangerschaft ein milderes Wesen durchkommt, die sich weicher und nachgiebiger fühlen.
- Dosierung: *PULSATILLA C30,* 2× täglich, 1–2 Wochen vor dem Termin anfangen.

CAULOPHYLLUM *(Caul.)*
In den letzten Wochen der Schwangerschaft überkommen die werdende Mutter immer wieder wehenartige Schmerzen. Es wird als ein schmerzhaftes Herunterdrängen im Unterleib beschrieben. Die Häufigkeit dieser Empfindung ist sehr unterschiedlich. Dabei kann ein Gefühl vorhanden sein, als ob die Gebärmutter nicht genügend belebt sei. Ganz deutlich ist das Mittel indiziert, wenn rheumatische Schmerzen der kleinen Gelenke (Hände und Füße) auftreten.
- Dosierung: *CAULOPHYLLUM C6,* 2× täglich, sobald die obengenannten Symptome auftreten; dann bis zum Geburtstermin einnehmen.

MITCHELLA REPENS *(Mitch.)*
Dieses Mittel kommt dann in Frage, wenn eine Blutüberfülle der Gebärmutter besteht und eine Reizblase vorhanden ist. Am Ende der Schwangerschaft ist es normal, wenn die Frau durch den Druck, den das Kind auf die Blase ausübt, etwas häufiger Wasser lassen muß. Aber wenn der Reiz übermäßig häufig auftritt, dann sollten Sie das behandeln, obwohl sonst im allgemeinen nichts dagegen unternommen wird. Mitchella wird nicht nur auf die Blase wirken, sondern auch die Geburt erleichtern.
- Dosierung: *MITCHELLA D1,* 5 Tropfen auf eine Tasse Wasser, 3× täglich jeweils ½ Stunde vor den Mahlzeiten bis zur Geburt.

CIMICIFUGA *(Cimic.)*
Die Schwangere hat ganz furchtbare Vorahnungen und kein gutes Gefühl in bezug auf die Entbindung. Die Gedanken an die Wehen und Schmerzen sind von Angst geprägt. Die ganze Angelegenheit erscheint ihr unsicher.

- Dosierung: *CIMICIFUGA C200,* 1× täglich vom Auftreten der Symptome bis zur Geburt.

Steiß- oder Querlage
Irgendwann in den letzten Wochen dreht sich das Kind und senkt sich mitsamt der Gebärmutter nach unten. Jetzt ist es soweit, die Geburt kann losgehen. Wenn sich das Kind aber nicht dreht und der Termin immer näher rückt, dann kann *Pulsatilla* dabei behilflich sein, daß sich das Kind aus der Steiß- oder Querlage in die Kopflage bringt.

- Dosierung: *PULSATILLA C200* 1 Gabe. Eventuell an 3 aufeinanderfolgenden Tagen wiederholen. Wenn das nicht hilft, wenden Sie sich an Ihren Arzt.

Allgemeine Vorbereitung

Regelmäßige Bewegung (wie Spazierengehen oder Schwimmen) stellt eine wichtige Vorbereitung für die Geburt dar. Bis zum Ende des achten Monats sollten Sie alle Geburtsvorbereitungskurse besucht und Anschaffungen erledigt haben, so daß Sie genügend Ruhe und Zeit haben und nicht in Hetze geraten.
Eine *Atemübung,* die Ihnen behilflich sein könnte, geht folgendermaßen: Nehmen Sie Ihr Becken und Ihren Unterleib wahr. Stellen Sie sich beim Einatmen vor, daß der Atem von allen Richtungen hineinfließt. Beim Ausatmen entspannen Sie den ganzen Unterleib und stellen sich vor, daß der Atem das Becken beim Ausatmen erweitert und dehnt. Wenn diese Übung 1–2× am Tag jeweils 5–10 Minuten durchgeführt wird, entspannt sie den Beckenbereich und erleichtert dadurch die Geburt.

Ernährung
Mit der richtigen Ernährung können Sie die Geburt wesentlich erleichtern. Sie sollten spätestens ab der 36. Woche sehr leicht und nie zuviel essen. Essen Sie höchstens drei Mahlzeiten am Tag, besser nur zwei. Die Nahrung sollte jetzt wenig Eiweiß und Kohlenhydrate enthalten und hauptsächlich aus Gemüse und Obst bestehen. Den vorher bereits reduzierten Genuß von Fleisch, Alkohol, Kaffee und Tee sollten Sie jetzt ganz unterlassen. Würzen Sie Ihre Speisen nur leicht und lassen Sie alle starken Gewürze, wie Knoblauch, Oregano, Rosmarin etc., weg. Zwiebeln, Eier und Süßigkeiten sind ebenfalls nicht günstig.
In der Regel verringert sich der Appetit kurz vor der Entbindung von ganz allein, dann ist ein Halbfasten, bei dem Sie nur einmal essen und ansonsten nur trinken, sehr empfehlenswert. Sie sollten sich aber kräftemäßig dazu in der Lage fühlen und sich auch psychisch nicht dadurch belasten. Als Getränke kommen alle Teesorten in Frage, die Ihnen gut schmecken. Brottrunk, Reismalztrunk, Reistrunk, Hirsetrunk und ähnliches (siehe »Rezepte« S. 405) oder Himbeerblättertee sind besonders geeignet.

Die Geburt

Die Geburt besteht aus vier Phasen: der Eröffnungsphase, der Übergangsphase, der Austreibungsphase und der Nachgeburt.
Die Unterstützung der Geburt durch homöopathische Mittel sollte in die Hände eines geburtserfahrenen Homöopathen gegeben werden, besonders wenn Komplikationen zu erwarten sind.
Die folgenden homöopathischen Ratschläge sind für die unkomplizierte Geburt gedacht, bei der in irgendeiner Phase der normale Geburtsverlauf ins Stocken gerät. Infolge der Komplexität und des großen Umfangs der homöopathischen Mittelauswahl erwähnen wir hier nur die häufigsten Mittel für einfache Zustände.

- Dosierung: Verabreichen Sie das Mittel in der Potenz *C 200* stets *nach Beendigung einer Wehe.* Nie vorher oder zwischendurch geben. Wiederholen Sie es nach jeder Wehe, bis sich eine deutliche Besserung zeigt. Meist reichen einige wenige Gaben.

Der rigide Muttermund

In der Eröffnungsphase kann der Muttermund oft sehr inflexibel und hart sein. Die Geburt geht nur sehr langsam voran und noch nach Stunden ist kaum ein Fortschritt zu sehen. Das richtige homöopathische Mittel beschleunigt den Vorgang unheimlich und erspart der Gebärenden viele unnötige Schmerzen und Leiden.

BELLADONNA *(Bell.)*
Belladonna ist häufig bei Erstgebärenden angezeigt, speziell bei sportlichen und nicht mehr ganz jungen Frauen. Der Muttermund ist krampfhaft zusammengezogen, heiß, berührungsempfindlich, rot und meist feucht. Dadurch verläuft die Geburt zäh und langwierig. Die schmerzhaften Wehen kommen plötzlich, sind heftig und hören auch plötzlich auf. Das Gesicht ist heiß, klopfende Kopfschmerzen können auch vorhanden sein. Bei jeder Wehe schießt das Blut zum Kopf und das Gesicht wird sehr rot, besonders die Augen sind durch die Preßwehen blutunterlaufen. Sie neigt zu Krämpfen in den Beinen, die sie aufschreien lassen.

ACONITUM NAPELLUS *(Acon.)*
Die Frau wird von großer Angst gepackt, daß sie nicht gebären kann, daß irgend etwas schiefläuft; diese Panik kann sich bis zur Todesangst steigern. Die Wehen überrollen sie sehr heftig und häufig mit unerträglichen Schmerzen, sie kann kaum Luft holen. Vulva, Scheide und Muttermund sind trocken, schmerzhaft und inflexibel. Sie fühlt sich sehr elend, stöhnt viel und wirft sich bei oder nach jeder Wehe hin und her.

CAULOPHYLLUM *(Caul.)*
Die Gebärende wird von heftigen Wehen gequält, die aber völlig erfolglos bleiben, da der Muttermund äußerst rigid ist. Oft hat sie im Gebärmutterhals Schmerzen wie von Nadelstichen. Irgendwann hören die Schmerzen und Wehen vor Erschöpfung auf.

CHAMOMILLA *(Cham.)*
Die Frau ist völlig außer sich vor Schmerzen. Niemand kann ihr

etwas recht machen. Ihre Laune ist denkbar schlecht. Sie reagiert verärgert, unlogisch, äußerst gereizt und tobt. Von den Mühen und Anstrengungen der Geburtshelfer hält sie nichts und sagt ihnen deutlich ihre Meinung. Schmerzen kann sie überhaupt nicht ertragen und am liebsten würde sie davonlaufen. Der Gedanke, daß es noch so lange dauert, bis das Baby auf die Welt kommt, macht sie wahnsinnig. Bei jeder Wehe schreit sie furchtbar vor Schmerzen, dann stöhnt sie, beklagt sich und ruft alle zu sich. Sie fühlt sich ohnmächtig und kann sogar vor Schmerzen ohnmächtig werden. Die Wehen drücken das Kind nach oben, anstatt es nach unten zu pressen, und die Geburt kommt nicht voran.
Chamomilla kann schon am Anfang aufgrund ihres Verhaltens erkannt werden, bevor sie vor Schmerzen außer sich ist. Sie reagiert bissig, läßt niemanden an sich heran, läßt sich nicht vom Arzt oder der Hebamme untersuchen und schickt sie sogar weg, um aber bald wieder nach ihnen zu rufen.

CIMICIFUGA *(Cimic.)*
Die Wehen haben gegen den verkrampften, unelastischen Muttermund keine Chance. Die reißenden Schmerzen halten lange an, wobei die Gebärmutter nach oben geschoben zu werden scheint. Die Schmerzen schießen auch im Bauch von einer Seite zur anderen und lassen die Gebärende sich zusammenkrümmen und aufschreien. Der Muttermund kann sich zum Teil öffnen und dann wieder krampfhaft verschließen. Sie kann alles nicht mehr aushalten und sagt, sie würde verrückt werden, redet wirr und verhält sich entsprechend, so daß es dem Geburtshelfer wirklich angst werden kann. Bei den Wehen kann es zu Krämpfen in den Hüften kommen, die sie vor Schmerzen aufschreien lassen.

NUX VOMICA *(Nux-v.)*
Sie reagiert empfindlich auf alle äußeren Einflüsse wie Geräusche, das Reden anderer, Gerüche, Licht und fühlt sich davon so gestört, daß sie sich nicht konzentrieren kann. Das macht sie wütend. Sie bräuchte eine völlig ruhige, ausgeglichene Atmosphäre. Die geringste Kälte läßt sie frösteln.
Die Bauchwände und Gedärme fühlen sich wund an. Jede Wehe

verursacht einen starken Druck nach unten. Sie möchte auf die Toilette, entweder um Stuhl zu entleeren oder um Wasser zu lassen. In einem späteren Stadium, wenn der Darm schon entleert ist, bleibt immer noch ein krampfhaftes Ziehen im Mastdarm oder in der Blase.
Bei den Wehen können plötzliche scharfe Krämpfe in den Waden auftreten.

GELSEMIUM SEMPERVIRENS *(Gels.)*
Hier steht Muskelschwäche im Vordergrund. Die Gebärende kann nicht genügend Kraft aufbringen, die Muskeln fühlen sich schwer und wie gelähmt an. Sie hat ein rotes Gesicht und wirkt benommen, apathisch und langsam. Der Muttermund ist rund, hart, dick und unelastisch. Die Wehen neigen dazu, nach oben zu schießen. Erst kommen sie richtig und drücken nach unten, dann fehlt ihr die Kraft, sie auszuhalten und die Wehe läuft den Rücken hinauf. Oder sie geht direkt von der Gebärmutter hoch in den Rücken. Die Frau ist äußerst nervös und redet am Anfang sehr aufgeregt vor sich hin. Die Wehen können durch die Untersuchung vor Nervosität aufhören.

Die Austreibungsphase

Wenn die Eröffnungsphase gut eingeleitet ist, verläuft die Austreibungsphase meist ohne Komplikationen.
Es kann der Gebärenden manchmal alles zu anstrengend gewesen sein, besonders das Warten, bis der Muttermund ganz geöffnet ist, so daß die *Preßwehen nicht mehr kommen* (sie hat keine Lust mehr). Geben Sie eine Gabe *CAULOPHYLLUM C200.*
Die Gewebe der Vulva und des Dammes müssen entsprechend nachgeben, damit der Kopf geboren werden kann. Wenn die Muskulatur aber zu fest und unelastisch ist, kann der Kopf nicht nach vorne rücken. Werden die Preßwehen immer stärker, kommt es zu einem *Dammriß.*
In der Regel läßt man es nicht dazu kommen und macht vorher einen *Dammschnitt,* da er einfacher zu nähen ist als ein Riß. Durch

die Anwendung von Kaffee kann dies vermieden werden. Kochen Sie einen *starken Kaffee.* Tupfen Sie mit einem Tuch ein paar Mal den gut warmen, aber nicht heißen Kaffee auf den Damm, die äußeren Geschlechtsorgane und den After. Es kommt schnell zur Entspannung und der sanften Geburt steht nichts mehr im Wege. Sie können der Gebärenden auch eine Gabe *COFFEA C200* geben oder, wenn sie mag, etwas Kaffee.

Allgemeine Empfehlungen und Maßnahmen bei der Geburt

Die Atmosphäre im Geburtszimmer spielt eine wichtige Rolle, denn die Gebärende soll sich wohl fühlen. Alles, was sie empfindet, wirkt unmittelbar auf das Kind in ihrem Leib. Auch für das Neugeborene ist es wichtig, das Geburtstrauma so weit wie möglich zu reduzieren. Die Geburt an und für sich ist ein großer Schock. Daher sollten alle äußeren Eindrücke möglichst sanft sein.

- Licht: Genügend, aber diffus und nicht direkt auf das Bett strahlend.
- Geräusche: Totale Stille ist auch nicht ideal. Wenn Sie einen Raum betreten und alle Menschen halten den Atem an, werden Sie denken, nanu, was habe ich jetzt wieder angestellt. Also: verhalten Sie sich normal, aber leise und sanft. Schöne Musik im Hintergrund, wenn die Gebärende sie braucht oder haben will, wird dazu beitragen.
- Gerüche: Alle starken Gerüche wie Parfüms, Räucherstäbchen, etc. werden die jungfräuliche Nase und Lunge des Neugeborenen verätzen. Wenn Sie starken Kaffee benutzt haben für den Dammschutz, dann entfernen Sie Kaffee, Tuch etc. aus dem Raum.
- Umgebung, Bilder usw.: Die Umgebung, die Gestaltung des Raumes, Bilder etc. sollten vertrauenerweckend sein und dem Neugeborenen keinen Schreck einjagen.
- Der Empfang: Die Geborgenheit, der Schutz und die Wärme des Mutterleibes nehmen bei der Geburt ein Ende. Das Neugeborene braucht daher als erstes die Körperberührung und Wärme der Mutter. Das entspricht auch dem mütterlichen Bedürfnis, ihr Kleines im Arm zu halten. Legen Sie das Kleine auf die Brust der Mutter und decken Sie es mit einem dicken, weichen Baumwoll-

tuch oder Handtuch zu. Die Mutter sollte das Kind möglichst bald anlegen. Die Vormilch ist wichtig für die Darmentleerung des Neugeborenen und der Saugreflex fördert die Uterusrückbildung.

- Die Zimmertemperatur: Das Zimmer muß warm sein. Nicht nur die Gebärende braucht dies, sondern vor allen Dingen darf das Neugeborene keinem krassen Temperaturwechsel ausgesetzt werden.
- Die Nabelschnur: So lange die Nabelschnur pulsiert, ist der Mutterkuchen noch nicht gelöst. Der Kontakt im Mutterleib ist immer noch vorhanden. Sie sollten diesen Kontakt noch nicht unterbrechen, sondern sich um das Neugeborene kümmern. Auch für das Wohlbefinden des Kindes sollte der Übergang langsam geschehen. Wenn die Nabelschnur aufhört zu pulsieren, binden Sie kurz oberhalb des Nabels und ein Stück darüber noch einmal ab und trennen die Nabelschnur dazwischen mit einer scharfen Schere durch.
- Die Käseschicht: Sie ist sehr wichtig für das Neugeborene und darf nicht abgewischt werden, denn sie dient als erster Wärmeschutz, bevor man das Baby versorgt hat und es warm anziehen kann. Die Käseschicht hat aber noch einen anderen Nutzen. Sie schützt die Haut vor äußeren, noch fremden Einflüssen, bis sie sich langsam daran gewöhnt. Die Kleidung ist noch etwas Fremdes für das Neugeborene. Die Haut, die geschützt bleibt, kann sich langsam an alles gewöhnen und reagiert im späteren Leben nicht überempfindlich. Die Käseschmiere stellt auch Nahrung für die Haut dar.
- Das erste Bad: Monatelang war das Kind vom Fruchtwasser umgeben. Jetzt ist diese Phase auf einmal vorbei. Bald wieder ein ähnliches Gefühl zu bekommen, erweckt Vertrauen und Freude im Kind: das Leben bedeutet nicht Verzicht, nur die Form ändert sich. Nachdem das Kind eine Zeitlang bei seiner Mutter war, kann es gebadet werden. Die Temperatur soll um die 38 °C betragen. Halten Sie das Baby in der Waagerechten, so daß der ganze Körper, bis zum Hals, vom Wasser bedeckt ist. *Calendula-Essenz* (15–20 Tropfen), dem Badewasser zugesetzt, wirkt beruhigend auf das Kind. Lassen Sie das Kind im Wasser schweben,

wiegen Sie es leicht hin und her. Benutzen Sie auf keinen Fall Seife oder sonstige Badeöle und -mittel, um die Käseschmiere zu entfernen. Nach 5–10 Minuten nehmen Sie das Kind heraus und wickeln es in ein dickes Handtuch ein. Die Nässe soll vom Handtuch aufgesogen werden. Bevor Sie das Kind anziehen, tupfen Sie das restliche Wasser behutsam ab.

- Das erste Foto: Sie möchten wahrscheinlich einige Fotos aufnehmen. Achten Sie darauf, daß das Neugeborene nicht durch das Blitzlicht erschreckt wird. Verzichten Sie lieber ganz auf professionelle Bilder. Sie können kurzzeitig den Raum etwas mehr beleuchten und trotzdem das Kind im Schatten lassen oder Sie verwenden einen sehr lichtempfindlichen Film.
- Kleidung: Wärmen Sie die Kleidung an, die Sie dem Neugeborenen nach dem Bad anziehen wollen. In den ersten drei Tagen kann das Baby noch nicht selber Wärme produzieren und muß sehr warm gehalten werden, darf aber auch nicht überhitzt werden. Die Kleidung, besonders die Unterwäsche, sollte weich, locker und elastisch sein. Als Materialien am besten geeignet sind Wolle, ein Gemisch aus 50 % Wolle/50 % Seide oder 50 % Wolle/ 50 % Baumwolle. Eine Mütze muß immer aufgesetzt werden. Im Haus reicht eine aus Baumwolle. Prüfen Sie ab und zu die Hände und Füße, ob sie nicht zu kalt sind. Gegebenenfalls sollten Sie zusätzliche Wärme durch eine in Tücher gewickelte Wärmflasche, die Sie in die Wiege legen, zuführen oder Ihr Baby zu sich ins Bett nehmen.

Die nachgeburtliche Versorgung

Hämorrhagien (Blutungen)

Blutungen können zu einer gefährlichen Komplikation werden. Sie sind aber kaum bei einer Frau zu erwarten, die sich gründlich homöopathisch vorbehandeln ließ. Wie bei allen anderen Zuständen erwähne ich auch hier nur die am häufigsten vorkommenden Mittel. Durch das genau passende Mittel hören die Blutungen schnellstens auf. Wenn das richtige Mittel nicht aufgeführt ist, ziehen Sie unverzüglich einen Arzt zu Rate oder ergreifen Sie andere Maßnahmen.

- Dosierung: ¼stündl. 1 Gabe der 200. Potenz.

ACONITUM NAPELLUS *(Acon.)*
Die Todesangst ist ausschlaggebend für Aconit. Die Frau traut sich kaum, sich zu bewegen. Beim Aufsitzen im Bett wird sie ganz blaß und schwindelig und kann ohnmächtig zurückfallen. Es herrscht sehr viel Aufregung im Geburtszimmer oder Kreißsaal. Die Blutung ist aktiv mit hellrotem Blut.

ARNICA *(Arn.)*
Die Frau empfindet ihren Körper wie wund, und beim Sitzen oder Liegen tun ihr die Stellen weh, die aufliegen. Die Blutung ist aktiv, es kommt hellrotes Blut mit größeren Klumpen. Von der Magengrube her fühlt sie sich elend. Ihr Kopf ist heiß, aber der übrige Körper kühl bis kalt, speziell die Füße. Arnica ist besonders wichtig, wenn die Entbindung langwierig und erschöpfend war oder wenn das Kind mit der Saugglocke oder der Zange herausgeholt wurde.

BELLADONNA *(Bell.)*
Die Frau hat das Gefühl, als ob die Gebärmutter nach außen herausgedrängt würde. Das Kreuz schmerzt, als ob es durchbrechen wollte. Heiß-rotes Gesicht mit blutunterlaufenen Augen. Belladonna ist wichtig bei Blutungen aufgrund der zurückgebliebenen Placenta (Mutterkuchen). Die Blutung kommt immer nach den Nachwehen, sie ist reichlich, hellrot und heiß. Belladonna hilft, den Mutterkuchen abzustoßen.

HAMAMELIS *(Ham.)*
Die Frau fühlt sich erschöpft, hat wenig Empfindungen im Unterleib und zeigt keine Aufregung über die Blutung, die langsam, aber stetig ist. Das Blut ist in der Regel dunkel, manchmal kann zwischendurch rotes Blut herausspritzen.

IPECACUANHA *(Ip.)*
Meist ist der Frau die ganze Zeit übel, sie fühlt sich schlapp und muß

nach Luft schnappen. Sie sieht blaß aus, und der Körper ist kalt. Manchmal hat sie schneidende Schmerzen um den Nabel herum. Es kann ihr so übel sein, daß sie erbrechen muß; dann schießt das Blut heraus, während sie sonst langsam hellrotes Blut verliert.

MILLEFOLIUM *(Mill.)*
Die Geburt hat die Frau angestrengt und plötzlich setzt eine reichliche, hellrote Blutung ein. Sie spürt keine Schmerzen und sorgt sich auch nicht sehr um die Blutung. Sie muß immer wieder gähnen und macht einen müden Eindruck.
Wenn Sie kein potenziertes Millefolium zur Hand haben, können Sie auch *Schafgarbentee* kochen und zu trinken geben. Die Blutungen werden genauso schnell aufhören wie mit der potenzierten Schafgarbe.

Zurückgebliebene Placenta

Normalerweise löst sich die Placenta 10–15 Minuten nach der Geburt des Kindes. Auch hier werden wir nach einer homöopathischen Behandlung selten erleben, daß sich die Nachgeburt verzögert. Die Homöopathie empfiehlt im Fall der verzögerten Abstoßung des Mutterkuchens abzuwarten, um ein klares Bild zu erhalten und um dann mit Sicherheit das richtige Mittel zu finden. Auf das Mittel hin löst sich der Mutterkuchen innerhalb kürzester Zeit. Wichtig in diesem Zusammenhang ist auch, daß die Frau ihr Baby gleich nach der Geburt an die Brust nimmt und saugen läßt. Dadurch werden Hormone ausgeschüttet, die eine Rückbildung des Uterus bewirken und helfen, die Nachgeburt leichter auszutreiben.
- Dosierung: 1 Gabe in der C 200 genügt.

NUX VOMICA *(Nux-v.)*
Äußerst zusammenziehende Schmerzen. Der sogenannte Sanduhrkrampf kann entstehen. Siehe auch unter »Geburt« (S. 265).

PULSATILLA *(Puls.)*
Die Frau ist traurig, daß der Geburtsvorgang immer noch nicht

endgültig abgeschlossen ist, und ihr ist zum Weinen zumute. Der Unterleib ist heiß, rot, wund und berührungsempfindlich. Sie möch te alle Fenster geöffnet haben, um genügend frische Luft zu bekommen. Dunkles Blut mit Klumpen kommt stoßweise. Pulsatilla kommt für diesen Zustand – die zurückgehaltene Placenta – am häufigsten in Frage.

SEPIA *(Sep.)*
Sie hat kurze, scharfe, schießende Schmerzen im Gebärmutterhals, manchmal auch ein Brennen. Es kann ein »Sanduhrkrampf« vorkommen. Ihre Hände und Füße sind kalt, aber zwischendurch wird ihr immer wieder sehr warm.

Versorgung des Kindes

Wenn Sie mit allem fertig sind, dann geben Sie Ihrem Kind eine Gabe *ACONIT C200.* Dies hilft dem Neugeborenen schnell über den *Geburtsschock* hinweg und läßt es wieder zu sich finden. Es wirkt auch als Prophylaxe gegen die *physiologische Gelbsucht,* die am dritten Tag auftreten kann.

Arnica für das Neugeborene

Die Geburt kann oft für das Kind auch körperlich traumatisch sein; manchmal durch einen zu engen Geburtskanal und einen zu großen Kopf. Mikrowunden oder auch größere Verletzungen des Gehirns entstehen. Sie können den Folgen mit Arnica vorbeugen.

- Dosierung: *ARNICA C200,* 3 Gaben im Abstand von 12 Stunden.

Versorgung der Mutter

Sogar die leichteste Geburt ist mit großen Anstrengungen und einem Trauma für den Geburtskanal verbunden. Geben Sie der Frau *Arnica,* und Sie werden erleben, wie nicht nur die Geburtswunden optimal verheilen, sondern auch wie rasch sich die Gebärmutter wieder zurückbildet.

- Dosierung: *ARNICA C200,* 3× täglich, 2 Tage lang.

Das Wochenbett und die ersten Tage des Neugeborenen

Die ersten Tage

Nach der großen Anstrengung der Geburt braucht die Mutter viel Ruhe. Bei einer homöopathischen Geburtsbetreuung kann auf Schmerz-, Beruhigungs- und Betäubungsmittel völlig verzichtet werden. Die dämpfenden Einwirkungen dieser Medikamente entfallen somit. Die Frau fühlt sich jetzt natürlich erleichtert und euphorisch und könnte meinen, sie wäre zu allem fähig. Wenn sie sich wirklich danach fühlt, kann sie sich kurz abduschen, andernfalls sollte man sie mit warmen nassen Tüchern abwaschen. Geben Sie 15–20 Tropfen *Calendula-Essenz* in das warme Waschwasser und tupfen Sie damit vorsichtig den Genitalbereich ab. Wenn kleine Risse in der Scheide durch die Geburt entstanden sind, fördert die wiederholte Spülung mit Calendulawasser die Wundheilung. Nach der Geburt ist ein warmes reizfreies Getränk angebracht. Da meist kein bestimmtes Verlangen besteht, können Sie einen Trunk von den »Rezepten« (S. 401) auswählen. Essen sollte die Wöchnerin aber erst, wenn der Hunger kommt. Meistens braucht sie zuerst Schlaf. Die erste Mahlzeit nach der Entbindung sollte leicht, einfach und nahrhaft sein. Der richtige Appetit meldet sich etwa am 3. Tag nach der Geburt, wenn sich der Körper wieder umgestellt hat, die Wundheilung ihren Lauf nimmt und das Kind auch mehr trinken möchte.

Schonung der Mutter

Während der ersten Wochen sollte sich die Mutter sehr schonen. Auch wenn sie sich, wie das nach einer homöopathischen Geburt fast immer der Fall ist, sehr kräftig und zu allem bereit fühlt, warnen

wir vor der geringsten Überanstrengung, sie könnte später teuer bezahlt werden. Der Körper braucht Ruhe und Zeit, um sich zu erholen und um Kraft zu sammeln für das Muttersein.
Nach der ersten Woche kann die Mutter wieder fester zupacken. In Indien wird die Frau vierzig Tage völlig geschont und rundherum gepflegt!

Milcheinschuß

Der Milcheinschuß kann mit sehr starken Schmerzen verbunden sein, so daß die Frau meinen könnte, sie hätte eine Brustentzündung. Wenn sie ihr Baby anlegt, werden die Schmerzen bald aufhören. Das Einschießen der Milch weist von Frau zu Frau Unterschiede auf und kann am zweiten Tag oder auch erst am vierten Tag einsetzen, in der Regel aber am 3. Tag. Das Kind wird gestillt, wenn es danach verlangt. Zum ersten Mal wird es direkt nach der Geburt angelegt. Dies regt zusätzlich die Milchproduktion an. Die Vormilch, das Kolostrum, reicht zur Ernährung des Kindes aus. Es ist nicht nötig, die Flasche dazu zu geben, denn anfangs braucht das Kind wenig Flüssigkeit und Nährstoffe.

Das Mekonium

Der erste pechartige, sehr klebrige Stuhl, den das Neugeborene ausscheidet, sollte einem keinen Schrecken versetzen. Das Mekonium besteht aus Darmepithelien, Darmsekreten und Darmschleim. Wegen seiner Schwarzfärbung wird es auch »Kindspech« genannt. Um den Babypo zu säubern, nehmen Sie am besten Öl. Sie können *Calendula-Öl* oder ein ganz normales Speiseöl wie Oliven- oder Sonnenblumenöl nehmen.

Wärmeregulierung und frische Luft

Wie schon erwähnt, braucht das Neugeborene anfangs sehr viel Wärme. Wenn es aber warm angezogen und zugedeckt ist, können Sie ruhig für genügend Frischluftzufuhr sorgen und 1× am Tag sogar gut durchlüften. Das Zimmer kann dann normal geheizt werden.

Bis Ende der 3. Woche muß das Neugeborene vor Abkühlung, aber besonders auch vor Überhitzung geschützt werden, da es seine Körpertemperatur noch nicht richtig regulieren kann.
In den ersten 3 bis 7 Tagen ist das Bett der Mutter der beste Platz für das Baby. Die in alten Gesundheitsratgebern vertretene Meinung, daß »der Dunstkreis eines anderen Menschen dem Kinde seinen Anteil an unverbrauchter Atemluft schmälert«, bedarf keines Kommentars. In Kinderkliniken wurde festgestellt, daß sich Frühgeburten, die von der Mutter im Bett gewärmt wurden, viel schneller entwickelten und weniger anfällig für Infekte oder andere Komplikationen waren als diejenigen, deren Körpertemperatur im Brutkasten künstlich hochgehalten wurde. Ein kleiner Mensch braucht eben nicht nur Wärme, sondern auch Mutterliebe. Mutter und Kind brauchen sich nach der Geburt und sollten so viel Zeit wie möglich zusammen verbringen. Je früher der erste Hautkontakt, unter einem desto günstigeren Stern steht die Beziehung der Mutter zum Kind (»bonding«). Oft wird nach einem Kaiserschnitt diese von der Natur (durch bestimmte Hormonausschüttung) vorgesehene Zeit der Prägung unter Narkose verschlafen. Dann haben diese Mütter häufig Schwierigkeiten, sich auf das Kind einzustellen.

Die Nabelpflege

Wir haben bei unseren drei Kindern – und inzwischen auch bei vielen anderen – die besten Erfahrungen damit gemacht, den Nabel so natürlich wie möglich ohne zusätzliche Maßnahmen heilen zu lassen und uns dabei die Natur zum Vorbild genommen.
Normalerweise trocknet die Nabelschnur langsam ein, um dann nach ca. 1 Woche abzufallen. Bis auf das erste Bad gleich nach der Geburt sollte das Neugeborene nicht gebadet, sondern nur gewaschen werden – so lange, bis der Nabel verheilt ist.
Wenn der Nabel eitert oder durch Urin feucht geworden ist, können Sie ihn vorsichtig mit verdünnter *Calendula-Essenz* abtupfen. Normalerweise braucht ein gesunder Nabel weder Pflaster noch Binden zur Heilung. Er muß nicht nur gut atmen können, sondern sich auch frei fühlen. Verwenden Sie bitte keine Salben, Puder oder sonstige Essenzen.

➽ *Beachte: Keinesfalls Arnicaessenz auf den Nabel geben.* Arnica brennt auf der Wunde und kann zu Entzündungen führen.

Die Windeln und der Wickeltisch

Sie müssen sich natürlich entscheiden, wieviel Arbeit Sie auf sich nehmen wollen. Stoffwindeln, am besten unter einem Wollhöschen aus nicht entfetteter Wolle, sind auf jeden Fall am wohltuendsten für das Neugeborene. Aber sie bedeuten auch mehr Arbeit. Sie müssen nicht nur öfter gewechselt, sondern auch gewaschen und getrocknet werden. Andererseits stellen die wachsenden Plastikwindel-Abfallberge eine zunehmende Belastung unserer Umwelt dar. Wenn Sie über dem Wickeltisch an der Wand einen Wärmestrahler anbringen, können Sie selbst in den kältesten Nächten Ihr Kind ohne Angst vor Verkühlung wickeln und es vor jedem neuen Wickeln eine Zeitlang ohne Windel strampeln lassen.
Den Babypo säubern Sie am besten mit warmem Wasser oder auch mit Öl. Cremen oder pudern Sie ihn aber bitte nicht hinterher ein, sondern verwenden Sie einfach ein gutes Oliven- oder Sonnenblumenöl. Die Geschlechtsorgane müssen normal atmen können und dürfen nicht zugestopft werden. Salben, besonders zinkhaltige, medikamentöse oder auf Heilpflanzengrundlage, können mit dazu beitragen, daß Wundheit, Rötung und Ausschläge auftreten. Wir haben mehrmals beobachtet, daß die homöopathischen Mittel nicht halfen. Erst nachdem wir die Mutter gefragt hatten, ob sie eine Wundcreme verwendet und dann diese durch Oliven- oder Sonnenblumenöl ersetzen ließen, verschwanden die Beschwerden schnellstens ohne irgendwelche Mittel.

Das Betten des Säuglings

Legen Sie Ihr Baby immer abwechselnd auf die rechte und die linke Seite, auf den Rücken und auf den Bauch. Manche Säuglinge drehen den Kopf ständig auf ihre »Schokoladenseite«, lassen Sie hier trotzdem nicht locker und legen Sie den Kopf immer wieder auf die andere Seite, denn die Schädelknochen sind am Anfang noch sehr weich und können leicht verformt werden. Der Kopf wird dann

Ernährungsratschläge für die stillende Mutter

Milchbildung anregend	Gerste, Brennessel, Anis, Fenchel, Kümmel, »Milchbildungskugeln«
empfehlenswert	Vollwertige Nahrung Gemüse: Kartoffeln, Karotten, Kürbis, Rote Beete, Sellerie, Tomaten, Zucchini, Auberginen Keimlinge, Obst, Milch und Milchprodukte, Getreide und Getreideflocken, Süßmittel: Gersten- und Reismalz, Apfel- oder Birnendicksaft, Zuckerrohrsirup
eventuell meiden	Blähungsfördernd: Vollkornbrot Vollkorngerichte (durch leichtes Anrösten besser verträglich) Rohkost frische Erbsen und Bohnen Getreidekaffee Kefir Sojabohnen und Sojaprodukte unreifes Obst wund machend: Johannisbeeren Zitrusfrüchte saures Obst
einschränken	Zucker, Fleisch, Eier, Fisch, Honig Blähendes: Hefegebäck, frisches Brot, Kernobst, Zwiebelgemüse, alle Kohlarten, getrocknete Hülsenfrüchte, Sojabohnen und Sojaprodukte Reizmittel: Kaffee, Tee, Alkohol, starke Gewürze, zuviel Salz, anregende Kräutertees

unwiderruflich auf einer Seite abgeflacht. Der einseitigen Kopfhaltung liegt aber eine Verspannung zugrunde, die man homöopathisch beeinflussen kann (siehe auch S. 300).

Ernährung der Mutter

Um Ihrem Baby quälende Blähungen zu ersparen, müssen Sie als stillende Mutter jetzt auf vieles verzichten, denn die Muttermilch übernimmt alle Qualitäten Ihrer Nahrung und wirkt mit diesen auf den Säugling. Der Säugling reagiert meist mit Blähungen, Bauchkrämpfen und unruhigem Schlaf auf Ernährungsfehler seitens der Mutter.

Jede Mutter wird im Laufe der Zeit herausfinden, auf was ihr Kind empfindlich reagiert. Grundsätzlich sind alle blähenden Nahrungsmittel zu meiden. Ebenso alle Reizmittel wie Tee, Kaffee, Alkohol und starke Gewürze, auch zuviel Salz. Denken Sie daran, daß manche Kräutertees auch anregende Drogen enthalten, wie Kamille (lesen Sie die Beschreibung von *Chamomilla* unter »Schwangerschaftsbeschwerden«), Pfefferminze, Baldrian.

Sorgen Sie dafür, daß Sie möglichst viel vollwertige Nahrung zu sich nehmen. Zucker in jeder Form muß verringert werden, wenn Sie kein »Zuckerbaby« haben wollen. Brauner Zucker ist auch Zucker; Honig sehr mäßig verwenden (mehr über Honig bei »Zahnpflege«). Reismalz oder eingedickter Obstsaft kann auch zum Süßen genommen werden. Meiden Sie alle Zuckeraustauschstoffe und Saccharin. Es bleibt Ihnen aber trotzdem genügend Abwechslung beim Essen.

Gut sind: Milch und Milchprodukte (achten Sie auf Kefir, er kann bei manchen Säuglingen Blähungen verursachen), Gemüse, Obst (bei Steinobst aufpassen: Gefahr von Blähungen und Bauchkrämpfen; bei Zitrusfrüchten: Gefahr des Wundwerdens), Getreide und Getreideprodukte. (Auf frisches Brot reagieren Säuglinge grundsätzlich mit Blähungen. Wenn das Brot nicht alt genug ist, dann toasten Sie es leicht, wodurch es in der Regel wesentlich leichter verträglich ist.) Auch wenn Vollkornbrot noch so gesund ist, sollten Sie wissen, daß manche Babys es nicht vertragen, selbst wenn es der Mutter gut bekommt. Essen Sie dann lieber Grahambrot. Reduzieren Sie Ihren Fleischkonsum weitestmöglich. Auch Fisch ist aufgrund der Umweltgifte leider nicht mehr unbedingt empfehlenswert. Grundsätzlich sollten Sie flexibel sein und Ihren Geschmacksnerven vertrauen, die in der Schwangerschaft und Stillzeit sensibilisiert sind.

Wochenbettmassage

In Indien bekamen die Wöchnerinnen früher ab dem vierten Tag von der Hebamme eine Bauchmassage. Diese Massage nach der Geburt ist eine unschätzbare Wohltat für Seele und Körper. Die Gebärmutter wird zur Rückbildung angeregt, der Wochenfluß gerät nicht ins Stocken, und die Gefahr des gefürchteten Kindbettfiebers ist weitgehend ausgeschaltet.
Auf die Verdauungsorgane wird so harmonisch eingewirkt, daß sich dies auch förderlich auf das Kind auswirkt, d. h., blähungsfördernde Toxine belasten die Muttermilch nicht, und das Kind leidet kaum unter Blähungen.
Wenn der Mann die Wochenbettmassage durchführt, wird es ihm leichter fallen, sich auf die neue Familiensituation einzustellen.
Ölzusammenstellung (für die Massage): Soweit wie möglich aus biologischem Anbau. Z. B. 4 Teile Erdnußöl, 3 Teile Olivenöl, 2 Teile Speiseöl, 1 Teil Mandelöl; oder 4 Teile Erdnußöl, 4 Teile Olivenöl, 2 Teile Mandelöl.

Babymassage und Baden

Nach dem ersten Bad unmittelbar nach der Entbindung sollten Sie das Baby frühestens nach einer Woche wieder baden. Danach kann das Bad regelmäßig in den Tagesablauf eingebaut werden. Die Babymassage und die sanfte Geburt sind durch die liebevoll gestalteten Bücher von Leboyer bekannt geworden; seitdem streben immer mehr Paare nach einer friedvollen Umsorgung des Neugeborenen.
Die Massage ist für das Baby von größter Wichtigkeit. In erster Linie deshalb, weil dem Kind durch die Hände der Mutter oder des

Vaters Liebe zufließt. Babymassage kann aber auch manchen Eltern, die nicht wissen, wie sie ihr zartes Kindlein anfassen sollen, helfen, Kontaktschwierigkeiten zu überwinden und mehr Verständnis für das junge Leben erwecken. Die Beziehung zwischen Kind und Eltern wird gefestigt, so daß sie nichts mehr trennen kann. Selbstverständlich wird auf der körperlichen Ebene die Grundlage für eine stabile Struktur gelegt und Blähungen erzeugende Verkrampfungen lösen sich auf. Der Körper wird sehr widerstandsfähig und kräftig.

Die Wochenbetterkrankungen und -beschwerden

Verstopfung (Obstipation)

Die Mehrzahl der Wöchnerinnen leidet mehr oder weniger unter verringerter Darmtätigkeit in den ersten zwei bis drei Wochen nach der Entbindung. Die erste Stuhlentleerung sollte spätestens am dritten Tag erfolgen.
Mit richtiger Ernährung in Verbindung mit der Wochenbettmassage können Sie viel dazu beitragen, daß es zu keiner oder nur zu sehr leichter Verstopfung kommt. Der Gebrauch von Abführmitteln ist bei keinem Menschen empfehlenswert. Da jedes Abführmittel ein Darmgift ist, reguliert es auf keinen Fall die Darmtätigkeit auf natürliche Weise, vielmehr reagiert der Organismus mit Entgiftungsversuchen auf die Giftwirkung des Abführmittels (mildere Gifte enthält der blausäure- und sehr stark cadmiumhaltige Leinsamen, stärkere Darmgifte sind in Sennesblättern und Rizinusöl). Dadurch entsteht in erster Linie eine Schwächung des Darmes, aber auch des Körpers. Bei der stillenden Frau muß man zusätzlich bedenken, daß der Giftstoff vom Körper aufgenommen und über die Muttermilch zum Säugling gelangt. Karlsbader-, Bitter- oder Glaubersalz werden bei Stillenden auch von der Schulmedizin verboten, da sie dem Körper Wasser entziehen und die Milchmenge dadurch zurückgeht. Wenn wirklich die Notwendigkeit besteht, kann zu einem Klistier gegriffen werden. Dünner, lauwarmer Haferschleim mit 2 Eßlöffeln Olivenöl (Gesamtmenge ca. ½–¾ l) ist empfehlenswert.

Homöopathische Behandlung

NUX VOMICA *(Nux-v.)*
Nux vomica ist am häufigsten angezeigt. Schon die geringsten Diätfehler verursachen Verstopfung; wenig Stuhl wird unter Schmerzen herausgepreßt. Der Schmerz entsteht mit dem Stuhldrang und verhindert die normale leichte Austreibung. Mit großer Mühe kommt es zu einer kleinen Entleerung mit anschließender großer Erleichterung, aber bald stellt sich wieder Stuhldrang ein. Dies passiert eher in den Morgenstunden und kann zur täglichen Routine werden, oder wir finden einen 2–3-Tage-Rhythmus, wobei die erste Entleerung dann größer ausfallen kann. Solange die Wöchnerin keinen Stuhl hat, wird sie immer verdrießlicher und ist schlecht gelaunt. Über alles regt sie sich auf und reagiert höchst empfindlich. Je leichter der Stuhlgang funktioniert, um so besser wird die Laune.
- Dosierung: *NUX VOMICA C200,* 2× täglich.

BRYONIA *(Bry.)*
Sie kennen inzwischen von Bryonia die Trockenheit der Schleimhäute des Verdauungstraktes, die Gedärme trocknen aus; dabei fühlen sich besonders Mund und Speiseröhre trocken an. Der Stuhl wird hart, groß und sieht verbrannt aus. Die Stuhlentleerung kommt alle drei bis vier Tage oder länger, aber ohne Klistier erscheint die Prozedur zu anstrengend oder kaum möglich zu sein.
Die Frau könnte große Mengen Flüssigkeit auf einmal hinunterstürzen. Brot saugt Wasser im Darm auf und wird überhaupt nicht vertragen. Die Obstipierte liegt die meiste Zeit und bewegt sich nicht gern.
- Dosierung: *BRYONIA C200,* 2× täglich.

CHINA *(Chin.)*
Manchmal hat ein Säfteverlust Verstopfung zur Folge, z.B. wenn die Gebärende starken Blutverlust hatte. Nach der Geburt fühlt sie sich schwach und schwindelig und hat sich auch nach Tagen noch nicht richtig erholt. Ihre Gesichtsfarbe ist blaß bis blaß-gelblich. Zusätzlich können Blähungen entstehen, dabei wird ihr die Klei-

dung zu eng und sie muß alle Kleider lockern, besonders nach dem Essen.

- Dosierung: *CHINA C200,* 2× täglich.

Harnverhaltung

Die Wöchnerin sollte darauf achten, daß sie auch mit geringem bzw. keinem Harndrang regelmäßig auf die Toilette geht, denn nach der Geburt besteht eine leichte Betäubung der Harnblase, wodurch die Frau längere Zeit keinen Harndrang spürt. Manchmal kann aber ein Blasenkrampf entstehen, so daß es auch durch Pressen zu keiner Harnentleerung kommt.
Die Verabreichung von *Arnica* reguliert erfahrungsgemäß in den meisten Fällen die Blasentätigkeit sehr schnell.

CAUSTICUM *(Caust.)*
Dieses Mittel ist angezeigt, wenn längere Zeit überhaupt kein Harndrang verspürt wird oder bei totalem Harnverhalten. Das wichtigste Symptom ist das Fehlen jeglichen Gefühls in der Blase.

- Dosierung: *CAUSTICUM C200,* 1 Gabe; meist genügt eine Gabe für die völlige Regulation der Blasentätigkeit. Wiederholen Sie *nur,* wenn die Symptome zurückkehren sollten.

Mit diesen zwei Mitteln (Arnica und Causticum) werden Sie die unkomplizierteren Fälle meistern. Wenn es dennoch Schwierigkeiten gibt, wenden Sie sich an einen Homöopathen.

Wochenbettfieber und Stauungsfieber

Wochenbettfieber ist Wundfieber der natürlichen Gebärmutterwunde, die nach Abgang der Nachgeburt entsteht. Es ist meldepflichtig und darf nicht von Laien behandelt werden, falls es nach einer gründlichen homöopathischen Versorgung, die in der Regel gleichzeitig als beste Prophylaxe dient, doch noch bei der Wöchnerin auftreten sollte.
Die Erscheinungen des Wochenbettfiebers sind hohes Fieber, Schüttelfrost, schneller Puls, eitrig verfärbter Wochenfluß, Schmerzen, Verstopfung und Kräfteverfall. Es kann zu einer allgemeinen

Blutvergiftung führen. Der Säugling muß von der Mutter getrennt und mit der Flasche ernährt werden. Nicht jeder Temperaturanstieg im Wochenbett muß gleich ein Wochenbettfieber sein. Mehr oder minder harmlos ist das Stauungsfieber, welches dann eintritt, wenn der Wochenfluß infolge zu frühen Verschlusses des Muttermundes nicht abgehen kann. Die Bauchmassage im Wochenbett beugt einer Stauung vor und vermag sie auch zu beseitigen.

Gemütsverstimmungen im Wochenbett

Durch die abrupte hormonelle Umstellung kann es besonders am dritten Tag nach der Entbindung zu Depressionen kommen, die sich häufig in grundlosen Weinanfällen äußern. Wenn die Wöchnerin dabei auch wenig Durst hat, haben wir die typische *Pulsatilla*-Symptomatik vor uns.

- Dosierung: *PULSATILLA C200,* 2× täglich.

Andere Gemütslagen können nur von einem erfahrenen Homöopathen behandelt werden.

Stillen

Wann und wie oft stillen?
Diese Frage kann man nicht mit Regeln oder Schemata beantworten. Bereits bei Babys sind die Bedürfnisse so verschieden, daß Sie sich nur nach dem Kind selbst richten können. Es kann einmal eher hungrig werden und ein anderes Mal sehr lange mit einer Mahlzeit auskommen, obwohl meist eine Art Rhythmus zugrunde liegt. Wenn Sie sich selbst betrachten, sehen Sie, daß es von vielen Faktoren abhängt, wann und wieviel Hunger Sie haben. Das Wetter, die Jahreszeit, die Stimmung, die geleistete Arbeit, was Sie an einem Tag vorhaben, Ihre individuellen Bedürfnisse usw. – alles spielt dabei eine Rolle.
Weiterhin üben Sie selbst eine direkte Wirkung auf das Kind aus. Je ausgeglichener Sie und Ihre Ernährung sind, desto regelmäßiger wird der Rhythmus bei Ihrem Kind sein. Haben Sie an einem Tag

einen Diätfehler gemacht, so wird das Baby entsprechend reagieren. Am Anfang muß das Neugeborene oft gestillt werden, wobei die Abstände im Laufe der folgenden sechs bis acht Wochen größer werden sollten. Manche Kinder wollen auch nachts gestillt werden. Wenn das Baby aber mehrmals nachts gestillt werden muß, dann stimmt etwas nicht; denn nach den ersten 3–5 Wochen sollte sich das eigentlich gegeben haben. Sie und Ihr Kind brauchen beide die nächtliche Ruhe, sonst werden Sie sich gegenseitig kaputt machen. Deshalb sollte diese Schlafstörung des Kindes behandelt werden (siehe unter »Schlafstörung des Säuglings«).
Nicht jedes Weinen des Babys ist ein Grund zum Stillen. Nach und nach werden Sie lernen zu unterscheiden, welches Weinen des Babys welches Bedürfnis ausdrückt. Wenn Sie das Kind aus Bequemlichkeit oder Verzweiflung jedes Mal anlegen, werden Sie sich selbst und Ihrem Kind damit keinen Gefallen tun. Besonders nachts, wenn Sie aus tiefem Schlaf geweckt werden, kann es sein, daß es Sie zuviel Mühe kostet, herauszufinden, was mit dem Baby los ist. Wenn das Baby gewickelt werden will, ist das Weinen anders, ebenso wenn es getragen oder spazierengefahren werden will, wenn es schlafen oder baden will, wenn es Durst oder Hunger hat. Sie sollten sich darum bemühen, Ihr Baby wirklich zu verstehen.

Brustpflege

Lassen Sie nach dem Stillen die Brustwarze einfach an der Luft trocknen. Sowohl die Milch als auch der Speichel des Kindes schützen vor Brustwarzeninfekten. Verwenden Sie keine Salben zur Abhärtung der empfindlichen Brustwarze, denn diese weichen die Warze auf und machen sie in der Regel noch anfälliger. Legen Sie das Baby lieber häufiger und kürzer an.
Das Stillen sollte mit keinerlei Schmerzen verbunden sein. Wer anfangs dennoch zu Reizungen der Brustwarze neigt, kann sie mit *Arnica* abhärten.

- Dosierung: 3 Tropfen *ARNICA C200* auf 10 ml Branntwein. Nach jedem Stillen die Brustwarze damit betupfen und antrocknen lassen.

»Schmerzhaftes Stillen« siehe S. 289.

Stillatmosphäre

Zum Stillen brauchen Sie eine ruhige, harmonische Atmosphäre. Aufregung und Ärger beeinträchtigen das Stillen. Die Milch kann dadurch sogar unterdrückt werden. Sie sollten sich lieber zurückziehen, um ganz für das Baby da zu sein. Eine bequeme Lage ist wichtig, so daß Sie sich gut entspannen können. In den ersten Wochen sollten Sie grundsätzlich im Liegen stillen, bis Sie kräftig genug sind, um auch längere Zeit im Sitzen, ohne irgendwelche Verspannungen, zu stillen. Nehmen Sie genügend Kissen, stellen Sie ein warmes oder heißes Getränk neben sich, und dann können Sie in aller Ruhe Ihr Kind stillen.

Anstrengung

Sie werden nach und nach immer mehr Kraft bekommen und könnten denken: »Ich schaffe alles«. Sie müssen sich aber vor jeder Anstrengung hüten, die die Schulter-, Arm- und Brustmuskulatur zu stark beansprucht, da durch Überanstrengung die Milch zurückgehen kann. Beachten Sie, daß Sie Ihr Kind immer wieder tragen müssen, jede zusätzliche Anstrengung – besonders Tragen, Heben, Bügeln – kann zu Überanstrengung führen.

Knoblauch

Daß Knoblauch Blähungen verursacht, ist allgemein bekannt. Aber durch den Verzehr von Knoblauch kann die stillende Mutter ihrem Säugling noch in manch anderer Hinsicht Schaden zufügen. Knoblauch wird oft als Allheilmittel angesehen. Erstens gibt es aber in der Homöopathie kein Mittel, das für alles gut ist. Zweitens kann Knoblauch nur dann heilen, wenn er aufgrund des Ähnlichkeitsprinzips zu dem Zustand paßt. Drittens wirkt er stark medikamentös, und alle Medikamente haben Nebenwirkungen. Knoblauch ist ein gut geprüftes Mittel der Homöopathie und besonders angezeigt bei Leuten, die sich überessen. Als stillende Mutter werden Sie durch den Verzehr dieses Zwiebelgewächses angeregt, mehr als notwendig zu essen und allein dadurch ungünstige Wirkungen bei Ihrem Baby auslösen. Außerdem löst Knoblauch beim Säugling auch durch geringe Mengen, die ihn über die Milch erreichen,

Nebenwirkungen aus. (äußere Einflüsse besitzen in diesem Alter stark prägenden Charakter!) Bei übermäßigem Genuß kommt es insbesondere zu Gewebsveränderungen und Verschleimung. Später kann Ihr Kind dadurch anfälliger für Erkältungskrankheiten sein. Hier erkennen Sie wieder das homöopathische Heilprinzip: Da der Verzehr von viel Knoblauch Erkältungsneigung produziert, kann Knoblauch in homöopathischer Form eine bestimmte Form von Erkältungsanfälligkeit heilen. *Im Extremfall kann Knoblauch Verengung der Arterien und die Anlage zur Arteriosklerose verursachen;* alles Leiden, gegen die er auch in der Volksheilkunde ohne exakte Bestimmung des Krankheitszustandes eingesetzt wird.

Hohlwarzen

Wenn Hohlwarzen beidseitig auftreten, können sie dem Säugling das Erfassen der Brustwarze unmöglich machen. Mit der Behandlung von Hohlwarzen soll so früh wie möglich begonnen werden, da sie Zeit beansprucht. Erwähnen Sie sie möglichst schon vor der Schwangerschaft bei Ihrem Homöopathen. Wenn Sie dieses Problem erst beim Stillen angehen, sind Sie etwas zu spät dran.

Das Herausdrehen der Brustwarze hilft zwar, stellt aber keine Dauerlösung der konstitutionellen Schwäche dar.

Milchbildung

Durch die richtige Ernährung, durch Vermeidung von Überanstrengung, durch äußere und innere Ruhe und Entspannung werden Sie immer genügend Milch haben. Nehmen Sie viel Milch, Joghurt, Frischkäse und Quark zu sich.

Sie brauchen sich nicht auf irgendwelche Mischungen von Milchbildungstees einlassen. Sie können ruhig Tees trinken, aber nur diejenigen, die Sie brauchen und nach denen Ihr Körper verlangt. Sie können sich eine Teemischung ganz nach Ihren Wünschen täglich neu zusammenstellen, z. B. aus Anis, Dill, Fenchel, Kümmel und Isländisch Moos (bei letzterem darf jedoch keine Entzündung der Brüste oder der Brustwarzen vorhanden sein).

Versuchen Sie abwechslungsreich zu sein und Ihr Gespür zu schärfen für das, was Ihnen guttut. Brennesseltee fördert die Milchbildung und ist reich an Eiweiß. Besser noch, Sie essen Brennesseln

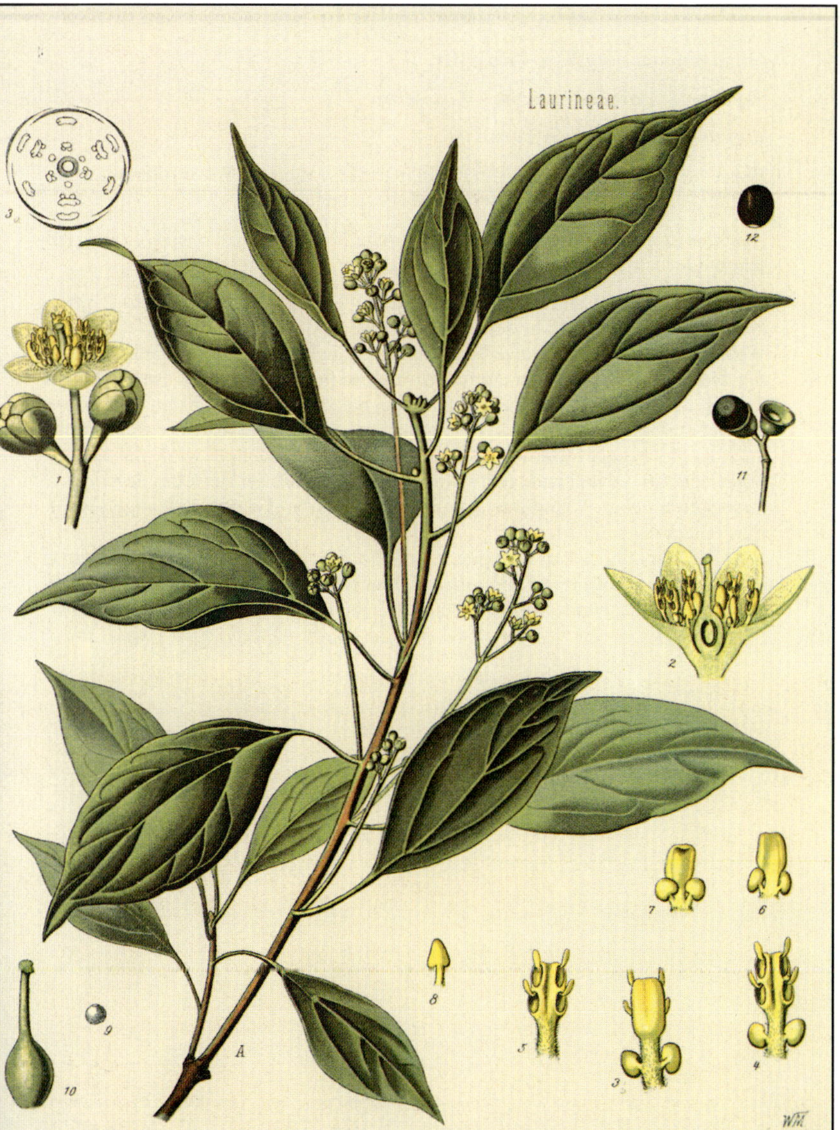
Laurineae.
3a
12
1
11
2
7
6
8
5
3
4
9
10
A
WM
Cinnamomum Camphora F. Nees et Eberm.

CAMPHORA

Cinnamomum camphore – Kampfer.

Familie der Lorbeergewächse – *Lauraceae.*

Vorkommen: China und Japan.

Verwendete Teile: Kampfer ist ein Kautschuk, der durch Wasserdampfdestillation aus dem Holz des Kampferbaumes gewonnen wird.

Aussehen des Kampfers: Weiße, zähe, durchscheinende Stücke mit charakteristischem Geruch und scharfem Geschmack, dem ein Kältegefühl folgt.

Kampfer wird als Mottenmittel verwendet. Es wirkt direkt auf das zentrale Nervensystem und wird in der Homöopathie als das Antidot (d. h., es setzt die Wirkung anderer Mittel außer Kraft) schlechthin benutzt. Im besonderen beseitigt es die Folgen von sogenannten Wurmmitteln, Tabak und blausäurehaltigen Früchten, ebenso Vergiftungen mit Säuren, Salzen, Metallen, Pilzen usw. Ferner verfügt es über krampflösende Eigenschaften und wird bei Kollapszuständen wie auch Koliken eingesetzt, wobei dem Kranken innerlich heiß wird, die Körperoberfläche aber dabei kalt bleibt. Auffällig ist, daß sich der Betreffende trotzdem abdecken möchte. Camphora kommt manchmal bei Grippeepidemien als Genius epidemicus in Frage.
Prüfung: Camphora wurde zuerst von Hahnemann geprüft. Ferner benutzte er das Riechen am Kampfer, um unangenehme Folgen von Prüfungen und überschießende Arzneimittelreaktionen aufzuheben.

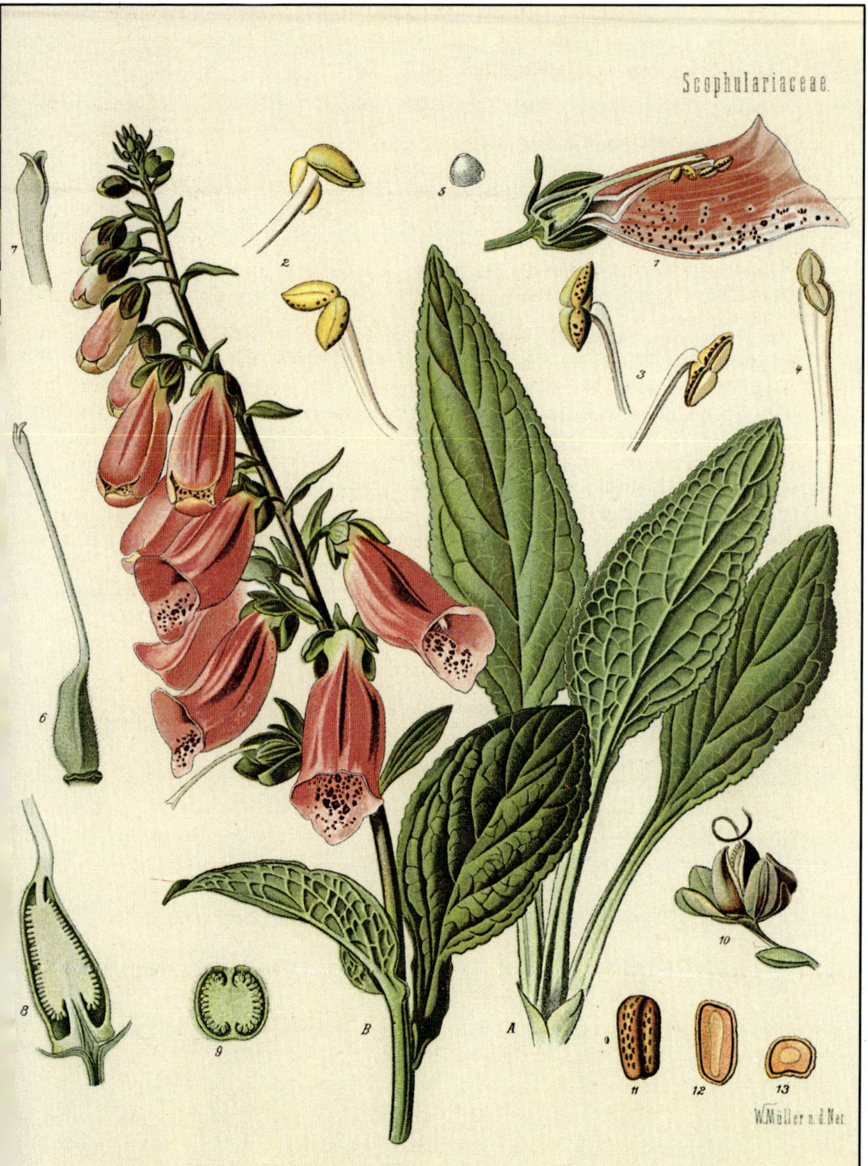

Digitalis purpurea L.

DIGITALIS

Digitalis purpurea – roter Fingerhut

Familie der Braunwurzgewächse – *Scrophulariaceae.*

Vorkommen: Westeuropa, Madeira, Azoren.

Standort: Lichte Wälder, buschige Abhänge, Kahlschläge, Lichtungen und bevorzugt kieselsäurehaltigen Boden. Gilt als Kalkflüchter. Auch als Gartenpflanze kultiviert.

Verwendete Teile: Frische, vor der Blüte gesammelte Blätter im 2. Wachstumsjahr.

Inhaltsstoffe: Digitalin, Digitoxin, Gitaloxin, Gitalin, Gitoxin sowie viele Fermente.
Digitalis wird wahrscheinlich schon seit dem 16. Jahrhundert als Arznei verwendet. Es ist giftig und verursacht folgendes Vergiftungsbild: unregelmäßiger Puls, Durchfall, Erbrechen, Bauchschmerzen, blaue Lippen, Atemnot, Herzstillstand. Potenziertes Digitalis wird durch vegetabilische Säuren, Wein, Leber-Galle-Tee, Äther und Kampfer antidotiert. Digitalis antidotiert Wein.
Die Schulmedizin setzt Digitalis als herzkräftigendes Mittel ein. Im Gegensatz zu Strophanthus wird es im Herzmuskel gespeichert, wodurch es leicht zu Überdosierungserscheinungen und einer lebenslänglichen Abhängigkeit von Digitalispräparaten kommt. In der Homöopathie wird Digitalis aufgrund von Prüfungszuständen eingesetzt, es gibt nämlich in dem Sinne keine sogenannten Organkräftigungsmittel, sondern man behandelt stets die Ursache, wodurch der Organismus sich selbst kräftigt bzw. regeneriert.

Typus: Nervöse, lymphatische Konstitution.

wie Spinat gekocht. Auch Gerste wirkt sehr milchfördernd. Sie können es als Getreide oder im Müsli essen, Gerstensuppe kochen und den Malztrunk trinken. Nährbier regt aufgrund des Gerstenmalzes die Milchbildung an, aber wir raten wegen des übermäßigen Zuckerzusatzes höchstens zu sparsamem Genuß.

»Milchbildungskugeln«
Als meine Frau beim ersten Kind im fünften Monat des Stillens merkte, daß die Milch nachließ, fragte sie mich nach einem Ernährungstip. Da sie genügend Milch und eiweißhaltige Nahrung zu sich nahm, war an der Ernährung nichts auszusetzen. Sie fühlte sich wohl und ich sah keinen Grund, ein homöopathisches Mittel zu geben. Da fiel mir ein, daß die Frauen in Indien zur Anregung der Milchbildung speziell für sie zubereitete Kugeln essen. Also schlug ich ihr vor, diese »Milchbildungskugeln« zu probieren. Sie wurde neugierig und bat mich, sie sofort herzustellen. Schon die erste Kugel brachte eine augenblickliche Wirkung. Sie spürte, wie die Milchdrüsen anfingen zu arbeiten. Die Milch floß in Strömen, und unser Kind konnte kaum mit der Milchproduktion Schritt halten. Sie reduzierte daraufhin den Verzehr auf eine Kugel pro Tag. Seitdem haben wir vielen stillenden Müttern die Milchbildungskugeln empfohlen, und die meisten von ihnen waren äußerst zufrieden mit der Wirkung. Sie dürfen maximal 3 Kugeln pro Tag zu sich nehmen, sonst können sie zu Durchfall führen. Und noch eins: Passen Sie auf, daß Ihr Mann nicht alle aufißt! (Die Herstellung der Milchbildungskugeln unter »Rezepte« S. 403)
Wenn trotzdem Schwierigkeiten mit der Milchbildung auftreten, liegen seelische Probleme zugrunde, die zu stark sind, um auf der körperlichen Ebene gelöst werden zu können. Es ist aber noch lange kein Grund, mit dem Stillen aufzuhören. Ein Homöopath wird auch hier weiterhelfen können.

Schmerzhaftes Stillen

Die folgenden Mittel werden Ihnen helfen, das Stillen zu erleichtern und die Brustwarzenempfindlichkeit zu normalisieren.

- Dosierung: 1 Gabe der *C200* bei jedem schmerzhaften Stillen.

CROTON TIGLIUM *(Crot-t.)*
Sobald das Kind anfängt zu saugen, schießen schmerzhafte Stiche durch die Brust in den Brustkörper bis zum Rücken, vor allem zum Schulterblatt. Es ist ein Gefühl, als ob mit einer Schnur an der Brustwarze gezogen würde. Die Brustwarze fühlt sich wund an, wenn durch die Kleidung Druck auf sie ausgeübt wird.

PHELLANDRIUM *(Phel.)*
Hier treten die unerträglichen Schmerzen nicht unbedingt beim Stillen auf, sondern meist hinterher in den Milchgängen und halten oft bis zum nächsten Stillen an.

PULSATILLA *(Puls.)*
Während des Stillens treten Schmerzen in der Brust und im Brustkörper auf, die hin und her wandern. Die Mutter fühlt sich traurig und muß weinen. Sie liebt ihr Kind und kann es nicht verstehen, warum sie beim Stillen weinen muß. Sie hält die Schmerzhaftigkeit für normal und mag ihre Beschwerden nicht mitteilen.

Risse der Brustwarzen (Rhagaden)

Die Risse können das Stillen so schmerzhaft machen, daß das Stillen schlimmer als die Geburt erscheint. Sie sollten möglichst bald behandelt werden. Verfahren Sie mit den Mitteln in derselben Weise, wie oben unter »Schmerzhaftes Stillen« angeführt: 1 Gabe der *C200* bei jedem Stillen, außer wenn etwas anderes angegeben ist.

CASTOR EQUI *(Cast-eg.)*
Rissige, wunde, äußerst empfindliche Brustwarzen, die meist noch von einem roten Hof umgeben sind. Sie müssen unbedeckt sein, da die geringste Berührung der Kleider unerträglich ist. Auch wenn die Brustwarzen schlecht gepflegt worden sind und fast wie zerfetzt aussehen, ist Castor equi angezeigt. Außerdem können die Brüste anschwellen und empfindlich sein. Sie jucken innerlich.

- Dosierung: *CASTOR EQUI D6,* 1 Gabe nach jedem Stillen.

GRAPHITES *(Graph.)*
Die äußerst schmerzhaften Risse sondern in der Regel eine honigartige Flüssigkeit ab. Der ganze Zustand neigt dazu, sich ekzemartig zu entwickeln.

MERCURIUS CORROSIVUS *(Merc.)*
Um die Brustwarzen sind die Drüsen schmerzhaft geschwollen. Die Risse bluten und schmerzen heftig beim Stillen. Mercurius corrosivus ist auch angezeigt, wenn heftige Schmerzen bestehen, ohne daß Risse vorhanden sind. Die Zunge ist gelb-weiß belegt.

PHYTOLACCA *(Phyt.)*
Auch bei Phytolacca treten Schmerzen beim Stillen auf, die mit oder ohne Risse in den Brustwarzen verbunden sind. Es tut sehr weh, und die Schmerzen erstrecken sich in den ganzen Körper.

SILICEA *(Sil.)*
Silicea hat beim Stillen stechende oder schneidende Schmerzen in der Brust. Oft zieht es dabei auch in der Gebärmutter und es kommt zu Blutungen. Zusätzlich können Risse auftreten.

SULFUR *(Sulf.)*
Es treten Schmerzen mit oder ohne Risse in den Brustwarzen auf. Die Risse brennen und bluten leicht. Sobald das Baby aufhört zu saugen und die Brustwarze losläßt, tut sie weh und brennt furchtbar.

Brustentzündung

Bei richtiger Brustpflege ist die Möglichkeit einer Entzündung gering. Die Ernährung spielt eine große Rolle dabei. Setzen Sie die Brüste nicht der Kälte aus. Kurz mit kaltem Wasser abwaschen ist dagegen gut für die Gesundheit. Auch wenn sie überhitzt werden, z. B. durch zu langes und zu heißes Duschen oder Baden, kann es zu einer Brustentzündung kommen.

Wenn Sie sich vor starken Emotionen beim Stillen schützen, schützen Sie damit gleichzeitig Ihre Brüste.

Homöopathische Behandlung

BRYONIA *(Bry.)*
Bryonia ist das Hauptmittel bei Brustentzündungen. Die geröteten, hart geschwollenen Brüste fühlen sich schwer und gespannt an; leichtes Fieber kann vorhanden sein. Die Frau muß die Brüste ganz ruhig halten. Um sich überhaupt bewegen zu können, muß sie sie festbinden. Jegliche Erschütterung beim Gehen verschlimmert die Schmerzen.
● Dosierung: *BRYONIA C200,* alle 2 Stunden 1 Gabe.

BELLADONNA *(Bell.)*
Belladonna kommt in Frage, wenn eine hochgradige Entzündung sehr schnell einsetzt. Die Rötung ist von dunklerer Färbung als bei Byronia und verläuft in Streifen oder Strichen. Die geringste Erschütterung, z. B. Gehen, ist höchst schmerzhaft.
● Dosierung: *BELLADONNA C200,* alle 2 Stunden 1 Gabe.

PULSATILLA *(Puls.)*
Hier werden wir das Mittel nicht aufgrund der örtlichen Symptomatik der Brust finden, sondern vielmehr über die allgemeinen Symptome. Die stillende Frau fühlt sich warm und möchte in der frischen Luft spazierengehen. Sie ist fast durstlos und trinkt nur kleine Mengen kalter Getränke. In der Regel verliert sie auch ihren Appetit. Eine weinerliche Stimmung herrscht von Anfang an, die aber durch Trost und Zuspruch entscheidend gebessert wird.
● Dosierung: *PULSATILLA C200,* alle 2 Stunden 1 Gabe.

SULFUR *(Sulf.)*
Sulfur kommt in Frage, wenn Byronia, Belladonna oder Pulsatilla die Entzündung weitgehend geheilt haben, aber ein Rest übrigbleibt.
● Dosierung: *SULFUR C200,* 2× täglich 1 Gabe.
In komplizierteren Fällen sollten Sie einen Homöopathen konsultieren.

Die ersten Monate des Säuglings

Jeder Mensch braucht einen festen, aber nicht starren Rhythmus. Sie können Ihrem Kind sehr dabei behilflich sein, sich in seinem Rhythmus geborgen zu fühlen, indem Sie ihm einen geregelten Tagesablauf bieten. Sie sollten aber flexibel sein und müssen sicherlich im Laufe der Zeit einige Ihrer alten Dogmen praktischen Erfahrungen opfern. Je mehr Sie auf Ihre eigenen Bedürfnisse und auf die Ihres Kindes eingehen, um so befriedigender gestaltet sich der Tagesablauf. Manchmal dauert es aber seine Zeit, bis sich die Bedürfnisse von Mutter und Kind koordinieren lassen. Jedenfalls sollten Sie auf Überraschungen geistig vorbereitet sein, um sich entsprechend anpassen zu können. Babys machen z. B. in der 6. Woche, in der 12. Woche und im 5. Monat einen Entwicklungsschub durch und brauchen plötzlich mehr Nahrung. Dann müssen Sie das Baby öfter anlegen, manchmal auch mehrmals nachts, bald regelt sich das Milchangebot aufgrund des vermehrten Bedarfs von allein. Hier können Sie gut mit Milchbildungskugeln nachhelfen.
Die zwei großen Probleme der ersten Monate sind Blähungen und schlechter, unruhiger Schlaf. Auch die beste Ernährung und Lebensweise hilft oft nicht viel dabei.
Die Belastung der Muttermilch durch Umweltgifte wird von einigen Fachleuten als eine Ursache für den schlechten Schlaf gesehen. Die Menge der Umweltgifte in der Muttermilch scheint wenig von der Ernährung der Frau abzuhängen, sondern vielmehr davon, wo die Frau aufgewachsen ist. Die in der Stadt, in der Nähe eines Atomkraftwerkes oder in einer stark mit Schadstoffen belasteten Gegend groß gewordene Frau kann die jahrelange Giftspeicherung ihres Körpers durch Ernährung oder Ortswechsel kaum beeinflussen.* Wohingegen die Milch der in gesunder Umgebung aufgewachsenen Frau weniger belastet ist, selbst wenn sie in späteren Jahren in eine schadstoffbelastete Gegend umzieht und sich schlecht ernährt. Hier sehen wir, wie wichtig es ist, daß für das Kind eine gute, gesunde Basis gelegt wird.

* »Rückstände und Verunreinigung in Frauenmilch«, DFG Deutsche Forschungsgemeinschaft., Mitteilung XII, Seite 37.

Die Homöopathie hält auch für dieses Problem eine Antwort bereit, denn die homöopathischen Mittel fördern die Ausscheidung von Umweltgiften. Schon die Behandlung während der Schwangerschaft leitet den Ausscheidungsprozeß in die Wege. Leider gibt es noch keine umfassenden wissenschaftlichen Studien darüber, außer vereinzelten, individuellen Messungen, die vor, während und nach der Einnahme des jeweils angezeigten homöopathischen Mittels vorgenommen wurden. Auch einige Untersuchungen bei stillenden Frauen haben eine deutliche Verringerung der Schadstoffbelastung gezeigt.
Der einzelne Homöopath hat in der Regel weder die zeitlichen noch die finanziellen Möglichkeiten, solche aufwendigen Studien durchzuführen; zudem erlebt er täglich die Wirksamkeit des Heilprinzips in seiner Praxis und braucht nicht unbedingt den Beweis der Untersuchungen.

Nabelblutungen

Manchmal kann vom Nabel wochenlang ein blutiges Sekret heraussickern. Bitte geben Sie – wie bereits bei der Nabelpflege erwähnt – keine Medikamente direkt auf den Nabel. Bisweilen wird Arnica-Essenz empfohlen. Dies ist jedoch falsch; denn erstens hat Arnica keinen Bezug zu diesem Zustand und zweitens darf Arnica-Essenz niemals auf Wunden gegeben werden. Es hat eine stark ätzende Wirkung und ruft erythemartige Entzündungen hervor. Wer sich einmal selber Arnica-Essenz aufgrund falschen Wissens auf eine Wunde getan hat, kennt die furchtbaren, brennenden Schmerzen und wird nicht auf die Idee kommen, einem Neugeborenen solche Schmerzen gerade am empfindlichen Nabel zuzufügen. In den meisten Fällen reichen einige Gaben *Calcium carbonicum.*

- Dosierung: *CALCIUM CARBONICUM C200,* 1× täglich 1 Gabe, 3–4 Tage lang.

Wenn das nicht hilft, suchen Sie einen Homöopathen auf.

Blähungen und Schlafstörungen

Es erscheint hier angebracht zu erwähnen, daß man manche der Mittel, die in Frage kommen, auch in Form von Tee trinken kann. Alle Tees sind mehr oder weniger stark medikamentös. Der Säugling sollte nur Tees trinken, wenn sie von der Wirkung her angezeigt sind, aber nicht, um den Durst zu stillen.
Die Muttermilch reicht voll und ganz aus. Während der Sommermonate können Sie selber kurz vor dem Stillen etwas trinken, damit die Milch nicht zu dick wird und der Säugling genügend Flüssigkeit zu sich nimmt. Da Blähungen und Schlafstörungen oft zusammenhängen, werden die homöopathischen Mittel nicht getrennt geschildert.

BELLADONNA *(Bell.)*
Die krampfartigen Schmerzen treten ganz plötzlich, meist am späten Nachmittag oder am frühen Abend auf, wobei das Kind laut schreit und sein Gesicht hochrot anläuft.

CHAMOMILLA *(Cham.)*
Die Kamille ist besonders in den ersten Monaten häufig angezeigt. Der Säugling kann einem mit seinem schrillen Geschreie leicht auf die Nerven gehen. Hinzu kommt eine große Unruhe, die nur durch Tragen gebessert wird. Oft kann die einseitige Rötung des Gesichts oder der Wange beobachtet werden.

COLOCYNTHIS *(Coloc.)*
Das Colocynthis-Kind schreit auch plötzlich auf, krümmt sich dabei aber zusammen. Seine kolikartigen Schmerzen bessern sich durch Bauchmassage.

DIOSCOREA *(Dios.)*
Blähungen und kolikartige Schmerzen lassen das Rückgrat des kleinen Körpers stocksteif werden. (Bei Belladonna kommt das auch manchmal vor, aber bei Dioscorea wird das Gesicht nicht rot). Eine Massage am Rücken bessert die Blähungen.

ILLICIUM *(Ill.)*
Illicium, zu deutsch Sternanis, ist ein sehr wichtiges Mittel für die Blähungen des Säuglings in den Anfangsmonaten (hauptsächlich in den ersten drei Monaten). Der Bauch knurrt und rumpelt fast ununterbrochen. Illicium ist besonders dann angezeigt, wenn die Blähungen regelmäßig zu bestimmten Zeiten auftreten. Die Regelmäßigkeit muß nicht unbedingt auf den Tag beschränkt auftreten. Man könnte z. B. sagen: Die Blähungen kommen immer zwischen drei bis vier Uhr nachmittags oder um elf Uhr abends oder zwischen ein und zwei Uhr nach Mitternacht. Man könnte fast die Uhr nach den Blähungen stellen.

JALAPA *(Jalap.)*
Die ganze Nacht ist für Mutter und Kind ein einziger Horror. Der Säugling schläft unruhig, er wacht ständig auf und schreit. Am Tage vermittelt er den Eindruck, als ob in der Nacht nichts gewesen wäre.

LYCOPODIUM *(Lyc.)*
Das Lycopodium-Kind verhält sich genau entgegengesetzt wie das Jalapa-Kind. Den ganzen Tag sind die Eltern mit nichts anderem als mit dem Kind beschäftigt. Es hat schlechte Laune, kann nicht schlafen und will ständig bei der Mutter sein. Wenn die Eltern (und das Kind) Glück haben, kann die unruhige Zeit auf nachmittags bis zum frühen Abend beschränkt sein. Sobald das Baby abends ins Bett kommt und einschläft, ist der Spuk zu Ende. Das Lycopodium-Kind reagiert auf den geringsten Ernährungsfehler der Mutter sehr heftig mit den schlimmsten Blähungen (*Chamomilla* und *Illicium* auch zum Teil).

SULFUR *(Sulf.)*
Das Sulfur-Kind hat seine kritische Zeit besonders nach Mitternacht, es wird unruhig, wacht sehr häufig auf, ist jedoch bald wieder zu beruhigen. Achten Sie bei einem sulfurverdächtigen Kind auf die Körperöffnungen, die in diesem Fall den Ausschlag zur Verabreichung des Mittels geben. Sie können alle oder auch nur einige feuerrot sein. Besonders die Lippen sind so rot und blutgefüllt, daß man meint, sie würden gleich platzen. Dabei ist das Gesicht gar

nicht rot, es kann sogar recht blaß aussehen. Oft sind auch Ohren und Augenränder gerötet. Daß das Kind nicht gerne badet, kann ein zusätzlicher Hinweis sein.

THUJA *(Thuj.)*
Das Thuja-Kind leidet unter hartnäckigen Blähungen. Es quält sich lange, bis sie endlich abgehen – und zwar mit einem Knall. Der Stuhlgang spritzt weit weg, wenn das Kind gerade keine Windel anhat und ist von knallenden Geräuschen begleitet. Die Gesichtshaut des Kindes glänzt, manchmal sieht es alt aus. Wenn die Mutter Zwiebeln oder Fettes gegessen hat, bekommt das Kind furchtbare Blähungen.
Thuja kann schlimme Folgen von Impfungen heilen, die mit Impfstoffen aus tierischen Krankheitserregern oder aus anderen tierischen Seren durchgeführt wurden. Denken Sie auch an Thuja, wenn die Mutter in der Schwangerschaft eine Impfung bekam oder nach einem Schlangenbiß mit einem Schlangenserum behandelt wurde (siehe »Impfungen« S. 325).

Die Nosoden in der Kinderheilkunde

Die Nosoden sind sehr tiefgehende Mittel und müssen mit noch mehr Vorsicht angewandt werden als andere Mittel. Sie werden nicht so häufig wiederholt wie die übrigen Mittel, und die Reaktionen müssen noch genauer beobachtet werden. Sie sind jedoch in der homöopathischen Kinderheilkunde unersetzlich. Nosoden werden hergestellt durch die Potenzierung von Krankheitserregern oder -stoffen. Da ihre Wirkung in niedrigen Potenzen auf der körperlichen Ebene sehr heftig sein kann, sollten sie niemals in niedrigen Potenzen benutzt werden. Die fünf Nosoden, die wir hier aufführen, sind die wichtigsten, und es sind gleichzeitig diejenigen, deren Mittelbilder am besten bekannt sind. Die Nosoden werden immer aufgrund des Mittelbildes entsprechend dem Krankheitszustand eingesetzt. Es wäre eine allopathische Behandlung, wenn die Nosoden nur aufgrund der jeweiligen Krankheiten verordnet würden. In der Homöopathie werden nicht Symptome und Krankheiten behan-

delt, sondern der Zustand, in dem sich der Mensch befindet. Sicherlich drücken die Symptome den Zustand aus. Es macht aber einen wesentlichen Unterschied aus, wo der Ansatzpunkt der Behandlung liegt. Ob von einem Zustand ausgegangen wird, der dem Behandler den Eindruck eines lebendigen Bildes vermittelt oder ob der Behandler mosaikhaft von Symptomen ausgeht.
Die Nosode *Psorinum* wird aus dem Stoffwechselprodukt der Krätzekrankheit hergestellt. Genauso wird *Medorrhinum* aus der Gonorrhoe hergestellt, *Syphilinum* aus der Syphilis, *Carcinominum* aus einem Karzinom und *Tuberculinum* aus der Tuberkulose. Am besten bekannt ist die *Tuberculinum-Nosode*, die auch in unserem Buch aufgeführt wird (Tuberculinum bovinum). Sie wird aus dem Stoffwechselprodukt tuberkulöser Kühe gewonnen. Wenn Sie das jetzt lesen, werden Sie sich vielleicht von den Nosoden abgestoßen fühlen. Aber bedenken Sie einmal, was geschieht, wenn Sie sich impfen lassen. Sie lassen sich den reinen Giftstoff (Serum) der Krankheit (in abgeschwächter Form) injizieren! Viele Jahrzehnte lang wurde sogar das reine Stoffwechselgift injiziert, wie bei der Pockenimpfung der Eiter. Jetzt überlegen Sie sich, was der Homöopath mit dem Krankheitsstoff macht? Durch das Potenzierungsverfahren wird der Krankheitsstoff so verfeinert, daß seine wahre geistartige Natur zum Vorschein kommt. Wir haben immer wieder herausgestellt, daß die Ursache aller krankhaften Zustände im geistig-seelischen Bereich liegt. Nur die Therapie, die in diesem Bereich ganzheitlich ansetzt und auch hier nicht an Symptomen herumbastelt, kann eine wahre Heilung vollbringen. Die homöopathischen Mittel können eben durch ihre Schwingungsenergie in diesem Bereich ansetzen.

- Dosierung *bei Blähungen und Schlafstörungen:*
  Die Nosode in der *C200,* 1× wöchentlich.

PSORINUM *(Psor.)*

Das Psorinum-Kind kennt überhaupt keinen Rhythmus. Es ist am Tage, aber auch nachts unruhig und gebläht. Das soll jedoch nicht bedeuten, daß es rund um die Uhr gebläht ist, aber man kann einfach keine typischen Zeiten herausfinden. Eins läßt sich aber mit Sicherheit feststellen: Das Kind ist nachts sehr hungrig. Verwech-

seln Sie es nicht mit Kindern, die nachts einfach unruhig sind und sich durch kurzes Anlegen an die Brust oder etwas Tee schnell beruhigen lassen. Das Psorinum-Kind dagegen muß voll gestillt werden oder später nachts richtig gefüttert werden.
Haben Sie Verständnis dafür, denn so mancher Erwachsene räumt nachts den Kühlschrank aus. Mit Psorinum wird das Kind lernen, seinen Rhythmus zu finden und nur noch tagsüber zu essen.

MEDORRHINUM *(Med.)*

Dieses Kind will oder kann nur auf dem Bauch schlafen. Wenn es getragen wird, dann möchte es die Beine an den Bauch hochziehen. Die Blähungen überfallen es krampfartig und sind sehr hartnäckig. Es geht dem Kind besonders am Tag schlecht.
Sein After ist häufig feucht, und diese Feuchtigkeit riecht nach Fischlake. Der Urin ist scharf, fressend und macht die Haut wund.

SYPHILINUM (LUESINUM) *(Syph.)*

Das Syphilinum-Kind wirkt schwächlich und klein, es sieht zart und zerbrechlich aus. Meist leidet es unter starken Schlafstörungen und liegt lange wach, das kann beim Einschlafen oder mitten in der Nacht sein. Die ganze Nacht, vom Anbruch der Dunkelheit, bis es wieder hell wird, geht es ihm schlecht. Bei manchen Kindern kann die Verschlimmerung die ganze Nacht anhalten, bei anderen auf Phasen begrenzt sein.
In der Regel wird das Kind schon gleich nach der Geburt von Schmerzen geplagt. Das sind die Kinder, die nach der Geburt tagelang weinen und durch nichts zu beruhigen sind.

TUBERCULINUM BOVINUM *(Tub-bov.)*

Tuberculinum ist besonders dann angezeigt, wenn die Eltern oder andere Familienmitglieder eine Form von Tbc, und sei es auch nur eine leichte, durchgemacht haben. Das Mittel entwickelt sein eindrucksvolles Symptomenbild erst später. Im Säuglingsalter gibt es leider vergleichsweise wenig hieb- und stichfeste Symptome. Die Verschlimmerungszeit liegt meist zwischen ein und drei Uhr morgens. Das Kind hat eine ausgeprägte Erkältungsneigung. Sein Gesicht sieht eher blaß aus, wobei die Lippen vollblütig und rot sind.

Gelegentlich sind hektische Flecken auf den Wangen zu beobachten.

CARCINOMINUM *(Carc.)*
Das Carcinominum-Kind hat in den meisten Fällen schwere Einschlafschwierigkeiten und leidet generell unter Schlafstörungen. Eine deutliche allgemeine Verkrampfung ist beim Säugling zu beobachten. Die Verkrampfung äußert sich einmal in einer linksseitigen Verkrümmung des ganzen Körpers. Wir haben bisher noch keine Verkrümmung nach rechts beobachtet, aber wir sollten sie trotzdem nicht ausschließen, wenn andere Symptome passen. Außerdem finden wir eine Verspannung, die vom Schultergürtel ausgeht und bis zu den Füßen und Händen reicht. Das Kind schläft sogar in völlig verspannter Haltung mit geballten Fäusten und verkrampfter Armhaltung. Um es überhaupt zum Schlafen zu bringen, muß das Kind lange hin und her gewiegt werden.
Das Gesicht hat eine dunkle Farbe, welche die Homöopathen »Café au lait« (Milchkaffee) nennen. Das Weiß der Augen (Skleren) ist häufig bläulich bis zu tief blau und sogar grünlich.
Carcinominum ist besonders angezeigt, wenn Krebsfälle in der Familie aufgetreten sind.

Milchunverträglichkeit

Manche Säuglinge vertragen die Muttermilch schlecht und reagieren mit Erbrechen und Durchfall. Bei einer homöopathischen Behandlung ist es nicht notwendig, das Kind auf andere Nahrung umzustellen. Seien Sie vorsichtig mit Sojamilch bei Säuglingen. Sie ist zwar mit Kalk angereichert, aber dieser Kalk hat nicht die gleiche Qualität wie der in der Muttermilch enthaltene und kann oft nicht so gut aufgenommen werden. Kalkmangel kann verheerende Folgen haben. Wenn Sie aus irgendwelchen Gründen trotzdem einen *Milchersatz* wie Soja- oder Mandelmilch geben, dann *regulieren Sie den Kalkhaushalt Ihres Kindes* durch *Calcium carbonicum* in niedriger Potenz. Nehmen Sie dafür nicht die biochemischen Tabletten (»Schüssler«-Präparate), sondern die homöopathisch zubereiteten.

- Dosierung: *CALCIUM CARBONICUM D2,* 3× täglich 2 Tabletten in der Flaschennahrung aufgelöst.

Für die Behandlung der Milchunverträglichkeit gibt es eine Reihe von Mitteln, die folgenden sind die wichtigsten.

CALCIUM CARBONICUM *(Calc.)*
Das Calcium-Kind ist rund und dick. Seine Muskeln sind nicht fest, sondern eher schlaff. Der Kopf ist groß, die Fontanellen schließen sich nur zögernd, und in der Regel ist ein rundes Bäuchlein vorhanden. Das Gesicht wirkt eher blaß, und der Körper neigt dazu, sich kühl und klebrig anzufühlen.
Das Kind schwitzt meist im Schlaf am Kopf. Der Schweiß ist eher kalt. Der Stuhl neigt dazu, hell oder weißlich zu werden.

- Dosierung: *CALCIUM CARBONICUM C200,* 2× täglich 1 Gabe.

SILICEA *(Sil.)*
Auch das Silicea-Kind zeichnet sich durch einen großen Kopf aus, aber im Gegensatz zum Calcium-carb.-Kind sind seine Muskeln nicht schlaff und es macht nicht diesen dicken und rundlichen Eindruck. Nachts können wir Kopfschweiß feststellen, der ausgesprochen sauer riecht. Silicea ist auch wichtig, wenn der Fangreflex beim Kind fehlt, oder wenn es die Muttermilch aus unersichtlichen Gründen verweigert.

- Dosierung: *SILICEA C200,* 2× täglich 1 Gabe.

Die letzten Säuglingsmonate

Ab wann zufüttern?
Ihr Baby wächst langsam heran, und es kommt der Zeitpunkt, an dem Sie meinen, jetzt könnte ich zufüttern. In der Regel wird damit zu früh angefangen. Der 4. Monat wird von den meisten empfohlen und nicht selten noch eher. Es fällt nicht leicht, dem Wunsch, vorzugreifen und die Entwicklung zu beschleunigen, zu widerstehen. Die Natur gibt aber deutliche Zeichen; denn zum Essen sind

die Zähne notwendig. Wenn die Natur wollte, daß wir eher feste Nahrung zu uns nehmen, dann würden die Zähne früher kommen, oder man würde mit ihnen geboren werden. Bei den Tieren ist es so vorgesehen, und sie haben schon bei der Geburt kleine Zähne.
Wenn Sie bei einem Baby zu früh mit fester Nahrung beginnen, dann belasten Sie damit die Verdauungsorgane und den Darm. Das normale Alter zum Zufüttern liegt für das Menschenbaby bei 6 Monaten – ein Alter, in dem normalerweise der erste Zahn erscheint. Manchmal besteht schon Wochen vorher ein Beißbedürfnis. Brotrinde eignet sich gut dafür. Geben Sie keine weichen Sachen oder Apfel mit Schale, das Kind könnte daran ersticken.
In Indien ist der erste Zahn immer noch bei vielen Familien ein wichtiges Ereignis. Er wird gefeiert, und das Kind bekommt seine erste feste Nahrung, anfangs sind es nur ein paar Löffelchen. Danach wird nicht unbedingt sofort abgestillt, sondern man richtet sich nach den Bedürfnissen des Kindes. Einige sind mehr interessiert und wollen alles probieren und essen, die anderen weniger. Das Zufüttern sollte nach und nach in den Tagesplan eingebaut werden.

Die Ernährung des Säuglings

Im ersten Lebensjahr wird die Basis für das zukünftige Leben eines Menschen gebildet. Dies bezieht sich auf alle Bereiche. Die wichtigsten sind der geistig-seelische Bereich mit dem Erfahren von Freiheit und Liebe, Geborgenheit und Vertrauen sowie der körperliche Aspekt mit der Ernährung, aber auch mit Massage und Gymnastik. Für das ganze Leben des Kindes macht es sich bezahlt, wenn es im ersten Jahr mit den folgenden Lebensmitteln nicht in Berührung kommt: Zucker, Salz, Gewürze, Fleisch und Wurstwaren, Fisch, Eier, Gebratenes, zu Fettes und zu Schweres, Kräutertees. Geben Sie ihm nahrhafte, leichte Sachen. Verwenden Sie bei der Breizubereitung Wasser statt Milch; erst nach dem Kochen können Sie etwas Milch dazu geben. Beim Kochen verbindet sich das Milcheiweiß mit den Kohlehydraten und macht Sie schwerer verdaulich.
Was können Sie zum Süßen nehmen? Reines süßes Obst ist das Beste, aber auch kleine Mengen von Obstdicksaft oder Reismalz sind bekömmlich. Gerstenmalz ist auch sehr gesund, aber leider fällt

das Produkt in Deutschland zu dunkel und zu bitter aus, was seine Nähr- und Heilqualität mindert.
Die meisten Mütter greifen bei der ersten festen Nahrung zu Bananen. Sie sind so einfach zuzubereiten und die Kinder essen sie auch gerne. Für den Säugling ist es nicht gut, zu früh mit zu vielen Bananen gefüttert zu werden. Die Banane ist zwar eine vollwertige, aber schwer verdauliche Nahrung – gerade für den zarten Babymagen. Zudem werden die Bananen oft im unreifen, grünen Zustand verzehrt. Ein weiterer Gesichtspunkt ist, daß Bananen nicht in unseren Breitengraden wachsen und daher für den langen Transport stark mit Chemikalien behandelt werden. Fangen Sie lieber später an, Bananen zu füttern, nachdem sich der Magen langsam an schwere Kost gewöhnt hat.
Noch ein Wort zum *Honig,* der ja in erster Linie ein Heilmittel und kein Nahrungsmittel ist. Honig fördert aus zwei Gründen genau so schnell Karies wie der Zucker, wenn nicht schneller. Honig ist klebriger als alle anderen Süßmittel und bleibt an den Zähnen hängen. Er enthält sehr viele Enzyme, die in kleinen Mengen zwar gut für uns sind, das Baby braucht sie aber noch nicht. Wenn Sie eine gewisse Menge überschreiten, bringen Sie die Leberfunktion durcheinander. Dies wiederum hat eine schlechte Auswirkung auf das Zahnfleisch. Gesunde Zähne sind in erster Linie vom gesunden Zahnfleisch abhängig. Natürlich ist es das beste, den Zuckerkonsum drastisch einzuschränken. Auch die Bakterienflora im Darm kann durch zu viele Honigenzyme empfindlich gestört werden. Durchfall kann die Folge sein. Wenn Sie »Süßstoff« in größeren Mengen z.B. zum Kuchenbacken verwenden, sind Sie wirklich mit reinem Zucker – wobei der braune Zucker natürlich vollwertiger ist als der weiße – besser bedient als mit Honig, das zählt natürlich nicht zur Säuglingsnahrung.
Die Palette der Lebensmittel, die ein Säugling braucht, ist groß. Allerlei Gemüse (außer stark blähendes), Obst, Beeren, aber keine Trockenfrüchte, Milch und Milchprodukte (also Quark, Hüttenkäse, Frischkäse usw.). Gekochtes Gemüse und gedämpftes Obst sind am Anfang der Rohkost vorzuziehen, da sie leichter verdaulich sind. Nach einem Jahr können Sie Ihr Kind langsam alles probieren lassen und sollten ihm die Möglichkeit geben, sich mit allen Nahrungsmit-

teln auseinanderzusetzen. Das Kind sollte letzten Endes seine eigene Nahrung finden, die für seine Individualität die beste ist, und nicht diejenige, die nach unserer (begrenzten) Meinung für es gut ist.

Zahnungsbeschwerden

Die ersten Zähne, also die unteren Schneidezähne, kommen gewöhnlich mit 6 Monaten. Die Zahnung bringt oft Beschwerden mit sich, die durch den Einsatz von Homöopathie für Kind und Eltern erleichtert werden können. Schauen Sie auch unter »Blähungen und Schlafstörungen« nach, wenn Sie unter den Beschreibungen bei »Zahnungsbeschwerden« kein passendes Mittel finden.

BELLADONNA *(Bell.)*
Der Belladonna-Säugling bekommt bei der Zahnung sehr hohes Fieber, das plötzlich einsetzen kann. Sein Gesicht ist glühend rot, heiß und trocken. Das Kind ist sehr aktiv, trotz des hohen Fiebers liegt es nicht ruhig und krabbelt sogar herum.
- Dosierung: *BELLADONNA C200,* alle 2 Stunden 1 Gabe.

CHAMOMILLA *(Cham.)*
Das Chamomilla-Kind wird sehr quengelig. Es empfindet die Zahnung als äußerst schmerzhaft. Für die Mutter gibt es kaum eine ruhige Minute, das Kind wacht nachts ständig auf und weint. Es ist ein schrilles Weinen, und nur Tragen beruhigt das Kind. Die Mutter muß buchstäblich die ganze Zeit mit dem Kind auf dem Arm verbringen – stehend, gehend, sitzend oder liegend.
Sein Gesicht ist dabei meist rot. Besonders typisch für Chamomilla ist die Rötung der einen Wange, während die andere blaß ist. Das Kind kann zusätzlich Durchfall haben, der grün ist und wie gehackter Spinat aussieht. Dieses Mittel kommt unserer Erfahrung nach häufig bei Zahnungsbeschwerden vor.
- Dosierung: *CHAMOMILLA C200,* alle 2 Stunden 1 Gabe.

CINA *(Cina)*
Das Cina-Kind ist auch furchtbar quengelig und gereizt, wenn es

krank ist. Es will unbedingt getragen werden, aber liegt dann nicht zufrieden ruhig im Arm wie das Chamomilla-Kind, sondern es bewegt sich ständig, als ob es den Eltern zeigen wolle, daß es nur dann zur Ruhe kommt, wenn es hin und her gewiegt bzw. kräftig geschaukelt wird. Das Gesicht glüht hochrot, es kann aber auch nur eine Wange sein.

- Dosierung: *CINA C200,* 3× täglich.

KREOSOT *(Kreos.)*

Das Kreosot-Kind ist sehr gereizt und in einer ähnlichen Weise wie *Chamomilla* und *Cina* quengelig. Im Gegensatz zu den beiden muß das Kreosot-Kind beim Tragen unbedingt liebkost werden, sonst kommt es nicht zur Ruhe. Zusätzlich hat Kreosot fast immer Durchfall, der ätzend ist und den After wund und rot macht. Der Stuhl stinkt furchtbar. Ein weiterer Hinweis auf Kreosot ist Zahnkaries. Die Zähne können tatsächlich, schon bevor sie durchbrechen, kariös sein oder schwarze Flecken haben. Das Zahnfleisch um den heraustretenden Zahn herum ist dick-bläulich geschwollen.

- Dosierung: *KREOSOT C200,* alle 4 Stunden 1 Gabe

RHEUM *(Rheum)*

Das Rheum-Kind riecht so sauer, daß man meint, es im Raum kaum aushalten zu können. Der Durchfall ist richtig penetrant säuerlich und macht auch wund. Wie bei allen anderen Zahnungsmitteln ist auch dieses Kind sehr schlecht gelaunt. Wenn der Zahnungsvorgang gerade ins Frühjahr fällt, entwickeln diese Kinder eine richtige Gier auf Rhabarber, und oft reicht allein der Verzehr des gekochten Rhabarbers oder des Saftes aus, dem Zahn ohne Beschwerden zum Durchbruch zu verhelfen.

- Dosierung: *RHEUM C200,* 3× täglich 1 Gabe.

SILICEA *(Sil.)*

Wenn das Kind zu Verstopfung neigt und die Zähne auch sehr langsam durchbrechen, dann ist Silicea angezeigt. Das Silicea-Kind kann zusätzlich sehr krank werden mit Bronchitis und Fieber. Es weint dann kläglich und ist in sein Schicksal ergeben. Sein ganzer

Wille scheint gebrochen zu sein. Hier fehlt die reizbare Aufmüpfigkeit der anderen Mittel.

- Dosierung: *SILICEA C200,* 3× täglich 1 Gabe.

Zahnpflege

Mit herkömmlichen Zahnpasten stand ich schon seit eh und je auf Kriegsfuß und als Homöopath muß ich auch meine Patienten darauf aufmerksam machen, daß die homöopathischen Mittel durch die starken Aromastoffe der Zahnpasta in ihrer Wirkung aufgehoben werden könnten (antidotiert) und deswegen erst eine halbe Stunde nach dem Zähneputzen eingenommen werden dürfen.
In jüngster Zeit ist der Verbraucher durch den »Zahnpastaskandal« mit den Auswirkungen bedingungslosen Vertrauens in die Autorität der Werbung konfrontiert worden. Statt der Karies mit Zahnpasta die nährende Bakterienflora zu entziehen, haben viele mit der Zahnpasta den »Wolf im Schafspelz« in ihre Mundhöhle gebracht. Untersuchungen haben ergeben, daß die meisten Zahnpasten in vielerlei Hinsicht Gift für die Zähne darstellen. Sie enthalten Tenside, die das Zahnfleisch aufweichen und den Boden für Zahnfleischschwund und Paradontose bereiten. Manche Zahnpasten enthalten grobe Schmirgelstoffe, die den Zahnschmelz zerkratzen und Karies fördern können! Und Kinderzahnpasten schmecken süß. Süß – als Ersatz für zahnschädigende Süßigkeiten?
Sicher verursachen denaturierte, kalziumarme Nahrungsmittel – weißes Mehl und weißer Zucker z. B. – Karies, Zahnstein und Zahnfleischschwund. Aber das ist nicht die alleinige Ursache. Wie wäre sonst zu erklären, daß diese erwiesenermaßen »ungesunde« Nahrung bei manchen gar nichts ausmacht, soweit es die Zähne betrifft? Das hängt mit der Belagbildung zusammen, die von der Veranlagung bestimmt wird.
Manche Homöopathen wissen aus der Materia medica, daß viele andere Lebensmittel, wie Kaffee, Wurst etc., auch bei der Kariesbildung eine Rolle spielen, mild, wenn sie gut verwertet werden kann, hingegen vor Karies schützt.
Wir dürfen nicht übersehen, daß primär die Veranlagung des Menschen im Zusammenspiel mit äußeren Faktoren das Ausmaß einer

Erkrankung bestimmt. Es bedarf einer längeren Behandlungszeit, um eine tief verwurzelte Veranlagung so weit zu beseitigen, daß die Zähne nicht davon zerstört werden. Aber immerhin hat der Homöopath bei einem Kleinkind mindestens 5–6 Jahre Zeit (bis die zweiten Zähne kommen), um die konstitutionelle Schwäche zu erkennen und gründlich zu behandeln.

Zu der richtigen Zahnpflege gehört sowohl die gründliche Säuberung der Zähne als auch die Massage des Zahnfleischs zur Durchblutungsförderung.

In Indien habe ich lange eine ganz natürliche gesunde Zahnpflege angewandt, die diese beiden Aspekte erfüllt. In der Frühe gehen die Landbewohner zum Niembaum *(Azadirachta)*, brechen sich ein kleines, dünnes Stück von einem Zweig ab und kauen an einem Ende so lange herum, bis sich die Fasern in Form einer weichen Bürste anordnen lassen. Diese Kauprozedur dauert 5 Minuten und regt die Durchblutung des Zahnfleischs tüchtig an. Gleichzeitig werden Gerbstoffe aus dem Zweig freigesetzt, die das Zahnfleisch festigen und fäulniswidrig wirken. Wenn die Zahnbürste fertig gekaut ist, kann es beim morgendlichen Spaziergang ans Zähneputzen gehen. Alles in allem nimmt man sich täglich etwa eine viertel Stunde Zeit für die Mund- und Zahnpflege. Nach jedem Essen wird der Mund mit reinem Wasser ausgespült und so gesäubert. Diejenigen, die diese Methode regelmäßig anwenden, haben bis ins hohe Alter keine Probleme mit den Zähnen. Das soll aber nicht heißen, daß alle Inder sich auf diese Art die Zähne putzen. Es gibt in Indien manche andere Rinden und Wurzeln und fertig gemischte Kräuter und Pulver, die nicht diese rundherum positive Wirkung auf die Zähne haben. Von diesen würde ich eher abraten. Da ich in der Stadt nicht an frische Niemzweige herankam, begann ich mir mein eigenes Zahnpulver selbst herzustellen. Dazu verwendete ich pulverisierte Holzkohle und Salz. Wie Sie im Kapitel »Vergiftungen« gelesen haben, wird Holzkohle als Gifte aufsaugendes Mittel eingesetzt, und aufgrund meines homöopathischen Wissens war mir bekannt, daß sie konservierende Eigenschaften besitzt. Salz verfügt über zusammenziehende und reinigende Qualitäten.

Als ich nach Deutschland kam, war ich erfreut und überrascht, daß es in der Naturkostbewegung genau dieses Produkt (»Denti«) sowie

eine Zahnpasta mit dem Extrakt des Niem-Baumes (»Dr. Grandels Neem-Zahncreme«) bereits gibt. Wenn Sie sich damit zweimal am Tag gründlich die Zähne putzen und das Zahnfleisch mit den Fingern massieren, genügt es. Außerdem sollten Sie sich nach jeder Mahlzeit zumindest den Mund mit Wasser ausspülen.
Leider wächst in Europa kein Niembaum und auch kein anderer vergleichbarer Baum. Sie können die Naturzahnbürste ersetzen, indem Sie hartes Brot etc. kauen. Auch der Verzehr von Blattsalaten und Rohkost ist förderlich und erfrischend für die Zähne.
Jetzt heißt es nur noch, die belastende Erbanlage homöopathisch anzugehen.

Kinderkrankheiten

Natürlich wollen wir alle nicht, daß unsere Kinder krank werden. Wir möchten sie immer gesund und fröhlich sehen. Aber jedes Kind muß sich entwickeln. Akute Krankheiten, besonders aber die Kinderkrankheiten, sind Prozesse, die manche Menschen oft durchmachen müssen, um eine Wende in ihrem Leben zu erreichen. Eigentlich sind es Chancen, von denen man nur wissen muß, wie man sie nutzen kann.
Kinderkrankheiten machen uns Angst, weil sie früher mit einer solchen Heftigkeit (Virulenz) und oft tödlichem Ausgang verliefen. Mittlerweile aber haben sie sehr an Virulenz verloren und sind im Vergleich zu früher eher harmlos geworden.

Allgemeine Maßnahmen

Häufig kündigen sich Krankheiten im Kindesalter mit Appetitlosigkeit an. Drängen Sie das Kind nicht zur Nahrungsaufnahme, beobachten Sie seinen Zustand, fragen Sie nach eventuellen Schluckbeschwerden und machen Sie keine Unternehmungen außer Haus mit ihm. Manche Kinder brauchen länger, um eine Krankheit auszubrüten, andere werden von dem Infekt regelrecht überfallen. Bringen Sie Ihrem Kind liebevolles Verständnis entgegen, da es während dieser Zeit sehr unausgeglichen, ungerecht oder aggressiv sein kann.

Stellen Sie sich als Mutter schon innerlich darauf ein, daß das kranke Kind Sie bald voll und ganz brauchen wird. Gehen Sie auf die Bedürfnisse des Kindes ein und versuchen Sie diese zu erfüllen, ohne daß es übertrieben wirkt oder in Verwöhnung ausartet. Das Kind sollte sich geborgen und geliebt fühlen. Versuchen Sie Ruhe und Zuversicht auszustrahlen. Achten Sie auch auf eine angenehme Umgebung (Ruhe, Zimmertemperatur, Frischluft).

Fieber:

Hochfiebrige Kinder neigen zu Schreckhaftigkeit und Übererregbarkeit. Vor hohem Fieber bei Kindern brauchen Sie keine Angst zu haben. Vergegenwärtigen Sie sich immer wieder: Fieber ist eine Heilreaktion des Körpers, es stärkt das Immunsystem, macht einen klaren Kopf und schärft die Denkkräfte.
Fiebersenkende Maßnahmen, wie *Wadenwickel*, stören die Selbstheilungsmechanismen des Körpers und erübrigen sich mit der richtigen homöopathischen Behandlung. Ein Wadenwickel kann nur im Notfall in Frage kommen, wenn Sie z. B. nach längerem Fortbestehen von sehr hohem Fieber das homöopathische Simile nicht gefunden haben und ein erfahrener Homöopath nicht erreichbar ist. Normalerweise fällt das Fieber nach 1–2 Tagen von alleine wieder. Mit *Belladonna* in Ihrer Hausapotheke sind Sie auch gegen *Fieberkrämpfe* gewappnet.
Für Kinder, die viele Impfungen bekommen haben, die in der Regel erkältungsanfälliger sind oder zu chronischen Erkrankungen neigen, da ihr Abwehrsystem geschwächt ist, ist hohes Fieber ein wahrer Segen und oft das erste Anzeichen für eine Stärkung der *Abwehrkräfte*. Diese Reaktion wird oft beobachtet, wenn solche Kinder längere Zeit homöopathisch behandelt worden sind. Hier müssen vor allem die Eltern lernen, daß sie dem Kind bei seinem inneren und äußeren Wachstum am besten helfen, indem sie es seine Krankheit durch leben lassen, statt es vor naturgegebenen Entwicklungsschüben, die sicher auch mit Schmerzen und Leid verbunden sein können, bewahren zu wollen (s. auch unter »Impfungen« S. 325).

Hautausschlag:
Bei jeder Krankheit, die mit einem Ausschlag einhergeht, darf dieser keinesfalls unterdrückt werden, denn dies würde das Kind ebenfalls in seinen Abwehr- bzw. Selbstheilungskräften schwächen. Geben Sie also keinerlei Salben oder Puder auf den Ausschlag. In der Homöopathie wird auch ein Ausschlag immer innerlich behandelt, denn nur wenn der Ausschlag durch Heilung der Stoffwechselstörung verschwindet, kann man mit Sicherheit sagen, daß es sich um eine echte Heilung gehandelt hat. Hautausschläge, die verdächtig schnell durch äußere Anwendungen (Salben, Puder etc.) verschwinden, sind oft einfach zugestopft worden. Das heißt, die dem Hautausschlag zugrunde liegende Ursache ist nicht geheilt worden. Da das Ventil nicht mehr funktioniert, schlägt die Krankheit nach innen. Zum Beispiel kann nach der *Unterdrückung* eines Ekzems Asthma entstehen.
Auf der seelischen Ebene ist dem Kind die Möglichkeit genommen worden, seine Gefühle über die Haut auszudrücken, es wird um einen Entwicklungsschritt betrogen.
Der mit einem Hautausschlag einhergehende lästige Juckreiz wird durch das richtige homöopathische Mittel bald gelindert.

Ernährung:
Bei Appetitlosigkeit oder bei Fieber fördert Fasten eine schnelle Genesung, da sich der Organismus allein mit der Krankheit auseinandersetzen kann und nicht durch den Verdauungsprozeß abgelenkt und geschwächt wird. Nur genug Flüssigkeit, je nach Vorliebe des Kindes, sollte immer in Reichweite stehen.

Genesungszeit
Nach dem relativ schnellen und glücklichen Überstehen der Kinderkrankheit mit Hilfe der homöopathischen Mittel besteht die Gefahr, daß man gerade in der Rekonvaleszenz zu übermütig wird und der Natur nicht ihre Zeit läßt. Gerade hier gilt das Motto: Eile mit Weile. Das heißt, langsam wieder anfangen, leichte Kost in kleinen Portionen. Kraftnahrung, zu frühes Aufstehen oder starke Temperaturschwankungen (Baden!) können einen Rückfall auslösen.

Dreitagefieber

Irgendwann in der 2. Hälfte des ersten Lebensjahres bekommt der gesunde Säugling das Dreitagefieber. Das geschieht aber nur bei Kindern, die insgesamt eine gute Grundlage haben, also nicht immer wieder krank sind. Kinder, die unterdrückende Medikamente bekommen haben, geimpft wurden oder an einer chronischen Erkrankung leiden wie z. B. Neurodermatitis, machen in der Regel das Dreitagefieber nicht durch. Diese Krankheit ist als Botschaft der Natur zu betrachten, daß jedes Kind einmal krank werden kann und sich Ruhe gönnen muß. In dieser Zeit braucht das Kind die Mutter ganz, und alles andere muß zurücktreten.

Das Dreitagefieber darf als völlig harmlose Erkrankung angesehen werden, wobei das Fieber selten höher steigt und das, mit oder ohne Behandlung, nach 3 Tagen mit einem rieselartigen Hautausschlag endet, wonach das Kind ohne Genesungsphase völlig gesundet.

Außer der eventuellen Gabe eines homöopathischen Mittels sollten Sie keine Maßnahmen ergreifen. Es gibt auch in der Regel sehr wenige Anhaltspunkte für ein Mittel, es sei denn, daß das Kind sehr quengelig ist und die ständige Nähe der Mutter braucht: Dies spricht in erster Linie für *Chamomilla*.

Der Einsatz von Chamomilla verkürzt zwar die Dauer der Erkrankung nicht wesentlich, erleichtert aber den Beteiligten, sie besser durchzustehen.

- Dosierung: *CHAMOMILLA C200*, 2× täglich, die ersten zwei Tage nur.

Der Mutter kann oft mit *Pulsatilla* zusätzlich geholfen werden, besser auf das Kind einzugehen, da sie Tag und Nacht von ihm beansprucht wird.

- Dosierung: *PULSATILLA C200*, 2× täglich 2 Tage lang.

Masern

Die Masern sind eine Virusinfektion. Die Ansteckung geschieht von Mensch zu Mensch durch Tröpfcheninfektion oder auch über die Luft. Ähnlich wie Windpocken sind Masern hochgradig ansteckend.

Ein kurzer Aufenthalt im Zimmer des Kranken genügt, um die Infektion hervorzurufen. Eine Übertragung durch Gegenstände kommt kaum vor, da die Viren außerhalb des menschlichen Organismus nur sehr kurze Zeit lebensfähig sind.
Masern sind vor Ausbruch des Ausschlags ansteckend, wenn die ersten Krankheitserscheinungen zugleich mit der Temperatursteigung auftreten. Mit dem Beginn des Ausschlags sind sie nicht mehr ansteckend.
Die Empfänglichkeit für Masern beschränkt sich nicht auf ein bestimmtes Alter. Im Erwachsenenalter verläuft die Krankheit heftiger als im Kindesalter. Wer aber einmal Masern durchgemacht hat, ist in der Regel vor einer erneuten Ansteckung gefeit. Ausnahmen können jedoch bis ins hohe Alter vorkommen.
Säuglinge, die noch gestillt werden, erkranken nicht, wenn ihre Mutter früher Masern durchgemacht hat; dies ist ziemlich wahrscheinlich, da fast jeder Mensch als Kind Masern durchmacht.
Die Inkubationszeit (also der Zeitraum von der Ansteckung bis zum ersten Auftreten der Krankheitserscheinungen) beträgt ca. 11 Tage. Das erste Stadium der Masern (»katarrhalisches« Stadium) beträgt 3 Tage. Während dieser ersten 14 Tage besteht für die Umgebung Ansteckungsgefahr; danach, wenn der Ausschlag sichtbar wird, nicht mehr.

Das katarrhalische Stadium

Es dauert 2–3 Tage und ist durch folgende Erscheinungen gekennzeichnet: Fieber zwischen 38° und 40 °C, trockener Husten, die sogenannten Koplikschen Flecken auf der Wangenschleimhaut (weißliche Flecken, meist gegenüber den Backenzähnen), typisches Maserngesicht durch Rötung und Schwellung der Lider. Bindehautentzündung mit Lichtscheu und tränenden Augen, Kopfschmerzen.

Vollerscheinung mit Ausschlag

Nach einem fieberfreien Tag erneuter Fieberanstieg (Höhepunkt am 2. und 3. Tag) und Erscheinen des Masernausschlags, der sich, meist beginnend mit dem Gesicht und hinter den Ohren, langsam über den ganzen Körper bis zu den Füßen ausbreitet. Der Ausschlag besteht anfangs aus hellroten, stecknadelkopfgroßen Punkten, die innerhalb von 24 Stunden zu gelb-braunroten, erhabenen Flecken zusammenfließen. 4–5 Tage nach Beginn des Ausschlags geht das Fieber zurück, und der Ausschlag verblaßt. Die größte Gefahr besteht in der ungenügenden Entwicklung des Ausschlags, den sogenannten nach innen geschlagenen Masern. Als Komplikationen können eitrige Mandelentzündung, Bronchitis, Lungenentzündung, Mittelohrentzündung und Maserngehirnentzündung (Enzephalitis) auftreten.

Allgemeine Maßnahmen
Fieber und Ausschlag nicht unterdrücken. Fasten; Bettruhe ist notwendig in einem gut gelüfteten Zimmer mit gedämpfter Beleuchtung (Lichtscheu!).

Homöopathische Behandlung
- Dosierung: siehe Seite 35

ACONIT *(Acon.)*
Für Aconit ist kennzeichnend, daß die Symptome sehr plötzlich einsetzen. Aus der Nase fließt heiße Flüssigkeit. Das Fieber steigt bis auf 40° oder 41°, und das Kind wirft sich voller Unruhe hin und her. Es schläft unruhig und ächzt und stöhnt sehr. Das Kind schwitzt nicht, seine Haut ist trocken und heiß. Es hat großen Durst und trinkt immer wieder becherweise kaltes Wasser. Seine Augen sind sehr rot (blutunterlaufen). Bald entwickelt sich ein trockener, bellender Husten.

ANTIMONIUM CRUDUM *(Ant-c.)*
Das Antimonium crudum Kind ist seit der Masernansteckung schlecht gelaunt. Es mag nicht angefaßt werden und stößt denjenigen, der es zu berühren wagt, ärgerlich weg. Es ist ihm ein Greuel, wenn Leute herumstehen und es anstarren. Es liegt im Bett, als ob es niemanden braucht, ist sehr schläfrig und will in Ruhe gelassen werden. Eine Gesichtshälfte ist heiß und rot, in der Regel die linke. Manchmal werden die Nasenlöcher wund und weisen Einrisse auf.

Das Kind ist völlig durstlos. Es ekelt sich dann vor Essen, schon beim Gedanken daran muß es würgen (z. B. bei der Frage: »Willst du ein Stück Brot essen?«). Seine Zunge ist dick weiß belegt, wie ein milchiger Pelz. Das Kind braucht ein kühles Zimmer.

BELLADONNA *(Bell.)*
Auch bei Belladonna setzen die Symptome rasch ein. Auffällig ist die rote laufende Nase, wobei das Sekret nur aus einem Nasenloch fließt. Auch das Gesicht ist hochrot und die Halsschlagadern pulsieren sehr kräftig. Sehr bald setzen heftige Halsschmerzen ein, die dem Kind das Schlucken sehr erschweren. Beim Trinken verschließt sich der Hals spastisch und die Flüssigkeit wird in die Nase gepreßt. Das Kind ist müde, kann aber nicht schlafen. Drückende Kopfschmerzen über den Augen verschlechtern seinen Zustand noch weiter, bis es schließlich in einen unruhigen Schlaf fällt. Es beginnt zu phantasieren, das Gesicht färbt sich dunkelrot, und Fieberkrämpfe können entstehen.

BRYONIA *(Bry.)*
Das Kind, das Bryonia braucht, entwickelt die Masern äußerst langsam, und es dauert lange, bis man diese diagnostizieren kann. Das Kind ist nicht gleich bettlägerig, aber es fühlt sich unwohl und sieht krank aus. Aber schon von Anfang an besteht eine deutliche Abneigung gegen Bewegung. Mit beginnendem Krankheitsempfinden vergeht der Appetit und der Durst nimmt zu. Es verlangt 2–3mal am Tag ein großes Glas kaltes Wasser. Nach und nach setzt ein harter, trockener Husten ein, der so schmerzhaft ist, daß sich das Kind krümmt und die Brust hält. Kleinere Kinder weinen dabei vor Schmerzen. Man hat den Verdacht, daß es sich um eine Lungen- oder Rippenfellentzündung handeln könnte, da sich noch kein Ausschlag zeigt. Nur eventuell bekannte andere Masernfälle in der Umgebung lassen an Masern denken.

EUPHRASIA *(Euphr.)*
Bei Euphrasia denkt man von Anfang an: Das müssen die Masern sein! Die Augen sind stark entzündet, sehr rot und tränen reichlich, sie reagieren hochempfindlich auf Licht. Das Kind sieht völlig

verheult aus. Beide Wangen sind durch ätzende Tränen gerötet. Die Nase läuft ständig und das Kind muß häufig niesen. Nach einigen Tagen macht ihm ein harter Husten zu schaffen. Dieser Husten ist am Tage stärker und bessert sich deutlich im Liegen. Die Schnupfensymptome verschlechtern sich dagegen im Liegen und nachts.

GELSEMIUM *(Gels.)*
Der Katarrh fängt bei Gelsemium schon einige Tage vor dem hohen Fieber an. Eine wässerige Absonderung der Nase verätzt die Nase und die Oberlippe. Das Kind fühlt sich zunehmend müde, schlapp und benommen. Es ist ihm kalt, und das Fieber setzt mit richtigem Schüttelfrost ein. Abwechselnd fühlt es sich heiß und kalt im Rücken. Sein Gesicht ist vom Fieber geschwollen und bläulich-rot verfärbt. Das Kind hat keinen Durst und schläft den ganzen Tag wie benommen. Ein harter bellender, krampfartiger Husten kann vorhanden sein.

PULSATILLA *(Puls.)*
Pulsatilla ist sehr häufig bei Masern angezeigt; denn die Symptome entsprechen dem klassischen Masernverlauf. Die Krankheit beginnt mit den typischen katarrhalischen Symptomen. Aus Augen und Nase fließt reichliche, milde Absonderung. Das Kind fühlt sich krank und möchte das Bett hüten. Es verspürt kein Bedürfnis nach Essen und Trinken. Husten kommt dazu, der nachts trocken wird und das Kind zwingt, sich am späten Abend eine Zeitlang im Bett aufzusetzen und zu husten. Legt es sich zum Schlafen hin, so kann es passieren, daß der Husten nochmals zum Aufsetzen zwingt. Tagsüber ist der Husten eher locker. Am Anfang ist die Temperatur nur leicht erhöht, im Laufe der Zeit steigt sie jedoch meist sehr hoch. Nachts glüht das Kind vor Hitze und neigt zum Phantasieren. Die Haut bleibt trocken (Bell. dagegen hat bei hohem Fieber eher eine feuchte Haut). Die Durstlosigkeit verwandelt sich während des hohen Fiebers zu Durst auf kleine Mengen kaltes Wasser oder Limonade und Fruchtsäfte. Das Kind möchte zugedeckt bleiben, wünscht aber einen kühlen Raum und frische Luft. Die Stimmungslage ist sanft, mild, nachgiebig und weinerlich.

Bei schwierigen Fällen, Komplikationen und für die Nachbehandlung von Masern wenden Sie sich an einen Homöopathen.

Windpocken

Die Windpocken sind eine leichte Erkrankung. Sie beginnen ohne Vorbeschwerden sofort mit Fieber um 38 °C und einem deutlichen Ausschlag. Zunächst erscheinen an den verschiedensten Körperstellen stecknadelkopfgroße bis linsengroße Fleckchen, die sich bald in Bläschen umwandeln. Nach 1–2 Tagen trocknen sie ein. Da der Ausschlag bis 5 Tage lang in Schüben erscheint, sieht man nach einigen Tagen ein buntes Erscheinungsbild von Windpocken in allen Entwicklungsphasen.
Wir haben festgestellt, daß »homöopathisch« aufgewachsene Kinder die Windpocken leicht durchmachen. Zwar kann der Ausschlag sehr kräftig sein, aber die Windpocken verlaufen ohne Fieber und sogar ohne Störung des Allgemeinbefindens.
Weiter haben wir die Beobachtung gemacht, daß sie eine entscheidende Rolle bei der Lebensbejahung spielen. Kleine Kinder, die Windpocken durchgemacht haben, verlieren die Angst, ihrer Individualität verlustig zu gehen, wenn sie mal »ja« sagen. Für Kinder, die notorische Neinsager sind, bedeutet diese Krankheit eine große Hilfe in ihrer Entwicklung, denn danach wissen sie besser, wann sie nein sagen müssen und wann ja.
Komplikationen: Durch Aufkratzen der Bläschen kann es zu Eiterbildung und dadurch auch zu Narbenbildung kommen.

Allgemeine Maßnahmen
Bei Fieber Bettruhe. Das Unangenehmste an dieser Krankheit ist der Juckreiz. Den Ausschlag aber nicht durch Salben unterdrücken.

Homöopathische Behandlung
DOLICHOS PRURIENS *(Dol.)*
Meist ist keine allgemeine Behandlung notwendig, außer für den Juckreiz, der am 2. oder 3. Tag mit dem Ausschlag eintritt. In

diesem Fall hat sich das Mittel Dolichos bewährt. Es hilft in den meisten Fällen gegen den Juckreiz.

- Dosierung: *DOL. C200* 1 Gabe. Der Juckreiz kommt meist verstärkt am späten Abend und hindert am Schlafen. Eine einzige Gabe reicht in der Mehrzahl der Fälle. Nur wenn der Juckreiz am frühen Abend anfängt, kann eine zweite Gabe nach 2–4 Stunden notwendig sein. Das gleiche gilt für den Fall, in denen das Kind in der Nacht erneut vom Juckreiz aufwacht.

RHUS TOXICODENDRON *(Rhus-t.)*

Wenn der Ausschlag sich eher in vielen kleinen juckenden Bläschen zeigt, hilft *Dolichos* nicht, sondern Rhus-t. ist angezeigt. Schon die erste Gabe muß den Juckreiz bessern, sonst ist das Mittel nicht richtig gewählt.

- Dosierung: *RHUS-T. C200* 1 Gabe. Wiederholung wie bei Dol.

Nachbehandlung

VARICELLINUM *(Var.)*

Bleibt, besonders bei nicht-homöopathisch behandelten Windpocken, schlechte Laune zurück, dann beseitigt die Windpockennosode bald diesen Mißmut.

- Dosierung: *VARICELLINUM C200* eine Gabe.

Mumps (Ziegenpeter)

Mumps ist eine Virusinfektion der Ohrspeicheldrüsen, die meist einseitig und mit Fieber auftritt. Nach einigen Tagen kann es zur Anschwellung der zweiten Ohrspeicheldrüse kommen. Heftige Schmerzen mit Kiefersperre sind möglich. Besonders bei älteren Kindern und Erwachsenen kann die Krankheit unangenehm werden. Komplikationen sind selten: Im Kindesalter ist die Möglichkeit einer Hirnhautentzündung gegeben, nach der Pubertät einer Hoden- oder Bauchspeicheldrüsenentzündung.

Allgemeine Maßnahmen

Nach Rückgang des Fiebers und dem Wiedereinsetzen des Appetits mit weicher Nahrung beginnen, da das Kauen noch schmerzhaft sein kann. Zitrusfrüchte sind wohltuend, da die Säure die Speicheldrüsen zu verstärktem Speichelfluß anregt. Wenn starke Kopf-, Kreuz- oder Magenschmerzen auftreten, sollten Sie sich wegen der Gefahr von Komplikationen an einen Homöopathen wenden.

Homöopathische Behandlung

An sich ist Mumps eine harmlose Krankheit. Die homöopathische Behandlung zielt auf die Schmerzlinderung und die Verhinderung von Komplikationen.

ACONIT *(Acon.)*

Die Speicheldrüse schwillt rasch an. Das Fieber kommt enorm schnell und steigt sehr schnell sehr hoch. Wie wir es von Aconit schon kennen, ist die Haut heiß und trocken, und das kranke Kind klagt über großen Durst. Sein Puls ist schnell, kräftig und voll. Starke klopfende Kopfschmerzen treten ein. Das Kind ist sehr unruhig, stöhnt und ist außer sich vor Schmerzen.

- Dosierung: *ACONIT C200* anfänglich einstündlich, wenn es besser geht, alle 2–4 Stunden.

BELLADONNA *(Bell.)*

Die Schwellung der Speicheldrüse sieht bei Belladonna äußerst bedrohlich aus. Die Schmerzen schießen plötzlich in die Speicheldrüse, als ob sie sie durchstechen wollten. Dann lassen die Schmerzen genauso plötzlich nach, wie sie gekommen sind. Dazu kommen klopfende Kopfschmerzen. Das Gesicht ist rot, die Augen sind blutunterlaufen. Oft gesellen sich Halsschmerzen dazu und erschweren das Schlucken sehr, bis zum Spasmus des Kehlkopfdeckels, wodurch die Flüssigkeit beim Trinken in die Nase hochgeschleudert wird. Bell. entwickelt sich auch sehr rasch. Bevorzugt ist die rechte Seite betroffen.

- Dosierung: *BELLADONNA C200* (wie bei Aconit).

PULSATILLA *(Puls.)*
Pulsatilla hat meist eine beidseitige Drüsenschwellung. Wichtig ist der geistige Zustand. Das Kind wird sehr weinerlich, besonders wenn es ein Mädchen ist. Seine Zunge ist weiß belegt, und Durst fehlt gänzlich. Auch wenn das Fieber hoch steigt, verlangt es höchstens nach einigen Schlucken kalten Wassers. Dabei ist ihm furchtbar warm, die Haut glüht wie ein Ofen und es fühlt sich deutlich besser, wenn kalte frische Luft ins Zimmer gelassen wird. Das Fieber steigt in der Nacht auf über 40 °C. Es entsteht trockene Hitze ohne Schweiß.
- Dosierung: *PULSATILLA C200,* alle 2 Stunden 1 Gabe.

PILOCARPIN *(Pil.)*
Pilocarpin ist angezeigt, wenn bei den Prodomalsymptomen extremer Speichelfluß beobachtet wird und beim Fieber reichlicher und schwächender Schweiß ausbricht.
- Dosierung: *PILOCARPIN C200*, alle 2 Stunden 1 Gabe.

Keuchhusten

Im Gegensatz zu anderen Krankheiten schützt das Stillen den Säugling nicht vor Keuchhusten. Im Krankheitsfall geben Sie bei Säuglingen *Pertussin.*
- Dosierung: *PERTUSSIN C200* anfangs 2× täglich eine Gabe. Sobald Besserung eintritt, auf 1× täglich reduzieren und dann auf 1 Gabe alle 3 Tage.

Die Keuchhusten-Behandlung bei Kleinkindern und älteren Kindern ist nicht einfach und kann daher nur von erfahrenen Homöopathen durchgeführt werden.

Krupphusten

Der Kruppanfall, früher die »falsche Bräune« genannt, ist charakterisiert durch einen hohlen, rauhen, bellenden Husten. Früher galt die Bezeichnung »Krupp« für die entsprechende Erscheinung bei

Diphtherie, im Volksmund »die Bräune«. Alle anderen Hustenanfälle wurden »Pseudo-Krupp« genannt. Heutzutage gilt der Begriff Pseudo-Krupp als überholt. Man spricht eher von »Krupp-Husten« oder »Grippe-Krupp«. Wenn er in Verbindung mit Masern oder Diphtherie auftritt, nennt man ihn »Masern-« oder »Diphtherie-Krupp«.

Ganz plötzlich, vielleicht bei einem kurz vorher überstandenen leichten Schnupfen, und zwar fast immer nachts, setzt der Husten ein. Die Kinder fahren aus dem Schlaf hoch und versetzen die Familie in Schrecken. Es ist ein eigenartiger heulender Husten, und die Atmung geht mühsam und geräuschvoll, oft mit einem sägeartigen Geräusch, das noch mehr Angst erzeugt. Die Kinder sitzen vielfach mit einem ängstlichen Ausdruck und geröteten Wangen aufrecht im Bett. Sie sind äußerst unruhig und greifen wiederholt nach ihrem Hals. Die Haut ist heiß, oft schweißbedeckt, und der Puls geht schnell. In der Regel dauert der Anfall nur wenige Minuten, aber auch danach bleibt der Atem geräuschvoll und schnell. Der Anfall kann sich leicht wiederholen. Beim Weinen und Schluchzen sind langgezogene, rasche Einatmungsgeräusche zu hören. Durch Druck auf den Kehlkopf oder auf die Luftröhre wird ein Hustenanfall ausgelöst. Am nächsten Tag sehen die Kinder recht gesund aus, nur hin und wieder erinnert ein rauher, bellender Husten an den nächtlichen Schreck. Mitunter wiederholt sich die angstmachende Szene in der folgenden Nacht. Ein lockerer Husten bleibt gewöhnlich ein bis zwei Wochen danach zurück. Es gibt Kinder, die häufig im Jahr von dem Krampfanfall heimgesucht werden, und trotz der Gewöhnung bleibt der Husten eine Schreckvorstellung für die Eltern. Eine wirkliche Gefahr liegt jedoch selten vor. Ganz ähnliche Anfälle können allerdings Masern und Keuchhusten einleiten. Wenn Kinder anfällig sind für den »Pseudo-Krupp«, besteht die Wahrscheinlichkeit, daß sich solche Anfälle sporadisch wiederholen, z. B. nach einer unbedeutenden, unbemerkt gebliebenen Erkältung – und das oft nach jahrelanger Pause. Manche Kinder machen jährlich ein- bis zweimal ihren Kruppanfall durch, besonders beim Wechsel der Jahreszeiten im Frühling oder Herbst. Aber auch starke Luftverschmutzung kann Kruppanfälle auslösen.

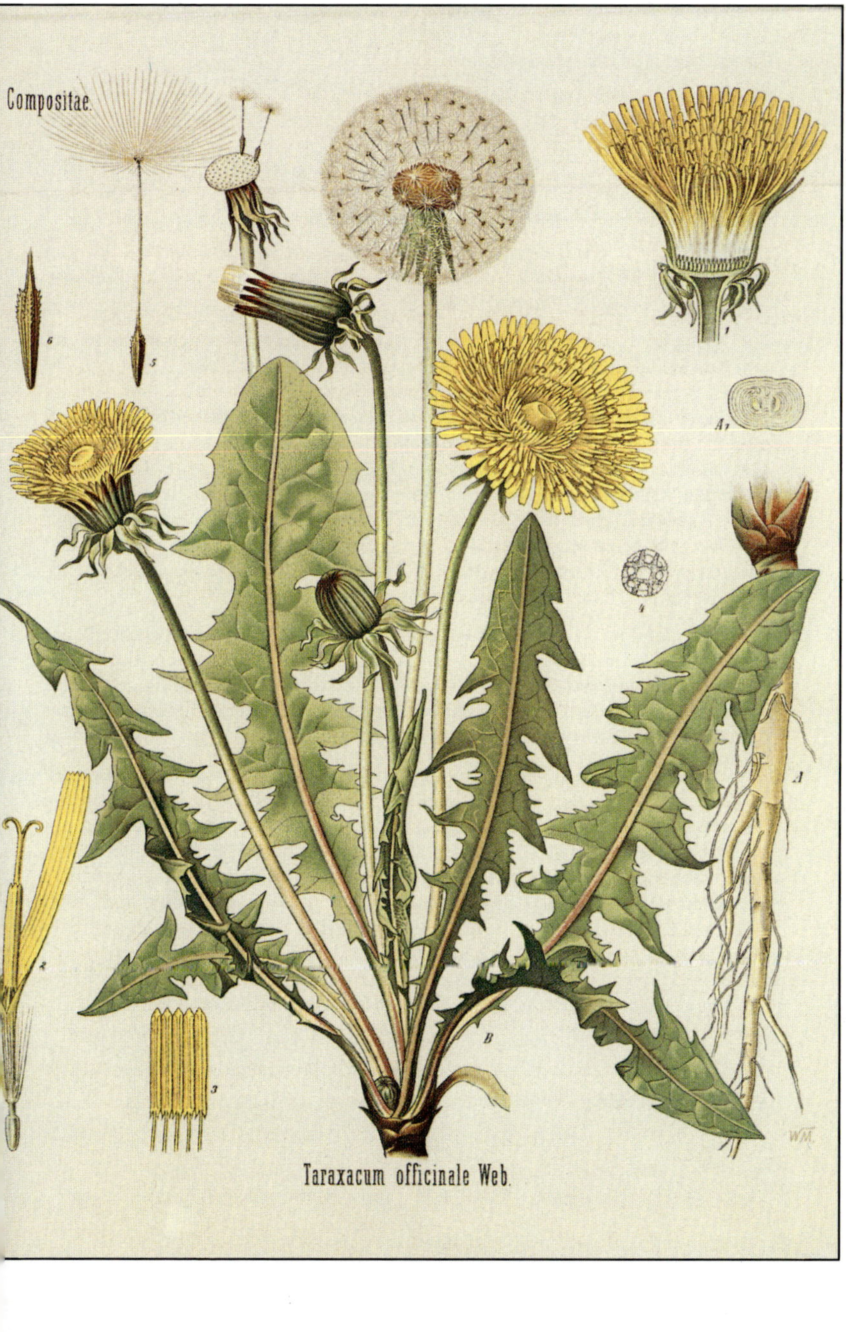
Compositae.
Taraxacum officinale Web.

TARAXACUM

Taraxacum officinale – Löwenzahn.

Familie der Korbblütler – *Compositae.*

Vorkommen: Die nördliche Halbkugel.

Standort: Wiesen, besonders reichlich auf stickstoffüberdüngten Wiesen.

Verwendete Teile: Die ganze Pflanze vor der Blüte.

Inhaltsstoffe: Cholin; Bitterstoff – Taraxin; Stärke, die sich bei längerer Lagerung in Fruchtzucker verwandelt; Inulin; reichlich Kalium und Vitamin C; Calcium, Mangan, Kieselsäure, Vitamin B2 und E.

Der Name leitet sich ab von tarasso – reizen, hervorrufen, und achos – Schmerz, und drückt damit treffend den Wirkungsbereich des Mittels aus.
Wegen seines reichen Gehalts an Mineralien und Vitalstoffen eignet sich im zeitigen Frühjahr kein Salat besser zur Verbesserung des gesamten Stoffwechsels und der Blutreinigung als der Löwenzahn.
Die ersten noch leicht bräunlich grünen Blätter mitsamt der in der Blattrosette sitzenden Knospe schmecken mild und vorzüglich. Je grüner und größer die Blätter werden, desto mehr Bitterstoffe enthalten sie, und sind um so weniger zum Verzehr geeignet. Wegen ihres hohen Inulingehaltes, bis zu 40% des Gewichtes, wird die Löwenzahnwurzel bei Diabetes empfohlen. Wenn der Grundzustand stimmt, dann wirkt Taraxacum bei Diabetes heilsam.

Der Frühjahrslöwenzahn ist nicht mit dem Herbstlöwenzahn zu verwechseln, der im Wald wächst und völlig anders schmeckt. Taraxacum wirkt über das Leber-Gallensystem auf den ganzen Körper. Bei gestörter Leberfunktion, die eine Beeinträchtigung des Gesamtbefindens nach sich zieht, ist der Löwenzahn eines der Mittel, die in Frage kommen.

Obwohl eine allgemeine Abneigung gegen Arbeit und eine Unentschlossenheit besteht, fühlt sich der Löwenzahnmensch in der Ruhe und beim Nichtstun unwohl. Bei Bewegung, besonders an der frischen Luft, geht es ihm nicht nur allgemein, sondern auch von den Beschwerden her besser. Folglich geht es ihm auch nachts schlechter. Ein Leitsympton von Taraxacum ist die sogenannte »Landkartenzunge«. Die Zunge ist weiß belegt und fühlt sich wund an. Dieser Belag pellt sich an manchen Stellen ab und hinterläßt dunkelrote, sehr empfindliche Flecken. Diese Zunge ist häufiger im Frühjahr zur Löwenzahnzeit, als zu anderen Zeiten zu finden. Zusätzlich kommt häufiges und reichliches Wasserlassen mit großem Durst vor. Diese Nierenstörungen sind leberbedingte Auswirkungen.

Typus: Biliöse Menschen, die immer wieder unter Gallenattacken leiden und häufig Gallensteine haben.

Solaneae

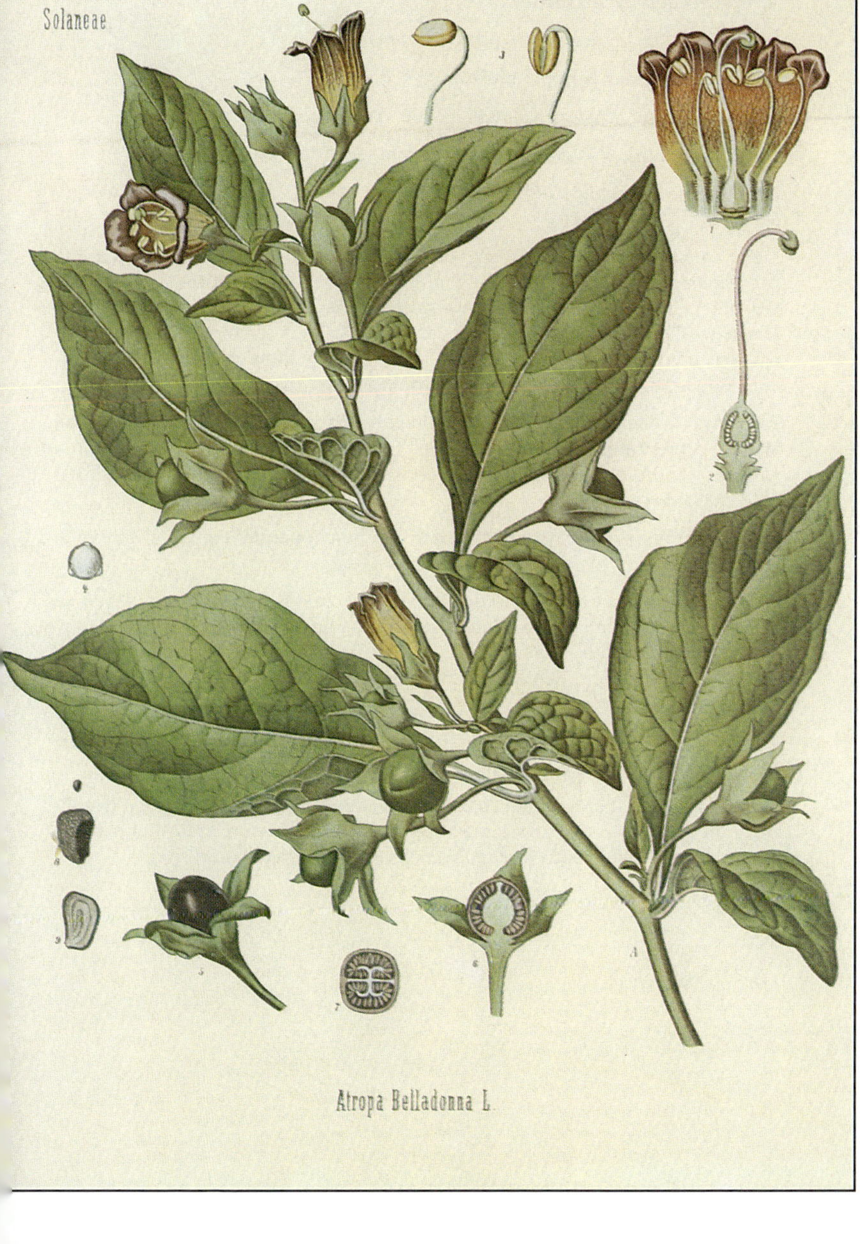

Atropa Belladonna L.

BELLADONNA

Atropa belladonna – Tollkirsche.

Familie der Nachtschattengewächse – *Solanaceae.*

Vorkommen: Ganz Europa, im Norden selten.

Standort: Lichte Wälder, Kahlschläge, an Waldwegen.

Verwendete Teile: Frische Pflanze zu Beginn der Blüte ohne Wurzel.

Inhaltsstoffe: Alkaloide – Hyoscyamin, Scopolamin, Atropamin, Belladonin, Scopin.

Der Name Belladonna (ital. = schöne Frau) deutet an, daß der Saft der Kirsche zur Pupillenerweiterung und Wangenrötung als Schönheitsmittel Nutzen fand. Besonders in den Mittelmeerländern galten große Pupillen als Schönheitsideal. Heute wird ein wichtiger Wirkstoff der Tollkirsche, das Atropin, zur Untersuchung in der Augenheilkunde benutzt. Empfindliche Menschen, besonders Kinder, können daraufhin eine leichte Atropin-Prüfung durchmachen.

Es wirkt als Gegenmittel bei Vergiftungen von vegetabilischen Säuren, von Wurst, Terpentinöl, Lebertees, grünem Tee, Kaffee und Bilsenkraut. Atropin wird bei Vergiftung mit dem Schädlingsbekämpfungsmittel „E 605" (R. Willfort) als Antidot verabreicht.

Die Vergiftungssymptome finden sich in den homöopathischen Leitsymptomen wieder:

- Gerötetes Gesicht durch starken Blutandrang zum Kopf,
- Trockene Schleimhäute, Schluckbeschwerden und ständiger Schluckreiz,
- Beschleunigter Puls,
- Erweiterte Pupillen, Schwindel, Delirien, Krämpfe, plötzlich ausbrechender Wahnsinn, Lähmung.

Typus: Kräftige, vollblütige Menschen mit leicht erregbarer Blutzirkulation, besonders Frauen und Kinder mit hellem Haar und wachem Geist.

Es besteht eine Überempfindlichkeit gegen alle Sinneseindrücke, gegen Berührung und Erschütterung und gegenüber Schmerzen, die durch plötzliches heftiges Auftreten und ebenso rasches Verschwinden charakterisiert sind.

Allgemeine Maßnahmen
Für möglichst feuchte Luft im Raum sorgen, Essig in das zu verdunstende Wasser geben, feuchte Tücher über die Heizung hängen. Die Eltern sollten versuchen, Ruhe auszustrahlen.

Homöopathische Behandlung
Die meisten Kruppanfälle werden Sie in kürzester Zeit heilen können, so daß auch kein Nachhusten bestehen bleibt. Die häufigst angewendeten Mittel sind *Aconit, Belladonna* und *Spongia tosta.*

ACONIT *(Acon.)*
Dieses Mittel hat besonders bei Krupp mehr Menschen von der Wirksamkeit der Homöopathie überzeugt als sonst ein anderes. Die Schnelligkeit, mit der das Kind vom Krupp geheilt wird, ist erstaunlich.
Der Kruppanfall entsteht meist mit einer unglaublichen Schnelligkeit und Heftigkeit, was gerade das Wesen von Aconit ausmacht. Die Auswirkungen von rauher, feucht-kalter Luft (stürmisches Wetter, Nord- und Ostsee-Klima, Gebirgsklima), besonders kalttrockener Wind oder Wind bei Tauwetter (Schneeschmelze) und nasse Füße (nach Erhitzung) sprechen für Aconit.
Das Kind wacht schon im ersten Schlaf, meistens zwischen 21 und 23 Uhr, mit einem Kruppanfall auf. Dieser kann aber auch mit hohem Fieber einhergehen, mit trockener Haut und großer Unruhe. Die Ausatmungsgeräusche sind laut und enden immer mit einem heiseren, hackenden Husten. Das Kind wirft sich vor Qualen ungeduldig herum. Sein Gesichtsausdruck ist von höchster Angst geprägt, die im gleichen Maße in der Regel auf die Eltern übertragen wird. Aconit bringt in wenigen Minuten eine Erleichterung und bald setzt ein heilender Schweißausbruch ein, wonach das Kind einschläft, um am nächsten Morgen gesund aufzuwachen.
- Dosierung: *ACONIT C200*, ¼stündlich 1 Gabe.

BELLADONNA *(Bell.)*
Der Belladonna-Kruppanfall setzt sehr plötzlich und erschreckend heftig ein. Der Kehlkopf ist äußerst trocken, und der Krampf

unheimlich stark. Das Kind greift krampfhaft an seinen Hals, so verzweifelt sind seine Anstrengungen, Luft zu bekommen.
Hände und Füße sind kalt, Gesicht oder Nacken dunkel- oder bläulich-rot.
Belladonna wirkt so rasch, daß man im Augenblick der Einnahme des Mittels förmlich sehen kann, wie sich die Gesichtsfarbe normalisiert. Diese Erfahrung kann man mit Belladonna bei anderen Beschwerden (z. B. Ohren- oder Zahnschmerzen) auch machen.

- Dosierung: *BELLADONNA C200*, meist reicht 1 Gabe des Mittels (wie bei *Aconit*). Falls notwendig, nach 10–15 Minuten wiederholen.

SPONGIA TOSTA *(Spong.)*
Die Heiserkeit bei Spongia ist extrem, so daß die Stimme sehr rauh krächzend und unnatürlich wird. Die Atmung hört sich an wie das Geräusch beim Sägen – und zwar immer zwischen den Hustenanfällen.
Wenn der Kopf hochgehalten wird, bessert sich der Zustand etwas. Auch warmes Trinken oder sogar warmes Essen lindern den Husten. Gewöhnlich kommt der Anfall um oder nach Mitternacht.

- Dosierung: *SPONGIA TOSTA*, C200 ¼stündlich 1 Gabe.

HEPAR SULFURIS *(Hep.)*
Kalte, trockene Witterung (insbesondere Wind) spielt bei Hep. genauso wie bei *Aconit* eine große Rolle. Die Attacke entwickelt sich aber nicht so heftig wie bei Aconit oder *Belladonna*. Gewöhnlich setzt sie gegen Morgen ein, kann aber auch schon vor Mitternacht eintreten. Der Husten ist nicht trocken, sondern rasselnd erstickend. Das Kind droht beim Husten zu ersticken. Der schmerzhafte Husten läßt das Kind weinen. Es muß gut zugedeckt sein, sonst verschlimmert sich der Husten sehr, sogar das Entblößen der Hände reicht aus, um einen schlimmen Anfall auszulösen. Wenn *Aconit* oder *Spongia tosta* nicht ausheilen und der Husten am nächsten Tag wieder eintritt, muß Hepar sulfuris wieder eingesetzt werden.

- Dosierung: *HEPAR SULFURIS C200*, alle 2 Stunden 1 Gabe.

BROMUM *(Brom.)*
Bromum ist charakterisiert durch äußerste Heiserkeit, die sich sogar bis zum Stimmverlust steigern kann. Das rasselnde Atemgeräusch ist sehr stark ausgeprägt und noch mehr der rasselnde Husten. Der Krampf kommt mit großer Heftigkeit und zusammen mit dem Schleim droht das Kind zu ersticken. Es scheint völlig atemlos zu sein. Es möchte getragen werden, und zwar von einem Zimmer ins andere. Nach Mitternacht kommt es eher zur Ruhe und kann meist einschlafen. Die Heftigkeit des Krampfes entwickelt sich langsam.
- Dosierung: *BROMUM C200*, alle 2 Stunden 1 Gabe.

SANGUINARIA *(Sang.)*
Sanguinaria hat einen trockenen, heiseren, quälenden Husten, begleitet von Pfeifen und Keuchen. Der Husten wird schlimmer beim Betreten eines kalten Zimmers und während der Nacht. Durchfall weist zusätzlich auf das Mittel hin.
- Dosierung: *SANGUINARIA C200*, alle 2 Stunden 1 Gabe.

CALCIUM SULFURICUM *(Calc-s.)*
Calcium sulfuricum hat einen kurzen trockenen, sehr erstickenden Husten, der den ganzen Körper erschüttert. Der Husten ist abends und nachts schlimmer und besser durch frische kühle Luft. Wenn das Kind einmal einschläft, wird es meistens durchschlafen und erst morgens nach dem Aufwachen wieder einen Anfall bekommen. Auch wenn der Anfall nachts kommt, wird das Kind erst aufwachen, wenn der Anfall einsetzt.
- Dosierung: *CALCIUM SULFURICUM C200*, alle 2 Stunden 1 Gabe.

SAMBUCCUS NIGRA *(Samb.)*
Der Sambuccus nigra-Kruppanfall macht aufgrund der Heftigkeit und der alarmierenden Symptome große Angst. Er kommt meist kurz nach Mitternacht mit keuchender, krächzender, röchelnder Atmung. Das Kind wacht plötzlich auf, es ist fast erstickt, strampelt mit den Beinen, liegt mit offenem Mund da, den Kopf nach hinten gestreckt, ringt nach Luft und wird dunkelblau im Gesicht. Es sieht so aus, als ob Lungenversagen und Erstickung nicht zu verhin-

dern sei. Endlich bekommt das Kind wieder Luft, wobei ein rasselnder Husten einsetzt. Eine zweite Attacke kommt höchstwahrscheinlich, wenn das Kind sehr bald wieder einschläft. Das kann verhindert werden, wenn das Kind sehr warm eingehüllt und zugedeckt wird, so daß es schwitzen kann.

- Dosierung: *SAMBUCCUS NIGRA C200*, im Anfall gegeben, wird diesen unterbrechen und einen neuen verhindern, es sei denn, daß das Kind in der Nacht kalt wird. Im Notfall können Sie Holunderblütentee zu trinken geben.

V. Impfungen

»Ich weiß nicht, ob ich nicht doch einen furchtbaren Fehler gemacht habe und etwas Ungeheures geschaffen habe«
EDWARD JENNER (1749–1823)
Erfinder der Impfungen

Wenn Sie sich mit dem Thema Impfungen auseinandersetzen wollen, müssen wir uns mit der Entwicklung des sogenannten medizinischen Fortschritts befassen. In der ganzen Medizingeschichte wurden immer wieder aus neuen Theorien neue Therapien entwickelt. Jede Theorie hatte eine kürzere oder längere Lebensdauer, bis sie von der Wissenschaft überholt wurde. Der blinde Glaube an medizinische Wissenschaft führte oft zu obskuren Behandlungsweisen. Manche dieser Therapien haben jahrzehnte- bis jahrhundertelang die Menschen gequält oder quälen sie noch, als sogenannte Roßkuren: Chemotherapie, Brechkuren, Elektroschocktherapie, Strahlentherapie, Schutzimpfungen.
Man glaubte, man hätte mit den Schutzimpfungen eine Wunderwaffe gegen alle Infektionskrankheiten gefunden und erhob sie zum Mythos. Die statistischen Erfolge ließen dabei jedoch den Menschen außer acht. Mit der Einführung der Impfung von *Jenner* Ende des 18. Jahrhunderts wurde der Menschheit unermeßlich viel Leid, Kummer und Siechtum zugefügt.
Jenner führte die erste Pockenimpfung an seinem zehn Monate alten Sohn durch, der danach geistig behindert blieb bis zu seinem frühen Tod mit 21 Jahren. Jenner erlebte immer wieder die schlimmsten Folgen von Pockenschutzimpfungen, die bis zum tödlichen Ausgang führten. Aber der Glaube an seine Entdeckung machte ihn blind für die tragischen Fakten, und erst am Ende seines Lebens überkamen ihn Zweifel.
Die Medizin aber feierte inzwischen längst die Impfungen als den größten Triumph über die damals unter der Bevölkerung schrecklich wütenden Infektionskrankheiten. Jenners Bedenken wurden falsch ausgelegt, man erkannte nicht die Reife des Alters in ihnen, sondern schob sie auf das Konto eines senilen Greises.
Eine neue Theorie muß in der Welt der Realität offenen Geistes überprüft werden. Es geht nicht darum, bloße Statistiken aufzustellen, sondern jeder Aspekt muß mit wissenschaftlicher Genauigkeit

beobachtet werden. Die Reaktionen jedes einzelnen Menschen müssen als ein in sich abgeschlossenes einmaliges Phänomen lebendiger Prinzipien betrachtet werden. Aus diesen Beobachtungen können langsam übergeordnete Prinzipien aufgestellt werden. Diese Prinzipien können selbstverständlich durch weitere Beobachtungen und Überlegungen immer präziser und klarer definiert werden.
Die Medizin weiß heute selber, daß ihre Wissenschaft in eine Sackgasse geraten ist. Zahlen, Statistik und Technik verdrängen das Leben. Da die lebendige Natur des Menschen nicht mit der Technik erfaßt werden kann, wurde sie einfach beiseite gelassen.
Von Anfang an beobachteten besonders die homöopathischen Ärzte die schädlichen Auswirkungen der Impfungen. Die Homöopathen betrachten von Natur aus den Menschen als eine Einheit von Seele, Geist und Körper und beobachteten ihn als Individuum. Ab Mitte des 19. Jahrhunderts kämpfte die »Anti-Vaccination Society« von Großbritannien als erste Organisation aktiv gegen Impfungen und stellte Statistiken auf. Diese zeigten deutlich, wie schädlich und tödlich Impfungen verlaufen können.
Bis zum Ende des 19. Jahrhunderts gab es nur die Pockenimpfung. Eine sehr genaue Zusammenfassung der Schäden wurde von dem Homöopathen Dr. Diwan Jai Chand aus Neu-Delhi in seinem Buch »Small Pox and Vaccination« (Pocken und Impfung) erarbeitet. Das Buch belegt an vielen Fällen deutlich die Folgen von Pockenimpfungen. Manche Gegenden wurden durch die Impfungen buchstäblich entvölkert.
Vor kurzem ist eine Studie von einer privaten Initiative in Amerika durchgeführt worden, die in dem Buch »DPT*– a Shot in the Dark« veröffentlicht wurde. Das Buch zeigt, daß diese Impfungen sehr schädlich sein können, aus Menschen Krüppel machen und zum Tode führen können.
Immer wenn wir mit blindem Glauben auf die Realität stoßen, fällt es uns schwer, zu akzeptieren, daß all die Jahre eine einzige Illusion gewesen sind, und wir mögen unseren alten Glauben an eine Sache nicht ganz über Bord werfen.
Einige unserer ansteckenden Zivilisations- und Kinderkrankheiten waren früher in den Ländern der Dritten Welt nicht bekannt und

* DPT = Diphtherie, Pertussis, Tetanus

haben sich erst mit dem Eindringen der westlichen »Zivilisation« dort ausgebreitet. Tragischerweise können Krankheiten, die für uns weniger gefährlich sind, wie z. B. Keuchhusten und Masern, dort tödlich verlaufen, da die Menschen wegen der mangelhaften Ernährung, schlechten hygienischen Verhältnisse* und des durch die Impfung geschwächten Immunsystems anfälliger geworden sind (Thomas Mc Keown: »Die Bedeutung der Medizin«).
Infolgedessen wirken sich auch die Impfungen auf die geschwächten Menschen verheerend aus und bereiten den Boden für immer mehr Krankheit und Elend.
Angesichts der nach einigen Theorien in den Entwicklungsländern Afrikas ihren Ursprung nehmenden Autoimmunkrankheit Aids beschäftigt sich jetzt auch die Weltgesundheitsorganisation (WHO) mit den Zusammenhängen von Aids und der Schwächung des Immunsystems durch Impfungen.

Schwächung des Immunsystems

Bei der Impfung wird meist mit abgeschwächten Erregern gearbeitet, gegen die der Organismus Abwehrkörper entwickeln soll. Dabei wird nur der auf diese Krankheit spezialisierte Abwehrmechanismus aktiviert, und zwar auf Kosten der allgemeinen Vitalität. Geimpfte sind insgesamt anfälliger gegen Infektionskrankheiten als Nichtgeimpfte. Diese Beobachtung stammt u. a. auch von aufmerksamen Kindergärtnerinnen. Geimpfte leiden auch häufiger an chronischen Krankheiten; denn durch Impfungen wird ein idealer Nährboden geschaffen, auf dem sich Krankheiten ausbreiten können, die wenig Tendenz zur Heilung zeigen oder unheilbar sind, wie z. B. Aids (erworbene Immunschwäche) oder die Legionärskrankheit.**
Krankheiten, die ausgerottet zu sein schienen, tauchen wieder auf, z. B. die Pest in Uganda. In den Elendsvierteln großer Städte breiten sich Krankheiten wie die Cholera, von denen man glaubte, man hätte sie in den Griff bekommen, mit solcher Vehemenz aus, daß die Schulmedizin machtlos ist.

* Thomas Mc Keown: »Die Bedeutung der Medizin«

** Infektionskrankheit mit starkem Fieber, Anzeigen einer Lungenentzündung oder schweren Grippe. Trat 1976 zum ersten Mal bei einem Legionärstreffen (Veteranen) in den USA auf.

Manche Krankheitserreger sind gegen die allopathischen prophylaktischen Mittel immun geworden. Wenn gegen jemanden Krieg geführt wird, dann ist er beim ersten Mal überrascht und schnell erobert. Seine Reaktion ist, sich gegen weitere Angriffe zu stärken. Bei jedem neuen Angriff lernt er, sich besser zu verteidigen, bis er gegen die Angriffe immun geworden ist, wohingegen der Angreifende immer schwächer wird. So ist inzwischen bekannt, daß »Resochin« keinen sicheren Schutz vor Malaria mehr bietet. Nach unseren Erfahrungen vermag dies die homöopathische Prophylaxe aber sehr wohl (siehe »Homöopathischer Ratgeber für Reisende – besonders Tropenreisende« von Ravi Roy, Carola Lage-Roy).
Neben der Homöopathie sind das Stillen, eine vollwertige Ernährung sowie psychische Stabilität (Angstfreiheit!) wichtige Elemente einer natürlichen Prophylaxe gegen Infektionskrankheiten.

Allgemeine homöopathische Prophylaxe

Der wirkliche Schutz gegen Krankheit liegt im Organismus. Das heißt, ein gesunder Organismus kann bei einer Bedrohung durch Krankheit sofort die Selbstheilungskräfte in Bewegung setzen. Der Schutz muß logischerweise dort ansetzen, wo auch die Ursache der Krankheit liegt; denn der Krankheitsprozeß wird zwar von Erregern (Bakterien, Viren etc.) getragen, aber die Anfälligkeit für spezifische Erreger liegt in uns. Daher müssen primär der Mensch und seine Selbstheilungskräfte angeregt und behandelt werden. Die Erreger gehen dann automatisch »über Bord«.
Inzwischen sind sich schon manche Wissenschaftler darüber einig, daß sie über die Erforschung der Erreger keine Lösung für die Behandlung der als unheilbar geltenden Krankheiten finden werden. Man kann sagen, daß die Schulmedizin in der Erforschung der Materie ihre größte Blüte erreicht hat, aber die Wege zur Heilung weiterhin im dunkeln liegen. Täglich tauchen neue Fragen über das Wesen der »Ansteckung« auf. Warum stecken sich manche Menschen trotz sehr engen Kontaktes mit Aidskranken nicht an? G. Saege aus Boston stellt in der Zeitschrift »Fortschritte der Medizin« (34/1987) eine wissenschaftliche Studie vor, nach der sich nur bei 62% der homosexuellen Paare jeweils ein Partner mit negativem

Aids-Test fand, obwohl der andere Aids-positiv oder an Aids erkrankt war. Mit dem Wissen und der Erfahrung der Homöopathie ließe sich dieses Phänomen erklären.
Jetzt ist die Zeit gekommen, wo sich die Allopathie und die Homöopathie die Hand reichen sollten, um fruchtbar zum Wohle der Kranken zusammenzuarbeiten, die wegen ihrer Ungefährlichkeit besondere Beachtung verdienen.
In der Homöopathie gibt es verschiedene Möglichkeiten des Schutzes vor Infektionskrankheiten:

1. Eine *gründliche konstitutionelle Behandlung* über einen längeren Zeitraum. Sie fördert die Flexibilität des Organismus, so daß er auch bei ihm unbekannten, neuen ansteckenden Krankheiten wahrscheinlich in der Lage sein wird, sich zu schützen. So kann man beobachten, daß Menschen, die in zweiter oder dritter Generation homöopathisch behandelt wurden, selten akut erkranken, oder wenn, dann nur kurz und heftig ohne Komplikationen.
2. Die anderen Möglichkeiten liegen in der Anwendung spezifischer homöopathischer Mittel:
a) Die *Nosode* der betreffenden Krankheit bietet den sichersten Schutz. Dieser Schutz kann aber nur durchgeführt werden, wenn sich der Betreffende noch nicht akut mit dem Erreger infiziert hat, sowie in Zeiten, in denen keine Epidemien herrschen. Eine weitere Voraussetzung für den erfolgversprechenden Einsatz der spezifischen Nosode ist die völlige Gesundheit des Kindes. Es darf im Moment der »homöopathischen Impfung« an keiner chronischen, subakuten oder akuten Krankheit leiden. Ein Beispiel: Wenn in einer Familie Scharlach bei einem Kind ausgebrochen ist, dürfen die Geschwister *nicht* mit der Scharlachnosode (»Scarlatinum«) »geimpft« werden.
Spricht aber keiner der eben genannten Gründe dagegen, so kann homöopathisch geimpft werden:
Durch eine Doppelgabe in der 1000. Potenz schützt das betreffende Mittel mindestens 2 bis zu 4 Jahre. Bei gleichzeitiger homöopathischer Behandlung verlängert sich die Immunisierung entsprechend der Länge der homöopathischen Behandlung, so daß unter optimalen Bedingungen eine einmalige Schutzimpfung ausreicht.

Beachte: Die unsachgemäße Anwendung von Nosoden bei Epidemien kann aber verheerende Folgen nach sich ziehen. Ein homöopathischer Impfschutz mit Nosoden sollte deshalb nur von Homöopathen ausgeführt werden.
b) Im Falle einer Epidemie bietet der *Genius epidemicus* (siehe »Grippe ist nicht gleich Grippe« S. 84) den sichersten Schutz. Eine wöchentliche Gabe in der *C200* reicht als Prophylaxe aus.
c) *Spezielle homöopathische Mittel,* die zu der Krankheit einen engen Bezug haben.
Falls der »Genius epidemicus« unbekannt ist, kann man zu einem Homöopathikum greifen, das den typischen Verlauf der betreffenden Krankheit im Mittelbild hat. Dieses Mittel bezeichnet man als »Hauptmittel«. Sogenannte Hauptmittel sind: *Pulsatilla* bei Masern; *Belladonna* bei Scharlach; *Aconit* bei Röteln u. a. Sie bieten beim Auftreten der zu ihnen passenden Krankheit einen gewissen prophylaktischen Schutz. Die Methode setzt aber voraus, daß die Krankheit mehr oder weniger klassisch verläuft. Diese Bedingung ist heute immer weniger gegeben, denn durch die Unterdrückungsmethoden der modernen Schulmedizin haben sich die Krankheitsverläufe sehr gewandelt (s. auch Grippe). Dadurch bietet die altbewährte Standardindikation der Hauptmittel immer geringeren Schutz.

Impfschäden, Impffolgen und homöopathischer Schutz

Wie können Sie erkennen, ob ein Impfschaden vorliegt? Je nach der Schwere des Schadens entwickeln sich sofort oder einige Tage nach der Impfung mehr oder weniger starke Symptome:
- Schlafsucht
- Interesse- und Reaktionslosigkeit
- Unmotiviertes Geschrei
- Krampfanfälle, die im Gegensatz zur Epilepsie mit Medikamenten nicht zu beeinflussen sind.
  »Der Beginn kann oft unauffällig sein. Ein kleines Zucken mit dem Arm kann ein Krampfanteil sein. Von da an beginnt unbe-

merkt die Hirnzerstörung. Es kann unter Umständen Jahre dauern, bis sich die Entwicklungsverzögerung beim Kleinkind bemerkbar macht.«* Die Impfung kann zu schweren Schädigungen des Zentralnervensystems führen, z. B. zu Gehirnhautentzündung, Schwachsinnigkeit, Krampfleiden, Tod.
Leichtere Impffolgen können Sie an folgenden Reaktionen erkennen:
- lokale entzündliche Reaktion an der Einstichstelle,
- generelle Reaktion mit Störungen im Allgemeinbefinden, z. B. Fieber, Schwäche, Bauchweh, Appetitlosigkeit, schlechte Laune.

Auch wenn scheinbar keine Reaktion zu bemerken ist, so sind die Schäden auf dem geistig-seelischen Gebiet nicht abzuschätzen.
Alle Impfungen – ob sie nun sichtbare Schäden hinterlassen oder nicht – stören eine homöopathische Behandlung.
Der Bad Stebener Facharzt für Innere Medizin, Dr. Gerhard Buchwald, behandelt in seinen beiden Artikeln »Impfen – ja oder nein – und die Folgen?« und »Impfen schützt nicht, Impfen nützt nicht, Impfen schadet«**die einzelnen Impfschäden bei den verschiedenen Kinderkrankheiten. Je früher geimpft wird, desto verhängnisvoller sind die Folgen. Der Impfschaden kann schwer als solcher erkannt werden, die Todesfälle nehmen zu, besonders schwere Spätfolgen treten auf.

Scharlach

Infektionskrankheiten verlaufen in ihren eigenen Gesetzmäßigkeiten. Dies zeigt besonders deutlich die Kurve der Todesfälle bei Scharlach. Gegen Scharlach wurden keine Massenimpfungen durchgeführt, deswegen kann man an dieser Krankheit deutlich den normalen Verlauf der Ausbreitung von Scharlach sehen.
Die im folgenden abgebildeten Tabellen zu einzelnen Kinderkrankheiten sind uns von Dr. Gerhard freundlicherweise zur Verfügung gestellt worden. Da die Scharlachimpfung in 10%–50% der Fälle

* Dr. Gerhard Buchwald: »Impfen schützt nicht, Impfen nützt nicht, Impfen schadet« (Vortrag), vgl. Literaturverzeichnis

** vgl. Literaturverzeichnis im Anhang

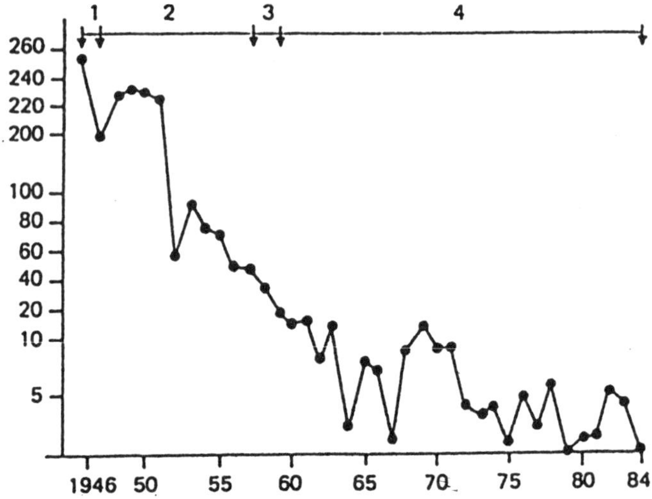

Die Grafik zeigt den Rückgang der Scharlach-Erkrankungen. Beim Scharlach wurden keine Massenimpfungen durchgeführt. Die Kurve zeigt einen durch Impfmaßnahmen unbeeinflußten Verlauf. 1984 wurde der Nullpunkt erreicht. (Auf der Waagrechten die Jahreszahl, auf der Senkrechten die Anzahl der Fälle) 1: ohne Rheinland-Pfalz, ohne Baden, ohne Saarland, 2: ohne Saarland, ohne Berlin, 3: ohne Berlin, 4: ab 1960 BR Deutschland einschl. Berlin (West)

schwere Allgemeinaffektionen hervorruft und der Impfschutz nicht zu verlängern ist, wird sie nur selten durchgeführt.

Homöopathische Scharlachprophylaxe

Wenn Scharlachfälle in der Umgebung auftreten und Sie Ihr Kind vor einer Ansteckung schützen wollen, geben Sie dem Kind eine Gabe *BELLADONNA C200.* Sollte sich die Scharlachepidemie nach einer Woche weiter ausgebreitet haben, wiederholen Sie das Mittel.

Tuberkulose

Fazit von Prof. Weise vom Bundesgesundheitsamt in Berlin aus obiger Kurve: Wenn nichts gegen die Tuberkulose unternommen worden wäre, hätten wir die gleiche Seuchensituation. Und: Zeiten physischer Not in Verbindung mit Hunger begünstigen die Ausbreitung der TBC (1912–1920; 1938–1948).

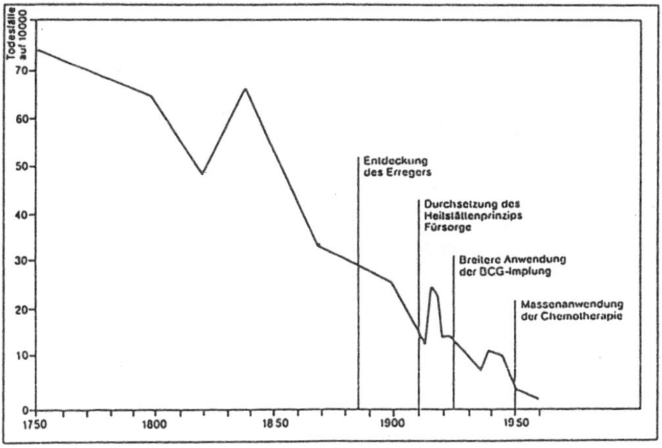

Mortalitätskurve der Tuberkulose in Deutschland seit 1750 (Quelle: Weise, H.-J., Epidemiologie der Infektionskrankheiten in der Bundesrepublik. Die gelben Hefte 1/1984, S. 5)

Die WHO (Welt-Gesundheits-Organisation) berichtete, daß bei einem großangelegten Feldversuch mit der BCG-Impfung (auf deutsch: TBC-Impfung) in Indien unter den Geimpften wesentlich mehr Tuberkulosefälle auftraten als bei den Nichtgeimpften. Als Folge dieser WHO-Meldung wurde die sogenannte »öffentliche Empfehlung« der BCG-Impfung zurückgezogen.

Die TBC-Impfung wird als erste durchgeführt: gleich nach der Geburt. Schon damit ist das Kind in seinem Bewußtsein beeinträchtigt. Sie wird heute meist nur noch in TBC-gefährdeten Familien empfohlen. Die klassische Verlaufsform dieser Krankheit mit ihrem jahrelangen Siechtum oder galoppierender Schwindsucht bis hin zum Tod ist heutzutage zumindest in unseren Breitengraden sehr selten geworden. Der Verlauf ist viel milder und oft stumm. Die Krankheit heilt aus, ohne akut auszubrechen. Als größte Gefahr wird die tuberkulöse Hirnhautentzündung mit ihren Folgeschäden bezeichnet.

Folgen der TBC-Impfung

Daß aber eine TBC-Impfung vieles von dem, was sie verhindern soll, auslösen kann, wird nicht erwähnt. Hierbei ist das häufig auftretende lokale Impfgeschwür noch das geringste Übel.

Denn die TBC-Impfung löst die tuberkulinische Diathese* aus, die einen ganzen Rattenschwanz von tuberkulinischen Schwächen nach sich zieht. Die wichtigsten sind:

- Ständige Erkältungsneigung: Menschen, die nie richtig krank, aber auch nie richtig gesund und dauernd erkältet sind.
- Rasende Kopfschmerzen von solcher Intensität, daß man davon verrückt werden könnte. Diese können bis zu einigen Jahren nach der Impfung auftreten, können aber auch schon bei Säuglingen der Grund für unerklärliches Geschrei sein, wobei sich das Kind immer an den Kopf faßt.
- Rezidivierende Pneumonie und Bronchitiden.
- Allergien, Heuschnupfen, etc.
- Hauterkrankungen (Ekzeme).
- Kretinismus.

Nach dem *TBC-Hauttest* (»Tine-Test«) können Verschlechterungen des Allgemeinzustandes eintreten, z. B.:

- schlechte, gereizte Stimmung,
- akuter Infekt mit hohem Fieber,
- alle vorhandenen Schwächen verstärken sich,
- in jedem Fall wird die homöopathische Behandlung gestört.

Lungenfachärzte raten von der TBC-Impfung ab, weil anschließend der Tine-Test immer positiv und somit keine Aussage mehr hat.

Homöopathischer Schutz vor Tuberkulose

Tuberkulose ist eine chronische Krankheit. Man kann sich nicht vor ihr durch eine Gabe eines bestimmten Mittels schützen, wie bei den anderen Infektionskrankheiten. Die Behandlung bezieht sich auf die Grundschwäche, in der Homöopathie »tuberkulinische Diathe-

* »Diathese« (vom Griech. diáthesis = Zustand, Verfassung) bezeichnet einen Konstitutionstypus. So spricht man von lymphatischer, harnsaurer und skrofulöser Diathese. Wobei die Worte »skrofulös« und »tuberkulinisch« als Synonyme zu verstehen sind.

se« genannt. Die Homöopathie behandelt den Menschen aufgrund seiner individuellen Symptome, unter Berücksichtigung einer eventuell vorhandenen tuberkulinischen Diathese. Diese konstitutionelle Behandlung dauert einige Jahre. Je früher die letzten Fälle und je häufiger TBC-Fälle in der Familie aufgetreten sind, um so notwendiger ist eine homöopathische Behandlung. Wenn beide Elternteile tuberkulinisch belastet sind, sollte am besten schon im 1. Lebensjahr des Kindes mit der Behandlung angefangen werden. Noch besser wäre es, wenn während der Schwangerschaft oder sogar schon vorher beide Eltern behandelt würden.

Diphtherie

Welchen Schaden Impfungen anrichten – nicht nur in Beziehung auf das Einzelwesen, welches durch eine Impfung einen Impfschaden erleiden kann, sondern vielmehr in Beziehung auf die Gesamtsituation des Seuchenrückganges –, läßt sich am Beispiel der Diphtherie eindrucksvoll zeigen (s. Grafik Seite 338).

Die Diphtherie-Impfung

»Im Jahre 1986 traten in der BR Deutschland 4 Diphtherie-Fälle auf. Das heißt, mit der Diphtherieimpfung impfen wir gegen eine Seuche, die in unserem Land praktisch keine Rolle spielt« (Dr. G. Buchwald).

Heutzutage werden Diphtherie, Tetanus, Polio und Keuchhusten (4fach-Impfung) zusammen geimpft oder als 3fach-Impfung ohne Polio. Schon ab dem 3. Lebensmonat werden sie dann in verschiedenen Abständen wiederholt. Dadurch wird eine Blockade erzeugt, die das Kind in seiner Entwicklung behindert und folglich dem Homöopathen bei der konstitutionellen Therapie ungeheure Schwierigkeiten bereitet.

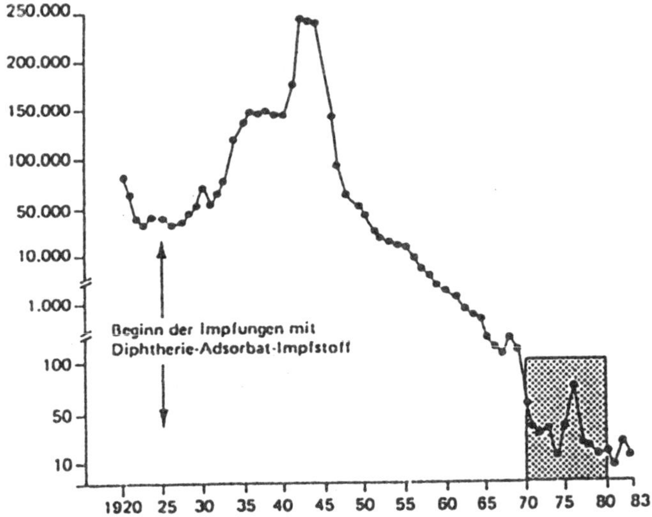

Die Graphik zeigt die Gesamtsituation des Diphtherieverlaufes seit 1920. (Quelle: Statistisches Bundesamt Wiesbaden)

Rasterfläche allein vom öffentlichen Gesundheitsdienst 7 763 944 Diphtherieimpfungen durchgeführt

Folgen der Diphtherie-Impfung

1. Ein vermehrtes Auftreten der Diphtherie wurde nach Impfaktionen in England und Deutschland beobachtet.*
2. Die Statistik zeigt, daß die Anzahl der Diphtheriefälle nach der Einführung der Impfung sehr stark zugenommen hat, und die Todesrate stieg (siehe auch Graphik).
3. Anämie, Schwäche, schnelle Erschöpfung, Wachstumshemmung. Kinder sind zerbrechlich, können keine Belastungen vertragen, sind dem Streß unserer heutigen Zeit nicht gewachsen.
4. Ein weiterer Hinweis: Wir haben beobachtet, daß die Impfung auf die Stimmbänder wirkt, was sich besonders bei Sängern bemerkbar macht, die immer aufpassen müssen, daß sie sich nicht zu sehr verausgaben. Jede kleinste Belastung schlägt auf ihre Stimmbänder.
5. Bei Erwachsenen konnten wir Arbeitsunlust und einen Mangel an Lebensfreude feststellen. Sie schleppen sich mit viel Mühe durchs das Leben.

* Dorothy Shepherd: »More Magic of the Minimum Dose«, vgl. Literaturverzeichnis.

Mehrfachimpfungen

Die Schwächung des Immunsystems ist nach Mehrfachimpfungen besonders tiefgehend und kann am sichersten durch eine spezifische homöopathische Behandlung aufgehoben werden. Die englische Homöopathin Dorothy Shepherd beobachtete während des 1. Weltkrieges, daß diejenigen Soldaten, die Mehrfachimpfungen bekommen hatten, zum Großteil von einer sehr virulenten Influenza epidemica befallen wurden, die oft tödlich verlief. Konnten die Soldaten homöopathisch behandelt werden, dann sprachen sie nur auf das Mittel *Pyrogenium* an.*
Dr. Grimmer empfahl aufgrund seiner eigenen Beobachtungen, Pyrogenium als spezifisches Antidot nach Mehrfachimpfungen einzusetzen. Da diese Menschen eine Grundschwäche entwickeln, die zum Wesen von Pyrogenium gehört.

Röteln

Hierzu zitieren wir wieder Dr. Gerhard Buchwald: »Die Röteln nehmen wegen ihres vergleichsweise harmlosen Verlaufes eine Sonderstellung ein. Die Impfung wurde bisher für Mädchen empfohlen – kürzlich jedoch auch für Jungen. Sie soll bei den Mädchen bei einer späteren Schwangerschaft eine Rötelninfektion verhüten, weil diese zu einer Schädigung des Ungeborenen führen kann. »Die bedeutende amerikanische Virologin Dorothy Hartmann, New Haven, Connecticut, die als Spezialistin für Probleme der Röteln und Rötelnimpfung gilt, fand bei echten Röteln eine Zweiterkrankungsrate von 2 bis 5 %. Das entspricht unseren deutschen Verhältnissen. Bei Geimpften jedoch fand Dorothy Hartmann eine Rate von 50 bis 100 % an Röteln-(Zweit)erkrankungen! Man kann sagen, mehr als die Hälfte der geimpften Kinder erkrankte trotz Impfung an Röteln! Somit schließt die Rötelnimpfung die Gefahr einer erneuten Rötelninfektion in der Schwangerschaft keineswegs aus und damit auch nicht die Gefahr einer rötelnbedingten Schädigung für das ungebo-

* Shepherd, »More Magic of the Minimum Dose«

rene Kind. Dorothy Hartmann empfiehlt daher: »Deshalb sollte weiterhin möglichst vielen Mädchen die Möglichkeit belassen werden, schon als Kind die echten Röteln mitzumachen. Die Röteln sind hoch infektiös. Für jedes Mädchen besteht die Hoffnung, sich irgendwann anzustecken und eine echte Rötelnerkrankung durchzumachen.«
Es ist durchaus auch möglich, gegen die Röteln Antikörper zu entwickeln, ohne daß die Krankheit zum Ausbruch gekommen ist, deswegen ist auf jeden Fall von einer Massendurchimpfung von Schulmädchen abzuraten.

Homöopathische Behandlung von Röteln:
Wenn es zu einer Rötelninfektion während der Schwangerschaft kommt, wird im akuten Stadium *RUBEOLINUM C200* (ein- bis zweimal täglich) gegeben.

Keuchhusten

Die Keuchhusten-Impfung

Gegen Keuchhusten (Pertussis) wird in der Dreifach-Impfung zusammen mit Diphtherie und Tetanus geimpft. Da diese Impfung in den USA gesetzlich vorgeschrieben ist, werden dort im großen Umfang Impfschäden registriert, die in der Hauptsache durch den Pertussis-Impfstoff bedingt sind. Eltern impfgeschädigter Kinder gründeten eine Initiative, die die Öffentlichkeit über Fernsehen und eine Publikation aufklären »DPT*– a Shot in the Dark«. Sie bestätigen die Erfahrungen von Homöopathen, daß nämlich gerade die abwehrschwachen, leicht kränkelnden Kinder, für die die »Schutzimpfung« propagiert wird, besonders leicht einen Impfschaden erleiden können. Das sind u. a. die Kinder, bei denen schon vor der Impfung eine Neigung zu Krampfanfällen bestand, oder wo eine familiäre Belastung dazu existiert, oder Kinder, die zu Allergien neigen. Wir haben beobachtet, daß durch die Impfung die Anfälligkeit für

* DPT = Diphtherie, Pertussis, Tetanus

Bronchitis und Erkältungskrankheiten steigt, da durch die Impfung die tuberkulinische Diathese aktiviert wird. Fazit: Dem abwehrschwachen Kind, dem die Impfung helfen soll, schadet sie. Und das gesunde Kind braucht sie nicht.
Besagte amerikanische Elterninitiative erwähnt folgende Impfschäden:

- Tod oder Kollaps; mancher Fall des »plötzlichen Kindstodes« muß wohl auch auf die Impfung zurückgeführt werden.
- Stundenlange Schreianfälle, auffallend lange Schlafphase.
- Epileptische Anfälle, Halbseitenlähmung, mehr oder weniger starke Hirnschäden, Hyperreaktionssyndrom, Diabetes, Störungen der allgemeinen Entwicklung und Lernschwierigkeiten (z. B. Legasthenie, Dyslexie) gehören ebenso zu den Folgen der Impfung.

In dem Buch »DPT – a Shot in the Dark« werden folgende Zahlenverhältnisse angegeben: 95 % der Bevölkerung der USA sind gegen Keuchhusten, Diphtherie und Tetanus geimpft. Es gibt pro Jahr in den USA 34 048 Keuchhustenfälle, die in 10 Fällen tödlich verlaufen und in 3 Fällen zu Langzeitschäden führen.
Im Vergleich dazu kommt es bei 35 000 Kindern zu krankhaften Reaktionen auf die Impfungen. Die Dunkelziffer dieser Zahl liegt wesentlich höher, denn nicht alle Ärzte bringen Krankheiten im Anschluß an eine Impfung mit dieser in Zusammenhang. Von diesen 35 000 Fällen sterben 943 Kinder, langzeitgeschädigt sind 11 666.
Hier sehen wir, daß die Impfung nicht schützt, weil trotzdem 34 048 Kinder jedes Jahr an Keuchhusten erkranken. Nur 10 Kinder sterben pro Jahr an Keuchhusten (durch eine homöopathische Behandlung würde die Prognose viel günstiger aussehen!), wogegen durch die Keuchhusten-*Impfung* 943 Kinder sterben. Bei den Langzeitschäden kann man kaum noch von einer Relation sprechen: 11 666 (durch Pertussis-Impfung), 3 (durch Pertussis).

	95 % Geimpfte
Keuchhusten-Krankheitsfälle	34 048
Todesfälle	10
Langzeitschäden	3
Impfkrankheitsfälle	35 000
Todesfälle	943
Langzeitschäden	11 666

Quelle: »DPT – a Shot in the Dark«

Homöopathischer Keuchhustenschutz

Wenn Keuchhustenfälle in der Nachbarschaft oder im Kindergarten auftreten und Sie nicht wollen, daß Ihr Kind erkrankt, geben Sie ihm eine Gabe *DROSERA C200.* Sie können das Mittel nach einer Woche wiederholen, wenn sich der Keuchhusten weiter ausbreitet. *Beachte:* Wenn sich das Kind schon angesteckt hat (die Inkubationszeit liegt zwischen 7 und 14 Tagen), dann ist ein Schutz nicht mehr gegeben und Sie sollten sich an einen Homöopathen wenden.

Tetanus

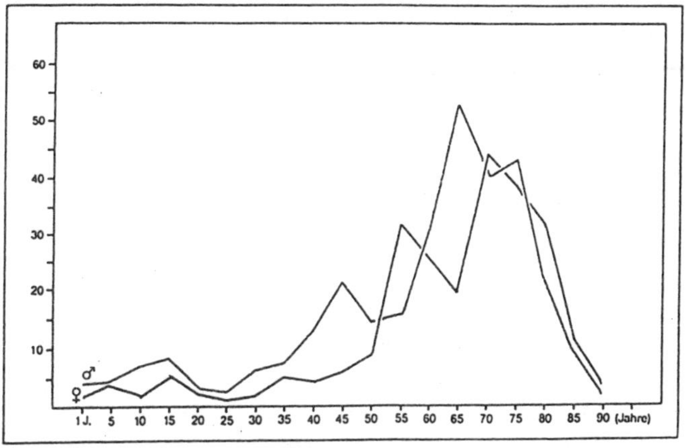

Tetanustodesfälle von 1968 bis 1978, nach Alter und Geschlecht (Bundesrepublik Deutschland) (Quelle Abb. 8 und 9: Allerdist, H.: Impfschutz gegen Tetanus: Alters- und Geschlechts-spezifische Unterschiede. Die gelben Hefte 1/1981, S. 2)

Die Tabelle zeigt, daß Tetanus besonders ein Problem des alten Menschen ist. Außerdem ist Tetanus in 93% der Fälle heute auch schulmedizinisch heilbar. Dagegen kann es nach Impfungen zu Todesfällen kommen. Es müßte daher auch für einen Schulmediziner unlogisch erscheinen, Kinder grundsätzlich gegen Tetanus zu impfen.

Homöopathischer Tetanusschutz

Der Tetanuserreger findet sich hauptsächlich in der Gartenerde und in Pferdemist. Gelangt er durch eine Wunde in den Körper, so fängt er unter Luftabschluß (anaerobe Bedingungen!) an, Toxine zu

produzieren. Eine nicht blutende Wunde ist daher besonders gefährdet. Drücken Sie die Wunde so lange, bis etwas Blut austritt. Nehmen Sie innerlich *ARNICA C200* 1 Gabe. Das sollte normalerweise als Schutz ausreichen. Bei großer Tetanusgefahr geben Sie zusätzlich 1 Gabe *HYPERICUM C200.*
Wir hatten einmal einer Kollegin, die auf einem Schweizer Bergbauernhof lebte, »für alle Fälle« einige Globuli *HYPERICUM C1000* mitgegeben. Wie es der Zufall wollte, stieß sich ein Mitbewohner des Hofes eine Mistgabel aus Versehen in den Fuß, nahm die Verletzung aber nicht ernst. Einige Tage später erkrankte der Mann an Tetanus. Er konnte seinen Mund infolge eines Krampfes der Kiefermuskeln kaum mehr öffnen und wurde von Krämpfen geschüttelt. Also gab sie ihm eine Gabe von Hypericum, und am nächsten Morgen war der Mann geheilt (starke Schneeverwehungen machten es in jener Nacht unmöglich, einen Arzt zu erreichen).

Kinderlähmung (Poliomyelitis)

Wir möchten hier auf den Krankheitsverlauf der gefürchtetsten aller Kinderkrankheiten eingehen. Denn nur wer sich wirklich über den Verlauf und die Gefahren dieser Krankheit informiert hat, kann sich selber eine Meinung bilden und eine wirkliche Verantwortung für sich oder sein Kind übernehmen. Wenn man nicht bereit ist, diese Verantwortung selber zu tragen, kann man sie bewußt in die Hände des Arztes legen. Aus Unwissenheit oder einsuggerierter Angst sollte man nicht vorschnelle Entscheidungen fällen, die nicht mehr rückgängig gemacht werden können.
Poliomyelitis ist eine Viruserkrankung, die die vordere graue Masse des Rückenmarks befällt, aber auch auf die weiße übergeht. Die Entzündung führt zur Entartung und zum Schwund der erkrankten Partien. Vorzugsweise werden Kinder befallen, und zwar zwischen 1 und 4 Jahren am häufigsten; Erwachsene können aber auch an Polio erkranken. Es wird vermutet, daß ein Zusammenhang zwischen Diphtherie-Impfung und schweren Poliomyelitisfällen einerseits

und Tonsillektomie (operative Entfernung der Tonsillen) oder der Existenz von ungesunden Tonsillen und gefährlichen Formen infantiler Lähmungen andererseits besteht.*
Die Krankheit erinnert zuerst an eine leichte Erkältung der oberen Luftwege, oder es tritt Durchfall auf mit meningealen Symptomen (Fieber, Kopfschmerz, Brechreiz, Halsschmerzen). Sie kann hiermit entweder ohne weitere Folgen beendet sein, oder das Lähmungsstadium setzt ein, welches auch ohne das infektiöse Vorstadium sehr plötzlich auftreten kann. Hierin liegt die größte Gefahr dieser Krankheit. Die abends gesund ins Bett gebrachten Kinder wachen morgens mit Lähmungen auf, die auch auf das Atemzentrum übergreifen können.
Im Genesungsstadium kann es zum völligen oder teilweisen Rückgang der Lähmungen kommen ohne den Einsatz von irgendwelchen Medikamenten. Nach 1 bis 1½ Jahren zeigt sich, welche Schäden noch übriggeblieben sind.

Die Polio-Impfung

Dr. Buchwald zeigt in der Grafik auf Seite 346, daß die Impfungen die Polio jedesmal wieder neu aufflammen ließen. Derselbe Effekt wie nach Diphtherieimpfungen. Dr. Moskowitz** führt an, daß seit 1973 mehr Lähmungen als Folge der Impfung aufgetreten sind als durch Polio. In Mexiko waren 1975 22% von 221 Poliofällen geimpft.
Folgende Impfschäden können möglicherweise auftreten: Hauterkrankungen, Neurodermatitis, Hals- und Mandelentzündungen, Bauchschmerzen und Fließschnupfen, Epilepsie, Katarrh der oberen Luftwege, späte Zahnung, Entwicklungsverzögerung, Idiotie.

Homöopathische Möglichkeiten

Betrachten wir einmal, was die Homöopathie uns bietet. Da besteht zum einen die Möglichkeit der Prophylaxe (Vorbeugung),

* Dorothy Shepherd: »More Magic of the Minimum Dose«, vgl. Literaturverzeichnis
** Dr. Moskowitz: »The Case against Immunizations«, vgl. Literaturverzeichnis

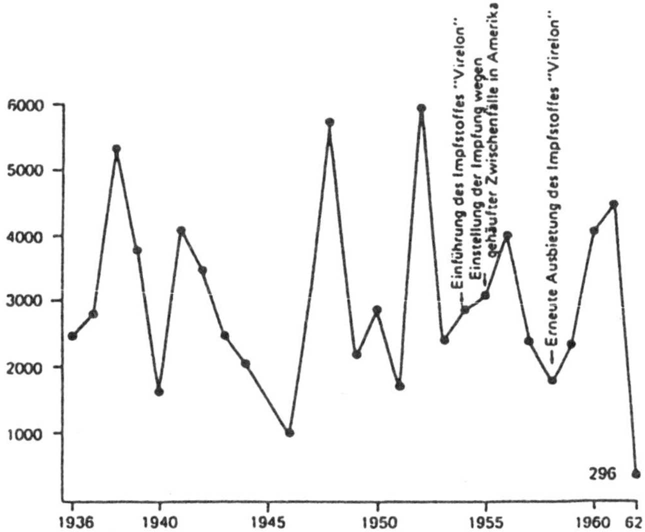

Die Grafik zeigt den Verlauf der Kinderlähmung von 1936 bis 1962. Wie ersichtlich, hatten die »gespritzten« Impfstoffe nach Salk (»Virelon«) keinen günstigen Einfluß auf das Seuchengeschehen. Im Gegenteil, nach Einführung dieser Impfverfahren gab es jedesmal einen Erkrankungsanstieg.

zum anderen gibt es die homöopathische Therapie im Krankheitsfall.

1. Ein Kind, das gut homöopathisch behandelt worden ist, bekommt immer mehr Zugang zu seiner Seele und ist so gesehen von vorneherein geschützt. Denn je mehr wir im Einklang mit unserer Seele leben, desto weniger Anlaß hat der Körper, krank zu werden.
2. Es gibt in gefährlichen Situationen – bei Epidemien oder wenn die Krankheit in der Luft liegt, also wenn hier und da vereinzelt Fälle auftreten – die spezifische homöopathische Vorbeugung. Die Pflanze *Lathyrus sativus* schützt nach der Erfahrung von Homöopathen in den letzten 80 und mehr Jahren vor Polio.
3. Die tödliche Verlaufsform ist in der Homöopathie so gut wie unbekannt, da das richtige Mittel den Menschen sofort in Einklang mit seiner Seele bringt, und die Seele zieht sich wirklich nur dann zurück, wenn sie keine Hoffnung mehr sieht.
4. Zurückbleibende Lähmungen, die der Mensch so fürchtet, sind mir nach einer homöopathischen Behandlung nicht bekannt.
5. Nehmen wir den Fall an, daß es aus unterschiedlichen Gründen (keine reine Homöopathie, kein Vertrauen usw.) doch zu einer Lähmung kommt. Auch hierfür gibt es verschiedene homöopathische Mittel, die, je nach Art der Lähmung eingesetzt, in relativ kurzer Zeit eine Ausheilung ermöglichen.
6. Auch Lähmungen, die lange zurückliegen, sind heilbar. Ein Mensch, der durch die Homöopathie wieder Zugang zu seiner Seele findet, ist in der Lage, sehr viel umzusetzen. Ich habe Lähmungen ausgeheilt, die bis zu 5 Jahre zurück lagen. Daß das möglich ist, haben auch andere Homöopathen erfahren.

Masern-Mumps-Röteln-(MMR-)Impfung

Die Masernimpfung wird häufig als Masern-Mumps-Röteln-Impfung propagiert. In den USA errechnete man aufgrund der Eigengesetzlichkeit des Masernverlaufs, daß die Masernausbreitung 1982 den Nullpunkt erreicht haben müßte. Wegen der Impfungen steigt aber die Masernrate seit 1983 wieder an. Die Hälfte der Erkrankten ist geimpft!*

Impfschäden durch die MMR-Impfung:
Störungen des Zentralnervensystems; Gehirnhautentzündung; Empfänglichkeit für Keuchhusten, TBC und Windpocken nimmt zu.

Homöopathischer Masern- oder Mumpsschutz?
Masern und Mumps verlaufen heute so harmlos und sind homöopathisch so gut behandelbar, daß ein Schutz nicht zweckmäßig erscheint. Außerdem machen die Kinder durch die Krankheit eine wichtige Entwicklung mit, bei der ihr Immunsystem gestärkt wird. Besonders beim Masernausschlag mit anschließender Abschuppung liegt der Vergleich mit einer Häutung auch auf geistig-seelischem Gebiet nahe.
T. Rønne kommt in einer Studie zu dem Schluß, daß Erwachsene nach Masern wesentlich seltener an degenerativen Leiden des Knochensystems, an Autoimmunerkrankungen und an gewissen Tumoren erkranken.**

* Report in MMWR of the CDC. Atlanta
** Tove Rønne, »Measles Virus Infection Without Rash in Childhood...« The Lancet, Jan. 5., 1985.

VI. Schmerzen

Schmerzen, Koliken, Neuralgien

Außer Märtyrern oder Heiligen kennt wohl jedes sterbliche Wesen den fast unwiderstehlichen Impuls, heftige Schmerzen zu betäuben oder die schmerzende Stelle auszumerzen, auch wenn ihm bewußt ist, daß der Organismus mit dem Schmerz höchste Alarmbereitschaft signalisiert. Schmerzen sind immer ein Signal des Körpers oder der Seele, daß etwas nicht stimmt. Menschen, die Schmerzen grundsätzlich ignorieren oder betäuben, gleichen z. B. einem Autofahrer, der Warnleuchten im eigenen Auto nicht beachtet oder gar kaputtschlägt.

Aber keine Angst, die Homöopathie will aus Ihnen keinen Märtyrer machen. Das Ziel ist immer die schnellstmögliche, sanfteste und dauerhafteste Heilung.

Leider und unverständlicherweise haftet der Homöopathie der Makel an, eine langsam wirkende Therapie zu sein, möglichst nicht bei hochakuten Leiden einsetzbar. Dabei kennen wir in der Homöopathie das *Sekundenphänomen:* Sobald das optimale homöopathische Mittel die Zunge des Kranken berührt, löst sich der Schmerz in Luft auf. Zugegebenermaßen stehen die Zeichen nicht immer so günstig, um das Glück eines Sekundenphänomens zu erleben, aber als Faustregel gilt: Je heftiger und akuter der Schmerz, desto schneller wirkt das Mittel. Aber: Nur das Similimum (das bestpassende Mittel) verspricht schnelle Heilung. Ist das homöopathische Einzelmittel falsch gewählt, tut sich nichts. Und homöopathische Präparate, die aus vielen verschiedenen Mitteln zusammengemischt sind, sogenannte »Komplexmittel«, wirken mit etwas Glück langsam, möglicherweise aber gar nicht. Wahrscheinlich hat es die Homöopathie besagter Komplextherapie zu verdanken, daß sie in den Ruf gekommen ist, langsam, palliativ, nur auf Grund des Placeboeffekts oder gar nicht zu wirken.

Regeln zur Mittelwiederholung bei Schmerzen

Hier gibt es grundsätzlich drei Reaktionsmöglichkeiten (die richtige Mittelwahl vorausgesetzt):

1. *Das Sekundenphänomen*
   a) Das homöopathische Mittel nimmt den akuten Nervenschmerz sofort – entweder vollständig oder die Schmerzspitze, wonach die restlichen Schmerzen auch allmählich verschwinden. Belassen Sie es bei der einmaligen Gabe in der Potenz *C 200*. Nicht wiederholen!
   b) Wenn die Schmerzen nach anfänglicher Besserung wieder stärker werden sollten: wiederholen.

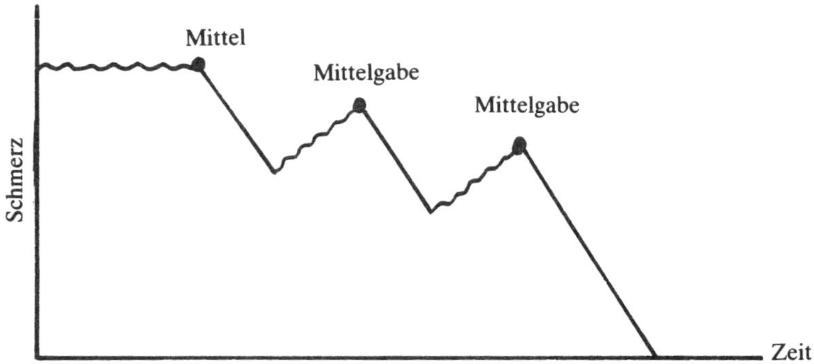

   c) Wenn über einen längeren Zeitraum nach dem Sekundenphänomen keine weitere Besserung eintritt: wiederholen.

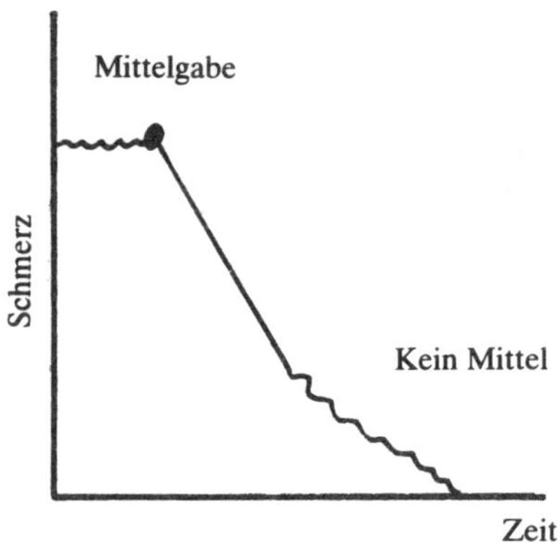

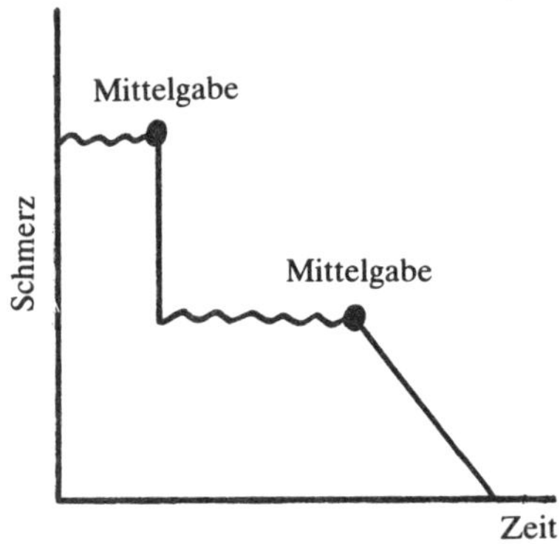

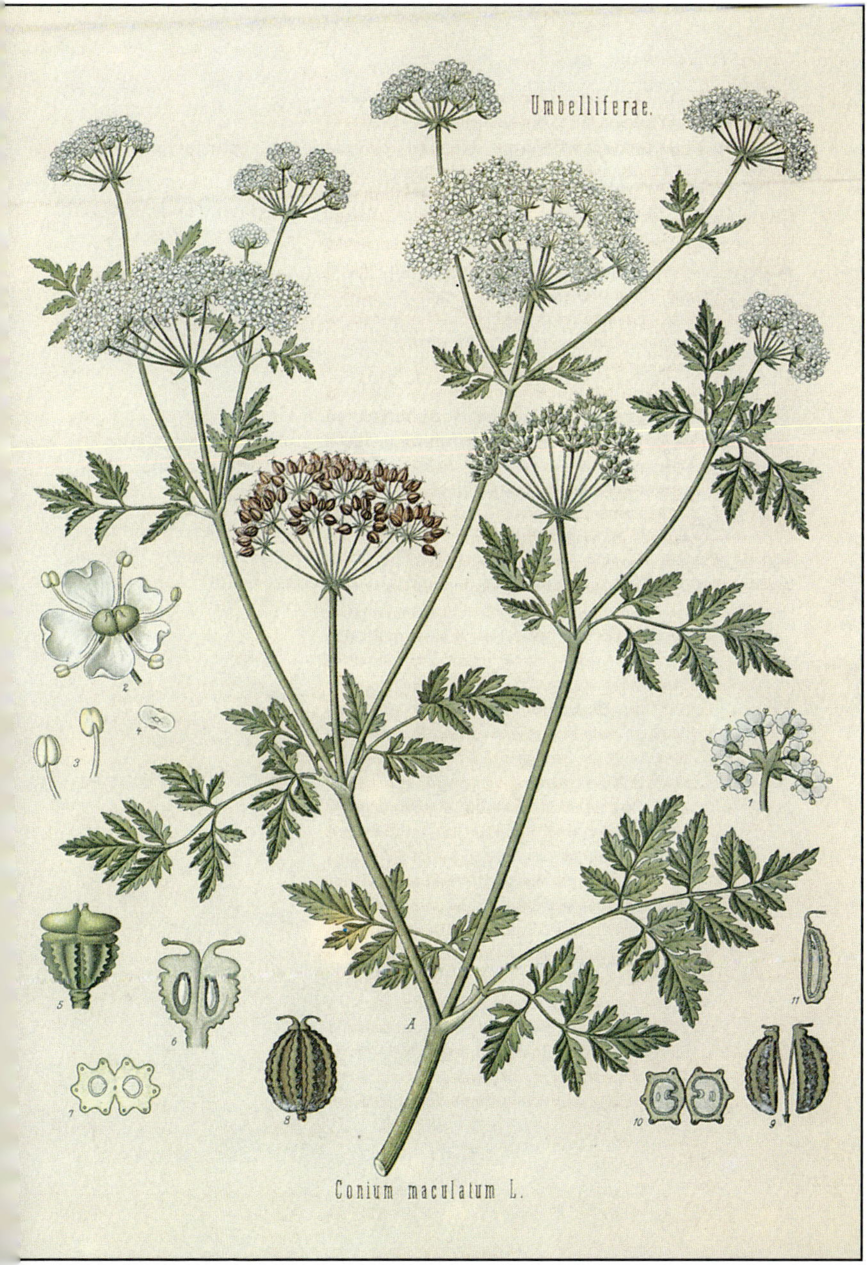
Umbelliferae.
Conium maculatum L.

CONIUM MACULATUM

Conium maculatum – gefleckter Schierling.
Familie der Doldengewächse – *Umbelliferae.*

Vorkommen: Europa und Asien.
Standort: Flachland und Gebirge, Hecken, Wegränder, brachliegende Böden.

Verwendete Teile: Das frisch blühende Kraut.
Inhaltsstoffe: Die Alkaloide Coniin und Conicein, ein Flavon Diosmon und Chlerogensäure.

Die ganze Pflanze ist hochgiftig. Erst durch die homöopathische Zubereitung konnte die Pflanze als Heilmittel eingesetzt werden. Plato beschreibt, wie Sokrates 399 vor Christus durch den Trunk des tödlichen Schierlingsbechers (Koneion) hingerichtet wurde. Conium wird von Kaffee antidotiert. Patienten, die Conium einnehmen, dürfen deshalb keinen Kaffee trinken.

Typus: Das Mittel hat eine starke Beziehung zu den Hormondrüsen und zum zentralen Nervensystem. Es paßt besonders für den alternden oder vorzeitig alternden Menschen mit sexuellen Schwächezuständen. Melancholie, Hypochondrie und Menschenscheu sind typische Mittelsymptome.

Prüfung: Dr. von Stoerck benutzte Conium bei heroischen Roßkuren und heilte damit tatsächlich harte oder ulzerierende Tumoren. Aber Hahnemann zeigte als erster, wie das Mittel ebenso sanft wie effektiv eingesetzt werden kann.

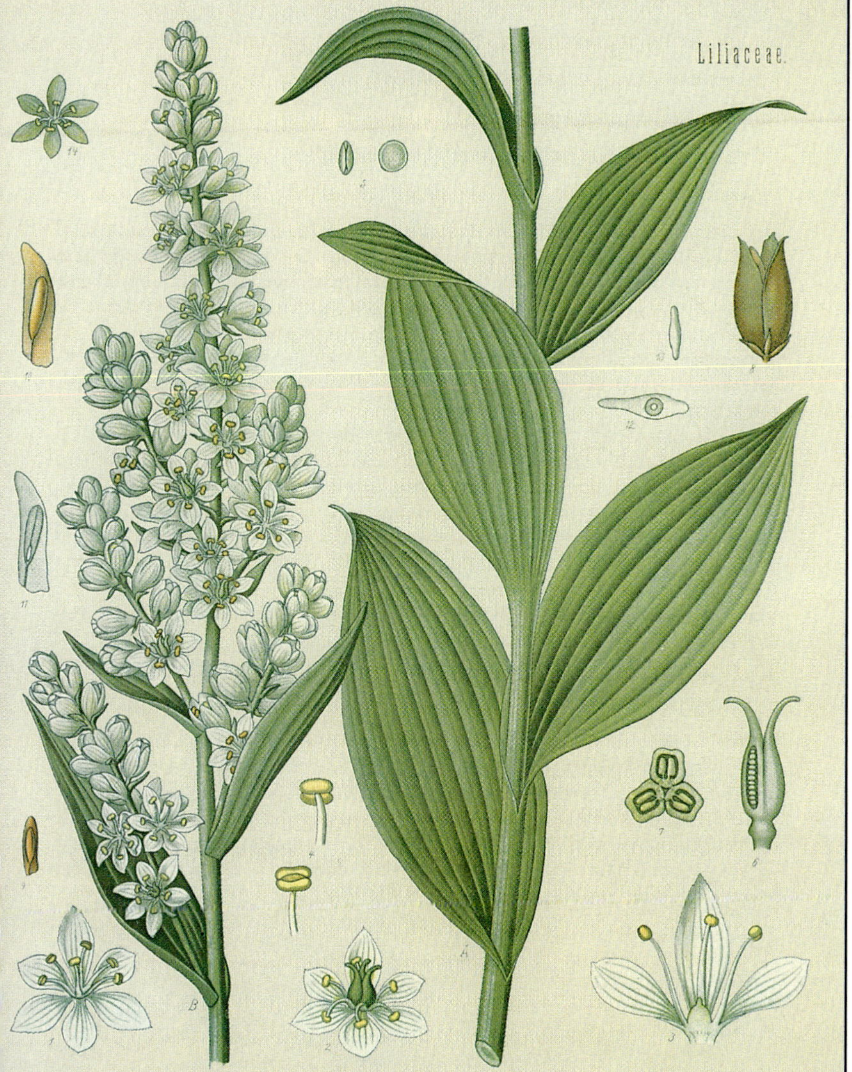

Veratrum album L.

VERATRUM ALBUM

Veratrum album – weißer Germer, weiße Nieswurz.

Familie der Liliengewächse – *Liliaceae*.

Vorkommen: Hochgebirge Europas, Sibirien.

Standort: Wiesen, Almen.

Verwendete Teile: Getrocknete Wurzel vor der Blüte.

Inhaltsstoffe: 2 Alkaloide, das sehr giftige Protoveratrin, das Germerin; u. v. a.

Der Name kommt vom lateinischen „verus" = wahr und „ater" = geschwärzt durch Feuer. Veratrum album ist eine Giftpflanze. Sie duftet bei Sonnenschein so stark narkotisch, daß man durch das Einatmen benommen wird. Sie kann nur in homöopathischer Form innerlich genommen werden. Im Altertum wurde sie als Brechmittel, Niespulver und gegen Geisteskrankheiten verwendet. Noch heute ist sie unter der Landbevölkerung der Alpen als Schnupfmittel („Schneeberger Schnupftabak") und die Wurzelabkochung äußerlich bei Hautausschlägen sehr beliebt.
In der Homöopathie findet Veratrum einen breiten Wirkungsbereich: unterschiedliche Arten von Psychosen, Neurosen und Nervenzusammenbrüchen, Krampfhusten, Keuchhusten, Rückenmarksleiden, Poliomyelitis und Kollaps. Alle Absonderungen treten in großer Menge auf (reichliches Erbrechen, reichlicher Speichelfluß und reichlicher Schweiß), sie trocknen das Gewebe aus und schwächen den Menschen. Charakteristisch für Veratrum ist die Kälte: kalter Atem, kalter Schweiß, kalter Körper.
Veratrum wirkt den bösen Folgen von Opium und Tabak entgegen. In giftigen Dosen wird es von starkem Kaffee und Kampfer antidotiert.

Typus: Junge nervöse, sanguinische Leute; Menschen, die immer kalt sind und nicht genügend Körperwärme haben.

Prüfung: Hahnemann schrieb seine Doktorarbeit über Veratrum. Es gehört zu den ersten von ihm geprüften Mitteln. Er sagte über Veratrum, daß es – nach homöopathischen Prinzipien verabreicht – die Kraft habe, etwa ein Drittel der in den Nervenkliniken ihr Dasein fristenden Kranken zu heilen. Das Mittel wurde in der Antike in hohen Dosen eingesetzt, was Hahnemann zu dem Kommentar veranlaßte, daß man vielen eine Roßkur hätte ersparen können, wenn man das homöopathische Verfahren gekannt hätte.

2. *Die Erstverschlimmerung*
Der Schmerz wird durch die Einnahme des Mittels noch stärker. Dies kommt zwar bei hochakuten Schmerzen so gut wie nicht vor, muß an dieser Stelle aber trotzdem erwähnt werden. Überprüfen Sie als erstes, ob das Mittel richtig gewählt ist. Bei einem falsch gewählten Mittel treten neue Symptome auf. Wenn wir aber von der richtigen Mittelwahl ausgehen können, müssen wir – im Gegensatz zur sonst praktizierten Reaktion auf die Erstverschlimmerung – (abwarten!) – hier das *Desensibilisierungsverfahren* anwenden: Mit dieser Methode kann die Überempfindlichkeit mancher Kranker auf homöopathische Mittel herabgesetzt werden, so daß es zu einer sanften Heilung kommt.
Kochen Sie eine Tasse ganz starken Kaffees und nehmen Sie davon 1 Teelöffel. Nachdem der durch die Erstverschlimmerung hochgepeitschte Schmerz wieder zur ursprünglichen Intensität zurückgekehrt ist, wiederholen Sie das homöopathische Mittel. Sollten sich die Schmerzen wieder verschlimmern (meist nicht mehr in so starkem Maße wie nach der 1. Gabe), nehmen Sie wieder einen Teelöffel Kaffee. Auf diese Weise nehmen Sie abwechselnd Kaffee und das homöopathische Mittel, bis die Schmerzen nachlassen. Meist reichen 2–3 Durchgänge. Sobald die Schmerzen leichter werden, warten Sie ab. Verfahren Sie dann weiter nach Regel 1b und 1c. Dieses »Kaffeeverfahren« wird allerdings bei gewohnheitsmäßigen Kaffeetrinkern keinen oder wenig Erfolg bringen. Ersetzen Sie das Getränk durch potenzierten Kaffee: *COFFEA C200.*

3. *Die Normalreaktion*
Das Mittel wird die Schmerzen zwar deutlich spürbar, aber nicht schlagartig bessern. Wiederholen Sie das Mittel in dem bestimmten, jeweils angegebenen Rhythmus.

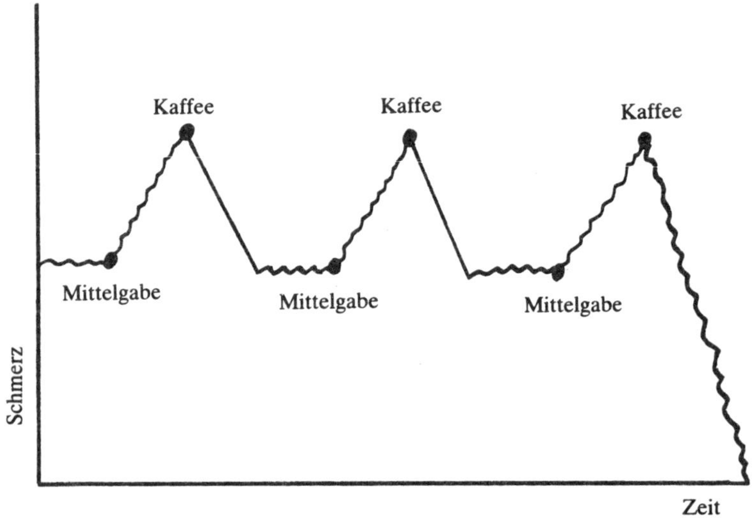

Trigeminusneuralgien und Gesichtsschmerzen

Die Trigeminusneuralgie gehört in der Allopathie zu den gefürchtetsten und am schwersten zu beeinflussenden Schmerzzuständen. Die üblichen Schmerzmittel versagen häufig oder müssen in immer höheren Dosen eingenommen werden. Dabei besteht die Gefahr der Medikamentenabhängigkeit. Über Jahrzehnte hinweg kommt es immer wieder zu Schmerzattacken.

Die Betroffenen zeigen oft ein maskenhaft starres Gesicht, da jedes Lachen, Kauen, Sprechen, Husten, Niesen einen Schmerzanfall auslösen kann. Auch Zugluft oder kalter Wind können einen Anfall provozieren. Die Trigeminusneuralgien treten in Gegenden mit rauhem Klima vermehrt auf. Zahnherde und Nasennebenhöhlenerkrankungen müssen als möglicher Störfaktor mit berücksichtigt werden.

Die homöopathische Therapie kombiniert alle potentiellen Faktoren zu einem wunderbaren Netzwerk, in dessen Mittelpunkt das Similimum steht – gleich einer Spinne, die alle Fäden um sich gesponnen hat.

Wird eine Trigeminusneuralgie durch kalte Winde oder rauhes Klima (Berge, Ost- und Nordsee) hervorgerufen, so kommen in der Hauptsache drei Mittel in Frage: *Aconit, Causticum* und *Magnesium phosphoricum.* Sie heilen die Mehrzahl der Neuralgien, die durch ein rauhes Klima entstanden sind.

➽ *Tips zur Mittelsuche bei Neuralgien*

Wenn Sie durch eine heftige Neuralgie so von Sinnen sind, daß Sie Ihre Symptome nicht schildern können, dann wird Ihnen eine Gabe *ACONIT C200* helfen, die äußerste Qual zumindest eine Zeitlang so weit zu lindern, daß Sie wieder in die Lage versetzt werden, sich objektiv zu beobachten und zu äußern.

Wenn Sie in den oben beschriebenen Zustand geraten, aber wenigstens *ein Symptom* mit Sicherheit angeben können, daß nämlich Wärme die Nervenschmerzen bessert, dann erzielen Sie in diesem Fall mit einer Gabe *MAGNESIUM PHOSPHORICUM C200* dieselbe Wirkung.

Behandlung

ACONIT *(Acon.)*
Nachdem Sie sich rauhem Wind ausgesetzt oder sich plötzlich unterkühlt haben, setzt schnell ein Gefühl von Kribbeln, Jucken und Krabbeln ein, das sich langsam zu Schmerzzuständen steigert. Ihr Gesicht wird heiß und rot, und Sie werden immer unruhiger. Die qualvollen Schmerzen können eine solche Vehemenz erreichen, daß Sie sich am Boden wälzen und vor Schmerzen schreien. Diese scharfen Schmerzen schießen den Nerv entlang bis zum Ohr und um es herum. Geräusche sind Ihnen unerträglich und lassen Sie zusammenzucken. Nach einer Weile fühlt sich der betroffene Gesichtsteil taub und geschwollen an. Aconit kommt bei hochakuten, plötzlich auftretenden Neuralgien in Frage. Manchmal kann es auch über einen längeren Zeitraum bestehende Schmerzzustände heilen (sie flammen immer wieder hochakut auf), wenn der Zustand in etwa dem oben geschilderten ähnelt. Der Kranke hat dabei schreckliche Angst, die sich bis zu dem Gefühl steigern kann, daß der Tod unmittelbar bevorstehe.
- Dosierung: *ACONIT C200,* 1–2stündlich eine Gabe.

CAUSTICUM *(Caust.)*
Die Causticum-Neuralgie entsteht in der Regel durch längere Kälteeinwirkung, in deren Folge Sie reißende Schmerzen bekommen. Sie frösteln, aber seltsamerweise verringert sich der Schmerz, wenn Sie die Körperstelle mit einem nassen Tuch massieren. Die schmerzhafte Partie fühlt sich wie gelähmt an, und sie kann manchmal partiell sogar wirklich gelähmt sein.
- Dosierung: *CAUSTICUM C 200,* alle 2 Stunden.

MAGNESIUM PHOSPHORICUM *(Mag-p.)*
Wenn durch kalten Wind Nervenschmerzen aufflammen, die sich durch die geringste Kälte deutlich verschlechtern, dann brauchen Sie Magnesium phosphoricum.
Ihr Gesicht ist dann geschwollen und sieht aus, wie von Wespen zerstochen. Die scharfen Schmerzen schießen blitzartig den Nerv entlang bis hoch ins Gesicht, und Sie geraten vor Qual fast außer

sich. Die Gesichtsmuskulatur müssen Sie ganz ruhig halten, da der Schmerz bei der geringsten Bewegung hochschießt. Das gleiche passiert, wenn Ihr Gesicht berührt wird. Essen und Trinken sind deshalb kaum möglich, außer heißen Getränken. Wärme wird als angenehm empfunden, und wenn Sie sich ein warmes Tuch fest umbinden, können Sie den Schmerz aushalten.
Wenn Sie das Tuch wechseln, spüren Sie die Kälte sofort empfindlich. Das neue Tuch kann dann nicht schnell genug aufgelegt werden.

- Dosierung: *MAGNESIUM PHOSPHORICUM C200,* 1–2stündlich 1 Gabe.

BELLADONNA *(Bell.)*
Neben *Aconit* ist Belladonna unser wichtigstes Mittel für Schmerzzustände, die durch ihre schnelle Entwicklung überraschen. Sie können es leicht von Aconit unterscheiden, da bei Belladonna der Schmerz intervallweise auftritt und genauso plötzlich aufhört, wie er gekommen ist.
Natürlich darf bei Belladonna das rote Gesicht mit den vor Schmerzen zuckenden Gesichtsmuskeln nicht fehlen!
Belladonna paßt bei den erwähnten Symptomen ebenfalls bei Bauch und Gallenkoliken.

- Dosierung: *BELLADONNA C200,* stündlich 1 Gabe.

COLOCYNTHIS *(Coloc.)*
Bei Colocynthis kommen die Schmerzen in der Regel langsam, bis sie unerträglich schneidend oder schießend werden und sogar einen Würgereiz auslösen können. Plötzlich auftretende Schmerzen sind jedoch bei Colocynthis auch manchmal möglich.
Der Kranke braucht völlige Ruhe, obwohl er innerlich durch die Schmerzen manchmal nicht zur Ruhe kommt.
Coloc. kennt nur eine Maßnahme, die seine Schmerzen deutlich lindert; das ist Wärme, die aber mit festem Druck verbunden sein muß (Wärmflasche). Eine Verschlechterung durch Kälte (wie bei *Mag-p.*) wird dagegen nicht beobachtet.
Durch Druck und Liegen auf der kranken Seite bessert sich der Zustand des Kranken.

Wenn Sie eine vorausgegangene Kränkung oder Ärger feststellen können, dann ist Coloc. mit Sicherheit das passende Mittel.
- Dosierung: *COLOCYNTHIS C200,* 1–2stündlich 1 Gabe.

SPIGELIA *(Spig.)*
Bei Spigelia-Kranken beobachtet man, daß die Schmerzen mit dem Lauf der Sonne zu- und abnehmen. Sie können aber auch plötzlich kommen und gehen. Es ist, als ob eine heiße Nadel in den Nerv gestochen und dann wieder herausgenommen würde. Der Kranke könnte vor Schmerzen losschreien und tut es auch manchmal auf dem Gipfel der Attacke. Die Schmerzen strahlen über die Nervbahnen hinaus. Wärme bessert zum Teil, aber jede Berührung und Bewegung verschlimmert die Neuralgien.
- Dosierung: *SPIGELIA C200,* 1–2stündlich 1 Gabe.

Symptomenverzeichnis

Mittel:
Aconit (Acon.), Belladonna (Bell.), Causticum (Caust.), Colocynthis (Coloc.), Magnesium phosphoricum (Mag-p.), Spigelia (Spig.)

Verschlimmerung:

Anwendung, kalte:	Mag-p.
Berührung:	Bell., Caust., Coloc., Mag-p.
Bewegung:	Acon., Bell., Coloc., Spig.
Druck:	Mag-p., Spig.
Erschütterung:	Bell., Spig.
Essen, beim:	Mag-p., Spig.
Gehen:	Mag-p.
Geräusch:	Acon., Bell., Spig.
Kaltwerden, Körper:	Mag-p.
Licht:	Bell., Spig.
Liegen, im	Bell., Spig.
Liegen, im nachts:	Mag-p.
Liegen, im auf betroffener Seite:	Spig.
Luft, kalte:	Mag-p., Spig.

Luft, feuchte:	Spig.
Luftzug, kalter:	Bell., Mag-p.
Mund öffnen:	Mag-p.
Nachmittags bis Mitternacht:	Spig.
Nachts:	Acon., Caust., Coloc., Mag-p., Spig.
Nachts, kommt regelmäßig am Tag schmerzfrei:	Mag-p.
Schlucken:	Bell.
Stehen, im:	Spig.
Stuhl, beim:	Spig.
Trinken, beim:	Mag-p.
Wind, kalter:	Mag-p.

Besserung:

Anwendung, warme:	Coloc., Mag-p.
Anwendung, warm oder kalt:	Spig.
Bewegung, langsame:	Coloc.
Draußen:	Coloc.
Druck:	Bell., Coloc., Mag-p., Spig.
Druck, harter:	Bell., Coloc., Spig.
Essen:	Spig.
Gehen:	Coloc.
Getränke, heiße:	Mag-p.
Hitze und Druck:	Mag-p.
Kopf, umhüllen:	Spig.
Liegen:	Bell.
Liegen, ruhig im Bett:	Spig.
Ruhe:	Coloc., Spig.
Schlaf:	Mag-p.
Sitzen, aufrecht:	Bell.
Stehen:	Mag-p.
Wärme:	Bell., Mag-p.

Ursache:

Erkälten, sich:	Mag-p., Spig.
Schweiß, unterdrückt:	Acon.
Wasser, Baden im:	Mag-p.
Wasser, stehen im:	Mag-p.
Wind, kalter, rauhes Klima:	Acon., Caust., Mag-p.

Begleitsymptome

Vor der Attacke:

Hitze im Gesicht oder Stirn:	Coloc.
Herzklopfen:	Spig.
Jucken und Kribbeln:	Acon.

Während der Attacke:

Angst:	Acon.
Angst, Herzgegend:	Spig.
Augen, es blendet:	Coloc.
Augen, heißes Gefühl um die:	Spig.
Augen, als ob sie beim Bücken herausfallen würden:	Coloc.
Augen, blutunterlaufen:	Bell., Spig.
Augenballen, fühlen sich groß an:	Coloc., Spig.
Befürchtung einer langwierigen, schmerzhaften Erkrankung:	Mag-p.
Berührungsempfindlich:	Bell., Spig.
Bett, aus dem Bett treibend:	Mag-p., Spig.
Blutandrang zum Kopf:	Bell.
Doppelt-Sehen (Diplopie):	Coloc.
Durstlos:	Caust.
Erbrechen:	Spig.
Erregung, nervöse:	Spig.
Erschöpft, leicht:	Mag-p.
Essen, kann nicht:	Bell., Caust.
Fieber, hoch:	Mag-p.
Frösteln:	Caust., Mag-p.
Gehen, muß herum:	Coloc.
Gesicht, blaß:	Spig.
Gesicht, gefleckt:	Bell.
Gesicht, heiß:	Acon., Bell.
Gesicht, wie von Bienen zerstochen:	Mag-p.
Hände, heiße:	Bell.
Herzklopfen:	Spig.
Kauen, unmöglich:	Bell.
Kiefer, als ob er abgerissen würde:	Spig.
Kieferschwellung:	Caust.

Kieferspannung:	Caust.
Lähmungsgefühl:	Caust.
Lichtscheu (Photophobie):	Bell., Mag-p., Spig.
Luft, bläst ins Ohr (rechts) Gefühl von:	Caust.
Mund öffnen, schwierig:	Caust.
Muskeln, hart, in der Schmerzstelle:	Caust.
Nasenbluten:	Spig.
Prickeln, in den Gliedern:	Mag-p.
Qual:	Acon.
Rollt und schreit:	Acon., Spig.
Schlaflos:	Mag-p., Spig.
Schwellung der Wangen:	Coloc.
Speichelfluß:	Spig.
Steifheit, Nacken:	Bell.
Taubheitsgefühl:	Acon.
Todesangst:	Acon.
Tränenfluß:	Coloc., Spig.
Übelkeit:	Coloc., Spig.
Unruhe:	Acon., Coloc., Spig.
Wangen, dunkelrot:	Spig.
Wangen, Ziehen in:	Caust.
Wärmebedürfnis:	Mag-p.
Weinerlich:	Mag-p.
Würgen:	Coloc.
Zittern, in den Gliedern:	Spig.
Zucken, der Augenlider:	Bell.
Zucken, der unteren Augenlider:	Bell., Coloc.
Zucken, der Mundwinkel:	Mag-p.
Zusammenziehen, der Augenmuskeln:	Spig.
Zusammenziehen, im Kiefer:	Mag-p.

Schmerzen und Empfindungen:

Aufschreien, zum Aufschreien bringend:	Acon., Mag-p., Spig.
Bienenstiche, wie:	Mag-p.
Blitzartig:	Caust., Mag-p.
Bohrend:	Caust., Coloc., Mag-p.

Brennend:	Bell., Spig.
Drückend:	Acon., Coloc.
Krabbeln:	Acon.
Krampfhaft:	Coloc., Mag-p.
Kribbeln:	Acon.
Kiefer, Stechen im:	Caust.
Lanzierend:	Mag-p.
Nadeln, heiße wie:	Spig.
Pulsierend:	Acon., Bell.
Reinschießend:	Caust., Coloc. Mag-p., Spig.
Reinstechend:	Spig.
Reißend:	Bell., Caust., Coloc., Mag-p., Spig.
Scharf:	Acon., Mag-p., Spig.
Schießend:	Acon., Bell., Coloc., Mag-p., Spig.
Schneidend:	Coloc., Mag-p.
Stechend:	Acon., Coloc.
Stechend-brennend:	Spig.
Stoßend:	Spig.
Vernichtend:	Mag-p.
Wandernd:	Acon., Coloc., Mag-p.
Ziehend:	Acon., Caust.
Zusammenschnürend:	Coloc., Mag-p.
Zwickend:	Coloc., Mag-p.

Beginn:

Kommen und gehen plötzlich:	Bell., Spig.
Plötzlich:	Acon.
Langsam, zunehmend:	Coloc.
Morgens, nehmen am Tag zu, hören abends auf:	Spig.

Zahnschmerzen

Wer schon einmal am eigenen Leib Zahnschmerzen erlebt hat, weiß, daß sie einem buchstäblich den letzten Nerv rauben können. Jeder Schmerz, ob er nun eher funktionell, also rein nerval bedingt ist, oder ob ihm organische Gewebsveränderungen zugrunde liegen, basiert auf einer konstitutionellen Veranlagung.

Zahnschmerzen müssen nicht immer Zahndefekte zugrunde liegen, es kann auch eine Nervenentzündung dahinterstecken. So mancher Zahn ist sicher der Ungeduld seines Besitzers oder der des Zahnarztes zum Opfer gefallen, weil die lästige Neuritis immer wieder aufflammte, nicht »in den Griff zu bekommen« war.
Niemand, der es nicht selbst miterlebt hat, kann sich vorstellen, welche unwahrscheinlichen Wirkungen die homöopathischen Mittel in der Zahnheilkunde haben können.
Ich habe noch deutlich den Fall eines verzweifelten jungen Mannes vor Augen, dessen ganzer Kiefer mit unzähligen kleinen Eiterherden voll war und dessen Kieferknochen anfingen, sich zurückzubilden, wie sich auf dem Röntgenbild zeigte. Nach der Verabreichung eines Similimums *(Natrium muriaticum* in diesem Fall) verschwand der Eiter, und der Knochen regenerierte sich zur großen Verblüffung seines Zahnarztes.
Auch Kinder mit Milchzahnruinen befinden sich in einer prekären Lage; denn man darf den Zahn weder ziehen, noch kann man ihn füllen. Bei starken Schmerzen des Kindes wird der Zahn einfach devitalisiert (abgetötet). Aber ein toter Zahn im Mund ist ein streuender »Herd«*. Das richtige homöopathische Mittel nimmt die Schmerzen, hilft dem Kind und verzögert den weiteren Zerfall der Zähne.
Mit den Mitteln dieses Kapitels können Sie den akuten Schmerz weit genug lindern bzw. beseitigen, um die Behandlung der chronischen Störung in aller Ruhe angehen zu können. Selbstverständlich müssen die Zähne gleichzeitig vom Zahnarzt kontrolliert werden. Lesen Sie bitte dazu auch das Kapitel »Zahnpflege«.
Wenn Sie das richtige Mittel unter den angegebenen nicht finden, können Sie die Schmerzen mit einer Gewürznelke, die Sie entweder in oder neben dem schmerzenden Zahn deponieren, lindern. Nelkenöl wurde bis vor wenigen Jahren vom Zahnarzt zusammen mit

* Unter einem »Herd« versteht man einen Punkt im Körper, von dem giftige Stoffwechselprodukte abgesondert werden. Diese Toxine werden – bei Überforderung der giftabbauenden Systeme – irgendwo an- bzw. abgelagert und führen dort zu Störungen. Das Gefährliche an solch einem Herd ist die Tatsache, daß er selbst oft keine Beschwerden bereitet, somit unerkannt bleibt. Die Toxindepots aber, die er setzt (z. B. als Kniegelenksarthrose), werden meist nicht als Folge des Herdes erkannt.

Zinkoxyd als Füllungsgrundlage verwendet, um eine Beruhigung des Zahnnervs zu erreichen. Nelkenöl wird heute kaum noch eingesetzt, da zu hohe Dosen den Nerv angreifen können, es wird nur noch bei entzündeten Nerven benutzt.

Behandlung

ARSENICUM ALBUM *(Ars.)*
In der Homöopathie gibt es zahlreiche Geschichten von Heilungen, die mehr oder weniger als zufälliger Nebeneffekt zustande kamen, da ja der Wirkungsradius mancher Mittel, der sogenannten »Polychreste«, so überaus groß ist. Hierzu gehört auch der Fall eines Mannes, der wegen einer chronischen Erkrankung in meine vormalige Praxis in New Delhi kam. Wegen starker Zahnschmerzen, die er vor mir zu verbergen suchte, da er meinte, sie könnten nur von einem Zahnarzt behandelt werden, konnte er sich kaum auf die Schilderung seiner Symptome konzentrieren.
Ich hätte in diesem Fall kein Mittel für seine konstitutionellen Beschwerden finden können, und es hätte in diesem Moment auch keine Wirkung gezeigt, denn eine der Regeln der homöopathischen Therapie lautet: Das Vordergründige, Akute muß immer zuerst beachtet und behandelt werden!
Also schlug ich dem überraschten Patienten vor, doch erst einmal ein Mittel für die Zahnschmerzen zu finden – ohne den Zahnarzt ersetzen zu wollen.
Es stellte sich heraus, daß die Schmerzen wie Feuer brannten und sich nachts noch verschlimmerten. Gegen Mitternacht trat ein Reißen und Zucken hinzu, das bis zum Ohr, den Gesichtsknochen und den Schläfen ausstrahlte. Der Mann hatte das Gefühl, vor Schmerzen verrückt zu werden. Liegen auf der betroffenen Seite war besonders unangenehm. Wärme in jeder Form übte eine wohltuende Wirkung aus: warme Getränke, Ofenwärme, warme Umhüllung. Seine Zähne fühlten sich länger an – in Verbindung mit den anderen Symptomen ein Hinweis darauf, daß der Zahn beherdet war. Die hier beschriebenen Symptome lassen nur an ein Mittel denken: *Arsenicum album.* Ich gab ihm eine Gabe *ARSEN C200,* und die Schmerzen wurden sofort erträglicher. Der Mann hatte 4–5 Tage

später einen Termin beim Zahnarzt zur Wurzelspitzenresektion (Wurzelkappung). Später berichtete er mir, daß die Schmerzhaftigkeit schnell völlig verschwunden sei und er den Zahnarzt um eine neue röntgenologische Untersuchung gebeten habe. Hier zeigte sich eine deutliche Verkleinerung und Abschwächung des Eiterherdes, eine Operation war nicht mehr notwendig. Weitere Gaben Arsen heilten den Mann vollständig von dem Granulom.

- Dosierung: *ARSEN C200,* 1 Gabe alle 2 Stunden.

BELLADONNA *(Bell.)*

Auf die heilenden Kräfte von Belladonna und *Chamomilla* müssen wir uns bei Kindern oft besinnen. Sie wirken aber genauso bei Erwachsenen. Das Kind wacht in der Nacht weinend mit rotem, heiß-geschwollenem Gesicht und reißenden, ziehenden Zahnschmerzen auf, die sich bis ins Gesicht und ans Ohr erstrecken. Bereits abends fangen die Schmerzen an heftiger zu werden und nachts im Bett erreichen sie ihren Höhepunkt. Nur harter Druck auf die wehe Stelle bewirkt eine Linderung. Der Mund ist ausgetrocknet, das Kind leidet unter großem Durst, aber warme Getränke verschlimmern ebenso wie Kauen, frische Luft und Berührung.

- Dosierung: *BELLADONNA C200,* bei Kindern nachts ¼stündlich 1 Gabe, sonst ½stündlich 1 Gabe.

CHAMOMILLA *(Cham.)*

Chamomilla ist eines der am häufigsten gebrauchten Mittel bei Kindern. Selbstverständlich kann es aber auch bei Erwachsenen in Frage kommen, besonders bei Kaffeetrinkern. Zahnschmerzen durch Ärger mit der folgenden Symptomatik charakterisieren das Mittel: In der Nacht lassen die durch die Bettwärme unerträglich gewordenen Schmerzen weder den Kranken noch andere zur Ruhe kommen. Er »läuft vor Schmerzen die Wände hoch«. Er schreit und heult, wirft sich im Bett hin und her.

Essen und Trinken, egal ob kalt oder warm, vermehrt die Qual. Sein Gesicht kann heiß und rot sein, häufig ist nur eine Seite betroffen.

- Dosierung: *CHAMOMILLA C200,* eine Gabe, nach Bedarf wiederholen.

COFFEA *(Coff.)*
Die typischen Coffea-Schmerzen stellen den Zahnarzt gewöhnlich auf eine harte Geduldsprobe, denn der Patient kann die Herkunft der äußerst heftigen Schmerzen nicht genau lokalisieren. Rasch aufeinanderfolgende Empfindungen wie von Stromschlägen erfassen das ganze Gesicht, die Schläfen und die Ohren. Zudem raubt der Schmerz dem Patienten fast die Sinne, was sich in Stöhnen, Gereiztheit und Erregbarkeit ausdrückt. Zu Hause lutscht er Eiswürfel, um die Schmerzen zu betäuben. Lang anhaltende geistige Anstrengungen können diese extrem schmerzhaften Coffea-Nervenüberreizungen hervorrufen.
- Dosierung: *COFFEA C200,* 1 Gabe reicht meist.

COFFEA TOSTA *(Coff-t.)*
Wenn sich als Ausgangspunkt des Schmerzes ohne Zweifel ein kariöser Zahn lokalisieren läßt, paßt Coffea tosta besser als die ungebrannte Kaffeebohne *(Coffea)*. So wie übermäßiger Kaffeegenuß unter anderem Zahnverfall fördern kann, so heilend wirkt nach dem homöopathischen Prinzip der Kaffee in der Dynamisierung.
- Dosierung: Siehe COFFEA.

DERRIS PINNATA *(Der.)*
Die Pflanze paßt für nächtliche Schmerzen in Zähnen, die zunehmend lockerer werden, durch Kälte verschlimmert und durch Hitze gebessert werden.
- Dosierung: *DERRIS PINNATA C200,* alle 1–2 Stunden 1 Gabe.

MERCURIUS SOLUBILIS *(Merc.)*
Potenziertes Quecksilber verdient bei der Behandlung von Schmerzen, die gleich nach der Füllung eines kariösen Zahnes auftreten, besondere Beachtung. Die Füllung muß dabei nicht unbedingt aus quecksilberhaltigem Material (Amalgam) bestehen. Bei Quecksilbervergiftungen wird eine gelbe, braune, sogar schwarze Verfärbung der Zähne beobachtet. Demnach können diese Verfärbungen ein Hinweis auf potenziertes Quecksilber, also auf Mercurius, sein. Es versteht sich von selbst, daß mit dunkler Verfärbung der Zähne häufig Zahnwurzelvereiterungen einhergehen.

Der Kranke klagt über reißende, klopfende Schmerzen, die sich meist zum Ohr und über die ganze Gesichtshälfte ausbreiten. Gegen Abend, besonders nachts in der Bettwärme, werden sie unerträglicher. Sie treiben den Kranken zwar aus dem Bett, werden aber trotzdem nicht besser – zusätzlich friert ihn jetzt auch noch. Eine Inspektion der Mundhöhle führt Sie sicher zu Mercurius: ein süßlicher, widerlicher Geruch schlägt Ihnen entgegen. An den Rändern der schlaffen, geschwollenen Zunge erkennen Sie deutlich Zahneindrücke. Parodontose ist häufig vorhanden (geschwollenes, entzündetes Zahnfleisch mit Taschenbildung). Am Hals können Sie die geschwollenen Unterkieferdrüsen tasten. Essen und Trinken, besonders von Kaltem, verschlimmern den Schmerz. Die gleiche Wirkung hat kalte, feuchte Luft.

- Dosierung: *MERCURIUS C200,* 1 Gabe stündlich.

MERCURIUS IODATUS FLAVUS *(Merc-i-f.)*

Merc-i-f. kommt bei Schmerzen direkt nach Zahnfüllung noch häufiger vor als Merc. – auch bei Schmerzen in einem schon lange plombierten Zahn.

Der Kranke hat das Gefühl, als ob die Füllungen zu stramm säßen. Paradoxerweise, oder man könnte auch sagen homöopathischerweise, erleichtert Druck auf die Füllung den Schmerz. Der Betreffende geht dem Bedürfnis nach und beißt die Zähne immer wieder fest aufeinander.

Die Zähne fühlen sich an, als ob sie in zu engen Zahntaschen stecken würden, als ob sie fest aneinandergedrückt würden.

- Dosierung: *Merc-i-f. C 200,* 1 Gabe alle 1 bis 2 Stunden.

NUX VOMICA *(Nux-v.)*

Die Nux-Schmerzen haben meist nagend-ziehenden Charakter und können jederzeit auftreten, besonders stark in der Frühe. Die Schmerzen lassen den Kranken nicht mehr richtig arbeiten. Wenn er sich konzentrieren muß, besonders beim Nachdenken und scharfen Überlegen, nehmen die Schmerzen sofort zu. Würde er nun weiter arbeiten, so würde er binnen Kürze von ungeheuren Schmerzen geplagt, die von reißender und berstender Qualität wären. Kauen, kalte Getränke, kalte Luft verschlimmern die Schmerzen mit Sicherheit dann, wenn der »Unglückliche« zuviel und durcheinander gegessen und evtl. dazu noch Kaffee und Alkohol getrunken hat. Ruhe und äußere Wärme bessern.

- Dosierung: *NUX VOMICA C200,* alle 2 Stunden 1 Gabe.

PLANTAGO MAJOR *(Plant.)*
Plantago hat unerträgliche, bohrende Schmerzen, besonders in Verbindung mit Ohrenschmerzen. Sie können sich vom Zahn bis zum Ohr erstrecken und zusätzlich ins Gesicht und zu den Schläfen ausstrahlen – mit vermehrtem Speichelfluß. Jede Berührung peinigt den Kranken, er kann deshalb kaum essen. Extreme Temperaturen verschlimmern ebenfalls, leichte Besserung findet er beim Liegen in einem gut temperierten Raum.

- Dosierung: *PLANTAGO MAJOR C200,* 1× stündlich 1 Gabe.

Plantago major (Breitwegerich) wächst fast überall als Unkraut. Im Notfall kaue man an einem Blatt oder träufle den Saft auf den kranken Zahn. Dies schafft oft schnelle Erleichterung. Clarke erwähnt in seinem »Dictionary of Practical Materia Medica« eine interessante Beobachtung. Das aufgefaserte Blatt des Breitwegerichs ins Ohr gesteckt, vertreibt Ohrenschmerzen und Schmerzen, die von den Zähnen ins Ohr strahlen, dabei verfärbt sich das Blatt schwarz. Wenn es allerdings nicht angezeigt ist, kommt es weder zu einer Schwarzfärbung noch zur Heilung.

PULSATILLA *(Puls.)*
Bei Pulsatilla finden wir eher nagende Schmerzen, die ins Gesicht, zum Auge, zum Ohr oder in den Kopf ausstrahlen können. Dazu prickelt es meist im Zahnfleisch. Das Gesicht ist in der Regel blaß. Eine besondere Art des Schmerzes spricht für Pulsatilla: das Gefühl, als ob der Nerv zusammengezogen und plötzlich losgelassen würde.
Die Schmerzen steigern sich am Abend und nach Mitternacht. Wärme in jeder Form sowie Ruhe verschlimmern. Kalte Luft und kalte Anwendungen sind sehr angenehm. Leichte Beschäftigung lindert, besonders in der frischen Luft oder in kühlen Räumen.

- Dosierung: *PULSATILLA C200,* alle 2 Stunden 1 Gabe.

RHUS TOXICODENDRON *(Rhus-t.)*
Rhus-t. darf bei der Aufzählung der Mittel, die durch rauhes Klima Beschwerden bekommen – wie *Aconit, Causticum* und *Magnesium phosphoricum* – nicht vergessen werden. In erster Linic reagiert Rhus-t. auf Nässe und Feuchtigkeit (z. B. Aufenthalt im feuchten Keller). Es kann ein prickelnder, klopfender oder reißender Schmerz sein, aber unterschwellig ist immer ein Gefühl von Wundsein vorhanden. Der Schmerz treibt den Kranken zu körperlicher Bewegung. Vor allem schnelle Bewegungen tun ihm gut. Der Kranke fühlt sich nachts durch die »Verdammung« zur Ruhe schlechter, obwohl ihm die Wärme behagt. Kälte in jeder Form verschlimmert. Ein schleimig-metallischer Geschmack kann ein zusätzlicher Hinweis sein.

- Dosierung: *RHUS TOXICODENDRON C 200,* alle 2 Stunden 1 Gabe.

Symptomenverzeichnis – Zahnschmerzen

Mittel:

Arsenicum album (Ars.), Belladonna (Bell.), Chamomilla (Cham.), Coffea cruda (Coff.), Derris pinnata (Der.), Mercurius solubilis (Merc.), Mercurius jodatus flavus (Merc-j-f.), Nux vomica (Nux-v.), Plantago major (Plant.), Pulsatilla (Puls.), Rhus toxicodendron (Rhus-t.)

Verschlimmerung:

Atmen, tief:	Nux-v.
Berührung:	Ars., Bell., Coff., Merc., Nux-v., Plant., Puls., Rhus-t.
Berührung, durch Speisen:	Bell.
Berührung, durch Zunge:	Merc., Rhus-t.
Bett, im:	Bell., Cham., Merc., Nux-v., Puls., Rhus-t.
Bewegung:	Merc., Rhus-t.
Bier:	Nux-v., Rhus-t.
Brotkrumen, durch:	Nux-v.
Denken, daran:	Nux-v.
Druck:	Cham.

Erregung, durch:	Bell., Cham., Coff.
Essen, beim:	Merc., Puls.
Essen, nach dem:	Bell., Cham., Coff., Merc., Nux-v., Puls., Rhus-t.
Feuchtes Wetter:	Merc., Rhus-t.
Gehen, beim:	Nux-v.
Gehen, im Freien:	Cham., Nux-v.
Geistige, Anstrengung:	Bell., Nux-v.
Geräusch:	Coff.
Kälte:	Ars., Merc., Plant., Puls., Rhus-t.
Kalte Getränke:	Ars., Merc., Plant., Puls., Rhus-t.
Kalte Speisen:	Merc., Nux-v., Rhus-t.
Kauen:	Ars., Bell, Cham., Coff., Merc., Nux-v., Puls., Rhus-t.
Lesen:	Nux-v.
Liegen, im:	Ars., Bell., Cham., Merc., Nux-v., Puls, Rhus-t.
Liegen, sofort nach dem:	Bell., Puls.
Liegen, schmerzhaften Seite:	Ars., Nux-v., Puls.
Liegen, schmerzlosen Seite:	Cham., Puls.
Luft, kalte:	Bell., Cham., Merc., Nux-v., Plant., Puls., Rhus-t.
Mund öffnen, durch:	Nux-v., Puls.
Rauchen:	Cham., Merc., Nux-v.
Reden:	Ars., Cham., Nux-v.
Saugen an den Zähnen:	Bell., Nux-v.
Schlaf, beim Einschlafen:	Ars., Merc.
Schlaf, nach dem:	Bell, Nux-v.
Schlaf, erwacht durch die Schmerzen:	Ars.
Sitzen:	Merc., Puls., Rhus-t.
Trinken:	Cham.
Warme Getränke:	Cham., Coff., Merc., Puls., Rhus-t.
Warme Speisen:	Bell., Cham., Nux-v., Puls.
Warme Speisen, heiße:	Coff.
Wärmeanwendung:	Coff., Puls.
Bettwärme:	Bell., Cham., Merc., Puls.
Zimmerwärme:	Cham., Merc., Nux-v., Puls.

Waschen:	Cham., Merc., Nux-v., Rhus-t.
Waschen, mit kaltem Wasser:	Cham., Merc., Nux-v., Puls.
Wein:	Nux-v.
Wind, scharfer:	Puls., Rhus-t.
Zusammenbeißen der Zähne:	Ars., Bell., Merc., Nux-v., Puls., Rhus-t.

Besserung:

Aufsitzen, im Bett:	Ars., Merc., Rhus-t.
Aufstehen, vom Sitzen:	Nux-v.
Berührung:	Nux-v.
Bewegung:	Puls, Rhus-t.
Bluten, des Zahnfleisches:	Bell.
Druck:	Ars., Bell., Merc-j-f., Puls., Rhus-t.
Druck, mit der kalten Hand:	Rhus-t.
Entblößen des Körpers:	Puls.
Essen, beim:	Bell., Cham., Coff.
Essen, nach dem:	Rhus-t.
Gehen, beim:	Puls., Rhus-t.
Gehen, im Freien:	Nux-v., Puls., Rhus-t.
Kälte:	Bell., Cham., Coff., Merc., Nux-v., Puls.
Kalte Getränke:	Bell., Cham., Coff., Merc., Nux-v., Puls., Rhus-t.
Liegen, im:	Nux-v.
Liegen, Seite, schmerzhaften:	Puls.
Liegen, Seite, schmerzlosen:	Nux-v.
Luft, kalte:	Nux-v., Puls.
Rauchen:	Merc.
Reiben der Wange:	Merc.
Saures:	Puls.
Schlaf:	Merc., Nux-v., Puls.
Stochern in den Zähnen:	Bell.
Warme Getränke:	Ars., Nux-v., Puls., Rhus-t.
Wärmeanwendung:	Ars., Merc., Nux-v., Puls, Rhus-t.
Bettwärme:	Nux-v.
Umhüllen des Kopfes:	Nux-v.
Zimmerwärme:	Ars., Nux-v.
Waschen, mit kaltem Wasser:	Cham., Puls.
Zusammenbeißen der Zähne:	Ars., Bell., Coff., Puls., Rhus-t.

Begleitsymptome:

Angst, mit:	Coff.
Bauchschmerzen (Wundheit tief hinter dem Nabel), mit:	Merc-j-f.
Frösteln, mit:	Puls., Rhus-t.
Gesunden Zähnen, in:	Ars., Bell., Cham., Coff., Nux-v., Plant., Rhus-t.
Lockeren Zahn, im:	Der.
Plombierten Zahn, im:	Merc-j-f.
Schwellung der Wange, mit:	Ars., Bell., Merc., Nux-v., Puls.
Speichelfluß, mit:	Bell., Cham., Merc., Plant.
Zusammenbeißen, Bedürfnis, die Zähne:	Merc-j-f.

Ursache:

Ärgernis:	Cham., Rhus-t.
Feuchtigkeit, Arbeiten in:	Ars., Rhus-t.
Kaffee:	Bell., Cham., Merc., Nux-v., Puls., Rhus-t.
Kamillentee:	Puls.
Luftzug:	Bell., Cham.
Naßwerden:	Bell., Rhus-t.
Plombieren:	Merc., Merc-j-f., Nux-v.
Schweiß, unterdrückter:	Cham.
Stochern in den Zähnen:	Puls.
Tee:	Coff.
Zorn, Ärger:	Cham., Nux-v.

Schmerzen und Empfindungen:

Abbrechen, als wollten sie:	Bell.
Bohrend:	Bell., Nux-v., Plant.
Brennend:	Ars., Cham., Merc., Nux-v., Puls., Rhus-t.
Drückend:	Cham., Merc., Nux-v., Rhus-t.
Drückend, zu eng beieinander:	Bell., Cham., Coff., Nux-v., Puls.
Drückend, außen, nach:	Bell., Puls.
Drückend, innen, nach:	Rhus-t.
Durchbohrend:	Bell., Cham., Merc., Nux-v., Puls., Rhus-t.
Fressend:	Cham., Puls.

Grabender:	Bell., Cham., Nux-v., Plant., Puls.
Herausgezogen, als würden die Zähne:	Bell., Nux-v., Puls., Rhus-t.
Klopfend:	Ars.
Nagend:	Cham., Nux-v., Puls., Rhus-t.
Plötzlich, kommen und gehen:	Bell.
Pulsierend:	Ars., Bell., Cham., Coff., Merc., Puls., Rhus-t.
Reißend:	Ars., Bell., Cham., Coff., Merc., Nux-v., Puls., Rhus-t.
Ruckend:	Ars., Bell., Cham., Coff., Merc., Nux-v., Puls., Rhus-t.
Schneidend:	Bell.
Stechend:	Bell., Cham., Coff., Merc., Nux-v., Puls., Rhus-t.
Wandernd:	Nux-v., Puls.
Wund, zerschlagen:	Ars., Bell., Cham., Merc., Nux-v., Plant., Puls., Rhus-t.
Ziehend:	Bell., Cham., Merc., Merc-j-f., Nux-v., Puls., Rhus-t.
Ziehend-drückend:	Ars.
Zuckend:	Ars., Bell., Cham., Coff., Merc., Nux-v., Puls.
Zusammengepreßt, Gefühl, als wären die Zähne:	Merc-j-f.

Ohrenschmerzen

Behandlung

ACONIT *(Acon.)*

Aconit paßt für hochgradige Ohrenschmerzen, die kurz nach einer Abkühlung, oder nachdem man dem kalten Wind ausgesetzt war, auftreten. Die Schmerzen werden meist von Fieber begleitet und sind so heftig, daß der Kranke das Gefühl hat, sie machen ihn verrückt. Kinder brüllen vor Schmerzen.

- Dosierung: *ACONIT C200,* alle 2 Stunden 1 Gabe.

BELLADONNA *(Bell.)*
Das Belladonna-Kind wacht kurz nach dem Einschlafen mit Ohrenschmerzen auf, weint und hat ein hochrotes Gesicht, zumindest ein rotes Ohr.
Ein paar Stunden bevor die Schmerzen auftreten, ist das Kind aktiver als sonst und kommt schlecht zur Ruhe; auch der Schlaf ist unruhig. Die Ohrenschmerzen können auch früher auftreten.
Ein Kind spielt zum Beispiel am Nachmittag oder frühen Abend vor sich hin und schreit in der nächsten Minute vor Ohrenschmerzen auf. Diese halten einige Minuten an, um dann plötzlich wieder abzunehmen. Wenn Sie jetzt das Ohr mit einer Taschenlampe untersuchen wollen und dabei aus Versehen in die Augen leuchten, wird dies einen erneuten Schmerzanfall auslösen können. Die Inspektion des betroffenen Körperteils wird sich immer als äußerst schwierig gestalten, und diese Überempfindlichkeit gegenüber Berührung wird Sie gleich an Belladonna denken lassen. Auch Geräusche und jede Bewegung verschlimmern die Schmerzen.
- Dosierung: *BELLADONNA C200,* alle ¼ Stunde 1 Gabe.

CHAMOMILLA *(Cham.)*
Chamomilla hat einschießende Schmerzen, so als ob mit Messern hineingestochen würde. Der Mensch reagiert auf alles sehr empfindlich, besonders auf Geräusche, und ist sehr reizbar.
Kinder beruhigen sich nur, wenn sie in den Arm genommen und getragen werden. Meistens ist eine Wange rot und eine blaß.
- Dosierung: *CHAMOMILLA C200,* alle ½ Stunde 1 Gabe.

DULCAMARA *(Dulc.)*
Durch die Einwirkung von feuchter Kälte oder kalt-feuchtem Wind bekommt Dulcamara Ohrenschmerzen. Es ist ein zerrender Schmerz, der oft von Übelkeit begleitet wird. Wärme bessert die Ohrenschmerzen.
- Dosierung: *DULCAMARA C200,* ½–1 Stunde 1 Gabe.

HEPAR SULFURIS *(Hep.)*
Durch die Einwirkung von trockener Kälte oder kalt-trockenem Wind entstehen scharf-stechende Schmerzen, die von einem Ohr

zum anderen durchschießen. Es verschafft Erleichterung, wenn die Ohren warm eingepackt werden.

- Dosierung: *HEPAR SULFURIS C200,* 1× stündlich 1 Gabe.

PULSATILLA *(Puls.)*

Auch bei Pulsatilla entstehen die Ohrenschmerzen durch Kälteeinwirkung, aber hier ist es dem Menschen leicht zu warm. Wärme verschlechtert, kühle frische Luft dagegen bessert die Schmerzen. Das Kind ist in einer sehr weinerlichen, sanften Stimmung.

- Dosierung: *PULSATILLA C200,* 1× stündlich 1 Gabe.

Symptomenverzeichnis – Ohrenschmerzen

Mittel:

Aconitum napellus (Acon.), Belladonna (Bell.), Chamomilla (Cham.), Dulcamara (Dulc.), Hepar sulfuricum (Hep.), Pulsatilla (Puls.)

Verschlimmerung:

Freien, im:	Acon.
Gähnen:	Acon., Hep.
Geräusche:	Bell.
Kälteanwendung:	Hep.
Kauen:	Bell., Hep.
Luft, kalte:	Dulc., Hep.
Luftzug:	Dulc., Hep.
Naseschneuzen:	Hep.
Wärme, Bettwärme:	Puls.
-, Zimmerwärme:	Puls.

Verbesserung:

Freien, im:	Puls.
Kälteanwendung:	Puls.
Umhüllen des Kopfes:	Cham., Dulc., Hep.

Begleitsymptome:

Erkältung:	Dulc., Puls.
Erkältung, des Kopfes (Sinusitis):	Bell., Puls.
Gesichtsschmerzen:	Bell.

Halsschmerzen:	Puls.
Übelkeit:	Dulc.
Weinerliche Stimmung:	Puls.

Ursache:

Feuchtes Wetter:	Dulc.
Wind, kalter:	Acon., Bell., Dulc., Hep.

Ischias

Behandlung

ARNICA *(Arn.)*
Bei Arnica sind die drückenden, ziehenden Schmerzen von wunder Art. Der Kranke fühlt sich wie gelähmt und kann nicht lange auf einer Stelle bleiben, da dann die Schmerzen zunehmen. Die Unterlage erscheint ihm zu hart, sogar wenn Bett oder Stuhl weich sind. So muß er seine Stellung oft wechseln. Bei stärkeren Schmerzen verschafft ihm kräftiges Reiben der betroffenen Stellen Erleichterung.
Auch wenn den hexenschußartigen Schmerzen eine Verletzung vorangegangen ist und sich die oben genannten Symptome zeigen, ist Arnica das richtige Mittel.
- Dosierung: *ARNICA C200,* 2× täglich 1 Gabe.

ARSENICUM ALBUM *(Ars.)*
Arsen empfindet in erster Linie brennende Schmerzen und manchmal ein Kältegefühl in dem betroffenen Körperteil. Es schießt, reißt und brennt in Hüfte, Oberschenkel, Leiste und Fuß, was den Kranken sehr unruhig macht. Da er keine Ruhe findet, fühlt er sich sehr elend. Um seine nervöse Unruhe zu erleichtern, muß er sich häufig bewegen oder sogar aufstehen und herumgehen; aber das ist schmerzhaft und bringt keine Linderung. Im sehr akuten Fall muß er seine Glieder hin und her bewegen oder sogar herumhampeln. Alles wird nachts, besonders nach Mitternacht, schlimmer.
Daß er sich außerdem noch schwach fühlt und sich hinlegen möchte, macht das Ganze für ihn noch qualvoller.

Die Schmerzen werden durch Wärme, Druck und durch Beugen des Knies gelindert. Wenn Ischias als Folge einer zu feuchten Wohnung entsteht, ist Arsen ein wichtiges Mittel.

- Dosierung: *ARSENICUM ALBUM C200,* im akuten Fall alle 2 Stunden 1 Gabe, sonst 1× täglich 1 Gabe.

BELLADONNA *(Bell.)*

Die Schmerzen bei Belladonna sind so, als ob das Bein zerbrechlich, wund, geschlagen oder hohl wäre, mit feinem Schießen und Nagen an den Knochen und heftigem Reißen in den Gelenken. Meistens steigt der Schmerz langsam vom Fußgelenk hoch; ist aber im Hüftgelenk am stärksten.

Im Sitzen kann er die Füße nicht ruhig halten, er bewegt sie ständig oder wechselt häufig die Stellung.

Die Schmerzen verringern sich beim Gehen; selbst wenn der Betreffende nur steht, sind sie schon besser. Auch Wärme lindert die Schmerzen. Berührung wird als unangenehm empfunden; jede Erschütterung verursacht starke Schmerzen. Auch durch Luftzug verschlimmern sich die Schmerzen.

- Dosierung: *BELLADONNA C200,* alle 2–4 Stunden 1 Gabe.

BRYONIA *(Bry.)*

Die Bryonia-Schmerzen werden durch die geringste Bewegung schlimmer. Der Kranke kann jedoch schlecht ruhig liegen, obwohl jede Bewegung sofort den Schmerz verstärkt.

Die einzige Erleichterung bringt im Grunde genommen das Liegen auf der schmerzhaften Seite.

Die Schmerzen sind hineinstechend oder schießend, der Kranke stöhnt dauernd.

- Dosierung: *BRYONIA C200,* im akuten Fall alle 2 Stunden 1 Gabe, sonst 2× täglich 1 Gabe.

CHAMOMILLA *(Cham.)*

Chamomilla hat heftige, ziehend-reißende Schmerzen; oft von oberhalb des Hüftgelenks bis zur Fußsohle, verbunden mit krampfhafter Spannung der Muskeln. Der Kranke ist sehr empfindlich, reizbar und außer sich vor Schmerzen.

Beim Aufstehen vom Sitzen schießt ein unbeschreiblich starker Schmerz in den Oberschenkel ein.
Nachts im Bett verschafft er sich nur Erleichterung, indem er sich ständig von einer Seite auf die andere wirft; dabei flucht und schreit er.
● Dosierung: *CHAMOMILLA C200,* alle 2 Stunden 1 Gabe.

COLOCYNTHIS *(Coloc.)*
Colocynthis ist ein wichtiges Mittel bei hochakuten Ischiasschmerzen. Die geringste Bewegung bringt große Schmerzen, mit einem Gefühl, als ob das Knochenmark zerdrückt würde. Der Kranke ist gezwungen, auf einer Stelle, und zwar auf der schmerzhaften Seite, mit zum Bauch angezogenem Bein ruhig liegen zu bleiben. Am Ischiasnerv entlang fehlt jede Empfindung (Taubheitsgefühl).
Wärme erleichtert ihm die Schmerzen; aber nach einigen Stunden wird ihm die Bettwärme zuviel, so daß er meist gegen vier Uhr aufwacht mit klopfenden und bohrenden Schmerzen in der Sacralgegend (Kreuzbein).
Berührung ist sehr schmerzhaft, harter Druck hingegen wird als angenehm empfunden. Wenn er sich bewegt, dann sind die ersten Bewegungen mit großen Schmerzen verbunden, nach einer Weile wird es aber besser. Er darf sich aber nicht überanstrengen, sonst findet er vor lauter Schmerzen keinen Schlaf mehr. Colocynthis ist ein wichtiges Mittel bei Schmerzen infolge von Ärgernis und Kränkung.
● Dosierung: *COLOCYNTHIS C200,* alle 2 Stunden 1 Gabe.

KALIUM BICHROMICUM *(Kali-bi.)*
Die Kalium-bi.-Schmerzen sind mal hier, mal da. Sie kommen auf einmal und verschwinden genauso plötzlich wieder, um dann irgendwo anders zu erscheinen. Die Schmerzen werden durch Bewegung besser oder wenn das Bein angezogen wird. Morgens, nachmittags und abends sind sie fast immer vorhanden. Durch Druck schießt der Schmerz den Nerv entlang.
Jeder Wetterwechsel verschlimmert die Schmerzen oder löst eine neue Attacke aus. Die Schmerzen können auch infolge Naßwerdens auftreten oder am Ende einer Sinusitis entstehen.

- Dosierung: *KALIUM BICHROMICUM C200,* 2× täglich 1 Gabe.

LACHESIS *(Lach.)*
Lachesis hat unerträgliche Schmerzen, von der Hüfte bis hinunter zum Fuß – gefolgt von einem starken Hitzegefühl, einem Brennen, wie von einem heißen Eisen. Dazu kommen Schweißausbrüche und eine allgemeine Entkräftung durch die Schmerzen. Oftmals wechseln die Schmerzen dauernd die Stelle, sie treten überall am Körper auf, mal im Kopf, dann im Zahn, dann wieder im Bein. Jede neue Schmerzattacke läßt den Kranken aufschreien.
Die geringste Berührung, besonders der Bettdecke, ist höchst schmerzhaft. Der Patient muß so liegen, daß er nicht berührt wird. Nach dem Schlaf finden wir eine deutliche Verschlimmerung der Schmerzen, aber auch im Sitzen (besonders beim Gerade-Sitzen), beim Gehen und beim Aufstehen. Wenn er ruhig im Bett liegt, bessert sich der Zustand. Ein Wetterwechsel wirkt sich ungünstig aus.
- Dosierung: *LACHESIS C200,* 2× täglich 1 Gabe.

MAGNESIUM PHOSPHORICUM *(Mag-p.)*
Mag-p. ist charakterisiert durch extrem starke, krampfhafte Schmerzen, mit besonderer Betonung auf den Gelenken. Der Mensch ist, von Schmerzen entnervt, am Boden zerstört. Oft zwingen ihn blitzartige, schießende Schmerzen die Position zu wechseln. Die Schmerzen kommen meist nur nachts, am Tag bleiben sie oft gänzlich weg.
Die geringste Kälte, z. B. durch kalten Luftzug, Abdecken oder kaltes Wasser, ist unerträglich. Die betroffene Stelle darf nicht berührt werden.
Hitze, Bettwärme und harter Druck bessern.
- Dosierung: *MAGNESIUM PHOSPHORICUM C200,* im Anfall ½stündlich 1 Gabe; sonst 2× täglich 1 Gabe.

RHUS TOXICODENDRON *(Rhus-t.)*
Rhus-t. kommt für Ischias in Frage, der besonders bei kalt-feuchtem Wetter entsteht. Die Schmerzen verschlimmern sich nachts oder in

der Ruhe. Der Kranke empfindet Taubheitsgefühl mit Ameisenlaufen. Er kann nachts schlecht schlafen, kann in keiner Stellung Ruhe finden, oft zwickt und zuckt es im Bein. Die Schmerzen bessern sich durch Wärme deutlich. Der Patient muß sich so lange bewegen, bis er warm wird. Dann muß er sich weiter warmhalten und darf nicht mit der Bewegung aufhören. Er darf sich aber nicht überanstrengen, denn sonst tut es wieder mehr weh. Wenn das Bein in einer Ruhephase abkühlt, sind die Schmerzen noch ärger. Fängt der Patient wieder an, sich zu bewegen, ist er anfangs sehr steif, so daß es stark schmerzt, bis er dann langsam wieder warm wird.

- Dosierung: *RHUS TOXICODENDRON C200,* alle 2–4 Stunden 1 Gabe.

RUTA GRAVEOLENS *(Ruta)*
Ruta hat ein sehr ähnliches Symptombild wie *Rhus-t.* Die Schmerzen werden stärker, sobald sich der Kranke hinsetzt oder hinlegt. Deshalb kann er schlecht schlafen. Die Schmerzen verschlechtern sich bei kalt-feuchtem Wetter oder bei Kälte.
Die erste Bewegung ist schmerzhaft. Wenn er sich weiter bewegt, lassen die Schmerzen wieder nach. Um sich Erleichterung zu verschaffen, muß er sich ständig bewegen. Obwohl Wärme ihm eine gewisse Erleichterung verschafft, lindert nicht die Wärme, sondern hauptsächlich die Bewegung die Schmerzen. Der Schmerz sitzt sehr tief im Knochen, und der Kranke hat ein Gefühl, als ob der Knochen gebrochen wäre.
Ruta kommt besonders bei Schmerzzuständen als Folge von Verletzung oder Schlag in Frage.

- Dosierung: *RUTA GRAVEOLENS C200,* alle 2–4 Stunden 1 Gabe.

Symptomenverzeichnis

Mittel:

Arnica (Arn.), Arsenicum album (Ars.), Belladonna (Bell.), Bryonia (Bry.), Chamomilla (Cham.), Colocynthis (Coloc.), Kalium bichromicum

(Kali-bi.), Lachesis (Lach.), Magnesium phosphoricum (Mag-p.), Rhus toxicodendron (Rhus-t.), Ruta graveolens (Ruta)

Verschlimmerung:

Abdecken:	Mag-p.
Abends:	Bry., Coloc.
Aufstehen, vom Sitzen:	Cham., Coloc., Lach., Rhus-t., Ruta
Berührung:	Bell., Coloc., Kali-bi., Lach., Mag-p.
Bett, im:	Rhus-t., Ruta
Bettwärme:	Coloc.
Bewegung:	Bry., Coloc., Mag-p.
Bewegung, anfängliche:	Rhus-t., Ruta
Bewegung, ständige:	Coloc.
Druck:	Coloc., Kali-bi.
Erschütterung:	Bell.
Gehen:	Lach.
Kälte:	Coloc., Mag-p.
Kalte Anwendungen:	Ruta
Liegen im Bett:	Kali-bi., Ruta
Liegen, im:	Coloc., Ruta
Luft, kalte:	Mag-p.
Mitternacht, nach:	Ars., Rhus-t.
Morgens:	Ars., Kali-bi.
Nachmittags:	Bell., Bry.
Nachts:	Ars., Bell, Cham., Coloc., Lach., Rhus-t., Ruta
Reiben:	Coloc.
Ruhe:	Rhus-t., Ruta
Schlaf:	Lach.
Sitzen, im:	Bell, Bry., Coloc., Kali-bi., Lach., Ruta
Stehen, im:	Kali-bi.
Treppensteigen, rauf oder runter:	Ruta
Überanstrengung:	Rhus-t.
Wetterwechsel:	Kali-bi.
Wetter, feuchtes:	Rhus-t., Ruta
Wetter, heißes:	Kali-bi.
Wetter, kaltes:	Rhus-t., Ruta

Besserung:

Anstrengung:	Rhus-t.
Bein anziehen an den Bauch:	Coloc.
Bein hängen lassen:	Bell.
Bett, im:	Cham., Kali-bi.
Herumwerfen, ständig im Bett:	Cham.
Bewegung:	Coloc., Kali-bi., Rhus-t., Ruta
Druck:	Ars., Coloc., Mag-p., Rhus-t.
Gehen:	Bell., Kali-bi., Rhus-t., Ruta
Kalte Anwendungen:	Bry.
Knie beugen:	Ars., Kali-bi.
Liegen, im Bett:	Lach.
Liegen, auf schmerzhafter Seite:	Bry., Coloc.
Liegen, still:	Bry.
Nachts:	Coloc.
Reiben:	Arn. (heftig), Coloc., Rhus-t.
Ruhe:	Bry., Coloc.
Stehen:	Bell.
Tagsüber:	Mag-p.
Warme Anwendungen:	Rhus-t.

Begleitsymptome:

Vor der Attacke:

Sinusitis:	Kali-bi.
Schmerzen im Kreuz:	Rhus-t.

Während der Attacke:

Ameisenlaufen:	Coloc.
Berührungsempfindlichkeit:	Bell., Coloc., Mag-p.
Bett, fühlt sich hart an:	Arn.
Brennen, Fußsohlen:	Ars.
Durst:	Coloc.
Fuß, links, einschläft:	Coloc.
Füße, in ständiger Bewegung:	Bell.
Gebrochen, Knochen, als ob:	Ruta
Gesicht, blaß, eingefallen:	Ars.
Herz, Schmerzen ums:	Rhus-t.
Herzklopfen:	Lach.

Luft, kalte, graut sich vor:	Mag-p.
Nervosität:	Lach., Rhus-t.
Qual:	Ars.
Reizbarkeit und Empfindlichkeit:	Cham.
Schlaflos:	Rhus-t., Ruta
Schweiß:	Coloc.
Schwere in den Beinen:	Bry.
Steifheit, Kniegelenk:	Coloc.
Taubheitsgefühl:	Coloc., Rhus-t.
Unruhe:	Arn., Ars., Bell., Bry., Mag-p., Rhus-t., Ruta
Urin, dick:	Rhus-t.
Zuckungen, Muskel:	Rhus-t.
Zunge, rauh, gelb oder weiß belegt:	Coloc.
Zusammenziehen, krampfhaft, der Muskeln:	Mag-p.
Zusammenziehende, Schmerzen in der Kniebeuge:	Coloc., Ruta

Schmerzen und Empfindungen:

Ameisenlaufen:	Arn., Coloc., Rhus-t.
Anhaltend:	Coloc.
Blitzartig:	Mag-p., Rhus-t.
Bohrend:	Coloc.
Brennen:	Ars., Coloc. Lach., Rhus-t., Ruta
Drückend:	Arn.
Eingeschlafen, als ob:	Coloc.
Extrem:	Lach., Mag-p.
Heftig:	Coloc., Rhus-t.
Heißes Bügeleisen, Gefühl als ob:	Lach.
Hohl, kariös, als ob:	Bell.
Klopfend:	Coloc.
Kochend:	Ars.
Krampfhaft:	Bell., Cham., Coloc.
Lähmend:	Arn.
Lanzierend:	Rhus-t.
Nagend:	Bell.
Plötzlich, kommen und gehen:	Bell., Kali-bi., Mag-p.

Reinschießend:	Lach.
Reinstechend:	Bry.
Reißend:	Arn., Ars., Bell., Cham., Coloc., Lach., Rhus-t.
Schießend:	Ars., Bell., Bry., Coloc, Lach., Mag-p., Rhus-t., Ruta
Schlagend:	Coloc.
Schneidend:	Bell.
Schwäche:	Lach.
Spannung:	Bell., Cham.
Stechend:	Coloc.
Taubheitsgefühl:	Coloc., Rhus-t.
Unerträglich:	Lach.
Wandernd:	Kali-bi., Lach., Mag-p.
Wund:	Arn., Bell., Lach.
Ziehend:	Arn., Ars., Cham., Coloc., Rhus-t.
Zunehmend, langsam:	Rhus.-t.
Zusammenziehend:	Coloc.

Ursache:

Ärgernis, Kränkung:	Coloc.
Feuchte Kleidung:	Kali-bi.
Feuchte Wohnung:	Ars., Rhus-t.
Überanstrengung:	Rhus-t.
Verletzung, Schlag:	Ars., Ruta

Koliken

Behandlung

Allgemeine Maßnahmen

Wenn die Kolik plötzlich nach dem Genuß von schlecht verdaulichen Speisen auftritt, wird eine Tasse schwarzer Kaffee ohne Zukker die Schmerzen nehmen oder lindern, aber nur bei Menschen, die nicht regelmäßig Kaffee trinken.
Durch folgendes Verfahren können Sie manchmal die Heftigkeit der Kolik so weit lindern, daß in Ruhe das richtige homöopathische

Mittel gesucht werden kann: Drücken Sie fest mit geballten Fäusten an beiden Seiten der Wirbelsäule, oben an der Schulterpartie, dann streichen Sie mit kräftigem Druck nach unten bis zur Lendengegend. In einfacheren Fällen wird diese *Druckmassage* die Schmerzen oft ganz beseitigen.
Oft hilft bei lange anhaltender *Nierenkolik* warmes Bier beim Steinabgang. Nehmen Sie 2–3 Flaschen helles Bier und quirlen Sie die Kohlensäure heraus. Trinken Sie das ganze Bier möglichst in der nächsten halben Stunde.

ACONIT *(Acon.)*
Beim Aconit-Zustand liegt meist eine Entzündung des betroffenen Organs durch kalten Wind oder durch Unterkühlung nach Schwitzen vor, die von kolikartigen Schmerzen begleitet sein kann.
Lassen Sie sich nicht irritieren, Sie kennen Aconit als Mittel für hochfieberhafte Erkrankungen, aber bei Nierenentzündungen ist die Temperatur nur leicht erhöht. Der Kranke sorgt sich um sich, ist ängstlich und unruhig. Die schneidenden Schmerzen treiben ihn fast zum Wahnsinn. Sein Bauch reagiert sehr empfindlich auf Druck.
Aconit paßt besonders gut, wenn die Schmerzen zur Blase hinschießen oder wenn starke Krampfschmerzen in der Blasengegend vorkommen. Ein ständiger, schmerzhafter, aber erfolgloser Harndrang ist vorhanden. Manchmal fließt pures Blut aus der Blase.
Denken Sie auch an Aconit bei einer Gallenkolik mit hohem Fieber, ausgelöst durch kalten Wind.
- Dosierung: *ACONIT C200,* ¼–½stündlich 1 Gabe.

ARSENICUM ALBUM *(Ars.)*
Bei Arsen begegnen uns wieder die heftigen brennenden Schmerzen, diesmal mit Krämpfen der Bauchmuskeln und der Glieder. Meist setzen sie in der Nacht ein oder verschlimmern sich dann unter großer Unruhe, Qual und Todesangst. Der Kranke trinkt große Mengen kalten Wassers, das sofort erbrochen wird. Wärme und warme Anwendungen bessern; warme Getränke behält er bei sich.
An Arsen ist zu denken, wenn Speiseeis das für die Kolik auslösende Moment ist (siehe auch »Lebensmittelvergiftung«).
- Dosierung: *ARSENICUM ALBUM C200,* ½stündlich 1 Gabe.

BELLADONNA *(Bell.)*
Belladonna paßt zu der Art von Kolikschmerzen, die plötzlich kommen und plötzlich gehen. Es ist ein Gefühl, als ob die Gedärme von einer Faust fest gepackt würden. Die Schmerzen lassen den Betreffenden sich zusammenkrümmen, was ihm ebenso wie Druck guttut. Es gibt aber bei Belladonna die Kolik, bei der der Schmerz einschießt und den Menschen eine andere »Schonhaltung« einnehmen läßt: Er macht sich steif (ganz gerade) oder beugt sich nach hinten. Dabei verschlimmert der geringste Druck die Schmerzen. Wichtig ist die Plötzlichkeit der Schmerzen, wobei das Gesicht ganz rot wird.

- Dosierung: *BELLADONNA C200,* ¼ – ½stündlich 1 Gabe.

BERBERIS *(Berb.)*
Berberis ist in erster Linie wichtig bei Nierenkoliken. Die Schmerzen lokalisieren sich in der Niere bzw. in der Nierengegend und besitzen stechenden Charakter, aber nicht wie Stiche, sondern eher als ob etwas Scharfes in der Niere steckte. Die Schmerzen erstrekken sich nach unten, in Harnleiter, Blase und Harnröhre, manchmal bis zu den Waden. Der Schmerz strahlt immer wieder von einer (meist kleinen) Stelle nach unten aus.
Eine ähnliche Symptomatik verursacht die Berberis-Gallenkolik. Der scharfe Schmerz steckt in einer kleinen Stelle; immer wieder krampft es und kann von dort ausstrahlen. Jeder Druck verursacht Schmerzen.

- Dosierung: *BERBERIS C200,* ¼stündlich 1 Gabe.

Wenn Sie das homöopathische Mittel nicht zur Hand haben, können Sie hier auch den *Berberitzen*-(früchte-)Tee trinken.

CHAMOMILLA *(Cham.)*
Chamomilla kommt eher bei Gallenkoliken in Frage. Der Kranke hat das Gefühl, als ob die Gedärme zu einem Ballen zusammengerollt wären und trotz eines aufgeblähten Oberbauchs empfindet er an den Rippenbögen und in der Magengrube ein Gefühl der Leere. Es kommt ihm vor, als ob etwas oben in den Brustraum hineindrücke.
Große Angst und Unruhe begleiten die reißend-ziehenden Schmer-

zen. Ständiges Gluckern im Bauch. Dazu kommt ein bitterer Geschmack im Mund, Übelkeit und bitteres Erbrechen oder Gallebrechen, gefolgt von galligem, grünem Durchfall.
Dem Kranken ist überall heiß, und entweder wird sein ganzes Gesicht abwechselnd blaß und rot oder nur eine Wange rot. Er hat großen Durst. Chamomillla ist besonders wichtig, wenn die Kolik nach einem Wutanfall auftritt.
- Dosierung: *CHAMOMILLA C200,* ½stündlich 1 Gabe.

CHELIDONIUM *(Chel.)*
Gallenkoliken sind typisch für Chelidonium. Es handelt sich um heftige Schmerzen, die von der Lebergegend zum Rücken oder zum rechten Schulterblattwinkel schießen und mit heftigem Erbrechen verbunden sein können. Der Magen behält nur heiße Getränke, alles andere wird erbrochen.
Heiße Getränke lindern die Schmerzen. Auch eine sehr heiße Wärmflasche (so heiß, daß sie nicht direkt auf die Haut gelegt werden kann) bringt Erleichterung.
- Dosierung: *CHELIDONIUM C200,* ½stündlich 1 Gabe.

COFFEA *(Coff.)*
Die Schmerzen sind derartig intensiv und unerträglich, daß der Befallene völlig aus dem Häuschen ist. Er ist in höchstem Grade erregt, wirft sich hin und her, knirscht mit den Zähnen, kann von allgemeinen Krämpfen befallen werden, bekommt schlecht Luft, weint vor Schmerzen und hat Angst, daß seine letzte Stunde geschlagen hat.
Brennend-saures Aufstoßen, Spannung im Oberbauch, Kälte des Körpers und der Glieder runden das Coffea-Kolikbild ab.
- Dosierung: *COFFEA C200,* ¼ – ½stündlich 1 Gabe.

COLOCYNTHIS *(Coloc.)*
Colocynthis ist gekennzeichnet durch sehr heftige, krampfartige Anfälle, die den Menschen sich oft mit einem Aufschrei zusammenkrümmen lassen. Es können auch schneidende oder wie von einem Messer hineinstechende Schmerzen sein. Eine Attacke kann lange anhalten; danach hat der Kranke das Gefühl, als ob alles wund wäre

und die Gedärme mit dünnen Fäden zusammengehalten würden, so daß sie durch die geringste Bewegung auseinanderbrechen könnten. Zusammenkrümmen, Druck und Wärme bessern. Wenn eine vorausgegangene Kränkung der auslösende Faktor war, dann ist Colocynthis auch bei einem leichteren Fall richtig.
Koliken, die durch *Kaffee* besser werden, brauchen im Grunde genommen Colocynthis. Geben Sie Colocynthis, wenn Kaffee nur teilweise bessert oder wenn ein Rückfall kommt und Kaffee nicht mehr hilft.

- Dosierung: *COLOCYNTHIS C 200,* ½stündlich 1 Gabe.

IPECACUANHA *(Ip.)*
Ipecacuanha hat schneidende Schmerzen. Aber die ständige, äußerste Übelkeit, besonders beim Anfall, ist kennzeichnend. Der Kranke hat keinen Durst; die Zunge ist sauber. Es kann auch zum Erbrechen kommen, in dessen Folge die Übelkeit eine Zeitlang noch schlimmer wird.

- Dosierung: *IPECACUANHA C 200,* ½stündlich 1 Gabe.

LYCOPODIUM *(Lyc.)*
Bei Lycopodium tritt die Kolik als Folge von üppigem Essen auf. Der Betreffende hat sich nicht beherrschen können und sich schlicht und einfach überfressen. Nachdem der Magen schon übervoll war, aß er möglicherweise auch noch eine schwere Nachspeise. Wenn der Lycopodium-Mensch jetzt auch noch den Fehler macht, ein Digestivum zu trinken oder wenn er zum Essen viel Wein getrunken hat, dann ist eine Kolik die todsichere Folge.
Beim Anfall muß er ganz gerade sitzen, so daß der Bauch soweit wie möglich entlastet wird; alle Kleider müssen völlig gelockert werden. Dann könnte er versuchen, mit leichter Massage am Brustkorb die Spannung zu lösen, um aufstoßen zu können. Aber Aufstoßen bringt nur geringe und kurzfristige Hilfe.
Es rumort stark im Bauch. Der Lycopodium-Mensch weiß, daß es ihm sofort besser gehen würde, wenn er die Luft herauslassen könnte. Aber die Blähungen sind eingeklemmt und rutschen nicht nach unten.

- Dosierung: *LYCOPODIUM C200,* 1 Gabe (meist reicht dies, andernfalls wiederholen Sie nach einer halben Stunde).

MAGNESIUM PHOSPHORICUM *(Mag-p.)*

Mag-p. hat starke Kolikschmerzen, die manchmal nach oben schießen. Die Schmerzen verursachen große Unruhe, der Kranke muß herumlaufen. Liegen auf dem Bauch oder zusammengekrümmtes Sitzen bringt etwas Erleichterung, aber der Betreffende muß immer wieder aufstehen und gehen. Heiße Anwendungen helfen ihm am besten. Durch die Bewegung beim Gehen können sich die Blähungen lösen und leichter abgehen.

- Dosierung: *MAGNESIUM PHOSPHORICUM C200,* alle ½ Stunde 1 Gabe.

NUX VOMICA *(Nux-v.)*

Die manchmal schneidenden Schmerzen spürt der Kranke tief innen im Bauch. Es ist ein akutes, hart-drückendes, nach unten zwingendes Gefühl. Der Kranke muß sich zusammenkrümmen. Er leidet unter einem Völle- und Engegefühl im Oberbauch und muß die Kleidung lockern. Die geringste Bewegung verschlimmert.

Auch wenn Übelkeit vorhanden ist, kann er nicht erbrechen und denkt, daß alles besser werden würde, wenn er nur erbrechen könnte.

Bei einer Nierenkolik erstrecken sich die Schmerzen von der Nierengegend nach unten bis zum hinteren Teil des Oberschenkels.

- Dosierung: *NUX VOMICA C200,* alle ½ Stunde 1 Gabe.

OPIUM *(Op.)*

Bei Opium ist der Darm eingeklemmt. Man kann den betreffenden Darmabschnitt deutlich erkennen, weil sich davor alles staut und der Bauch sehr aufgebläht ist.

Beim Anfall wird das Gesicht rot und heiß und ist mit Schweiß bedeckt. Nach der Attacke wird der Kranke sehr blaß, schlaff und oft stuporös.

- Dosierung: *OPIUM C200,* alle ½ Stunde 1 Gabe.

TABACUM *(Tab.)*
Tabacum ist besonders wichtig bei Nierenkoliken – und zwar dann, wenn dem Kranken während des Anfalls tödlich übel wird. Er bekommt kalte Schweißausbrüche und sieht aus, als wenn er unter Schock stünde. Er wird ganz blaß und schwindlig und kann vorerst nur noch mit geschlossenen Augen daliegen.
Die Schmerzen strahlen bis in den Harnleiter aus.
- Dosierung: *TABACUM C200,* alle ¼ Stunde 1 Gabe.

Symptomenverzeichnis

Mittel:

Aconit (Acon.), Arsenicum album (Ars.), Belladonna (Bell.), Berberis vulgaris (Berb.), Chamomilla (Cham.), Chelidonium (Chel.), Coffea cruda (Coff.), Colocynthis (Coloc.), Ipecacuanha (Ip.), Lycopodium (Lyc.), Magnesium phosphoricum (Mag-p.), Nux vomica (Nux-v.), Opium (Op.), Tabacum (Tab.)

Blähkolik:

Verschlimmerung, Ursache und Begleitsymptome:

Ärger, nach:	Coloc.
Bett, im:	Nux-v.
Bewegung:	Ip., Mag-p., Nux-v.
Bücken:	Nux-v.
Eis, nach:	Ars., Ip.
Essen, beim:	Nux-v.
Essen, nach:	Bell., Coloc. Lyc.
Hämorrhoiden, unterdrückt nach:	Nux-v.
Kaffee:	Cham., Nux-v.
Kränkung:	Coloc.
Seitenlage:	Coloc.
Obst, nach:	Coloc.
Übelkeit, mit:	Ip., Nux-v.
Verstopfung, bei:	Op.

Wasserlassen, beim:	Cham.

Besserung:

Bauchlage:	Coloc.
Beugen nach hinten:	Bell., Nux-v.
Beugen nach vorne:	Acon., Coloc., Mag-p.
Blähungsabgang:	Acon., Coloc., Lyc.
Druck:	Coloc., Mag-p.
Kaffee:	Coloc.
Wärme:	Ars., Coloc., Mag-p.

Gallenkolik:

Verschlimmerung, Ursache, Empfindungen und Begleitsymptome.:

Ärger (Wut):	Cham.
Anfallsweise:	Bell., Chel.
Berührung:	Lyc., Nux-v.
Druck:	Bell., Berb.
Erschütterung:	Bell.
Essen, satt nach:	Lyc.
Geistiger Anstrengung, nach:	Nux-v.
Getränke, kalte:	Chel.
Kränkung, nach:	Lyc.
Leere in Magengrube:	Cham.
Seitenlage, rechte:	Bell., Lyc.
Übelkeit, mit:	Ip.

Besserung:

Essen:	Chel.
Getränke, heiße:	Chel.

Nierenkolik:

Verschlimmerung, Ursache, Empfindungen und Begleitsymptome:

Anfallsweise:	Bell.
Ausstrahlend nach allen Seiten:	Berb.
Bewegung:	Berb., Nux-v.
Bücken:	Berb.

Erschütterung:	Bell., Berb.
Liegen:	Berb., Coloc., Nux-v.
Sitzen:	Berb.
Wasserlassen, beim:	Berb.

Besserung:

Rückenlage:	Nux-v.
Stehen:	Berb.
Wasserlassen, nach:	Lyc.

Schmerz erstreckt sich zu:

Bauch:	Berb., Nux-v.
Blase:	Acon., Bell., Berb., Lyc., Tab.
Hoden:	Nux-v.
Hüfte:	Berb., Lyc., Nux-v.
Oberschenkel:	Nux-v.
Wade:	Berb.

Begleitsymptome:

Schweiß, kalter:	Tab.
Temperatur leicht erhöht:	Acon.
Übelkeit, mit:	Tab.

Symptome, die bei jeder Kolik vorkommen können:

Rotes Gesicht:	Bell., Op.
Rotes Gesicht, abwechselnd mit blassem:	Cham.
Schreit vor Schmerzen:	Acon., Ars., Bell., Cham., Coff., Coloc., Op.
Weint vor Schmerzen:	Coff.
Todesangst, meint, die letzte Stunde hätte geschlagen:	Acon., Coff.

Akute Magenverstimmung

Behandlung

Bei Appetitlosigkeit empfiehlt es sich zu fasten oder nur leichte Kost zu verzehren. Wenn der Appetit und Durst sich wieder melden, nehmen Sie in kleinen Portionen das zu sich, was der Körper verlangt. Versuchen Sie, Ihre eigenen Bedürfnisse zu erspüren. Die momentan passende Ernährung kann ganz anders aussehen, als Sie es sich vom Intellekt her vielleicht vorstellen oder darüber irgendwo gelesen haben. Vertrauen Sie keinen Patentrezepten, was nach einem verdorbenen Magen und dem wiederkehrenden Appetit als erstes zu essen sei. Ich kann Ihnen nur den Ratschlag geben: Lassen Sie sich von den Bedürfnissen Ihres Körpers und Ihrer Seele überraschen.

Greifen Sie aber nicht zu Antacida (Mittel gegen Übersäuerung). Diese wirken rein palliativ und behandeln nicht den Grund, weshalb ein Mensch zuviel Magensäure produziert. Wer regelmäßig Antacida nimmt, muß mit Durchfall, hohem Blutdruck, Magengeschwüren, Herz-, Nieren- und Leberschäden rechnen. Wenn Sie Antacida lange konsumiert haben, können Sie nach dem Absetzen der Medikamente anfangs zu Entgiftungsreaktionen wie Durchfall und Erbrechen neigen.

Achtung: Eine Magenverstimmung kann von Durchfall, Verstopfung, Erbrechen, Bauchschmerzen, Kopfschmerzen und anderen Symptomen begleitet sein. Die folgenden Mittel *beinhalten alle diese Zustände, obwohl sie nicht jedesmal wieder neu aufgeführt werden.* Die Begleitsymptome erwähnen wir nur, wenn sie besonders ausgeprägt oder charakteristisch für dieses Mittel sind.

Sehen Sie bei Magenverstimmung auch unter den Kapiteln »Vergiftungen«, »Lebensmittelvergiftungen« (S. 175) und »Übelkeit in der Schwangerschaft« (S. 237) nach. Sie müssen nicht schwanger sein, um ein dort beschriebenes Mittel als passend zu wählen.

ANTIMONIUM CRUDUM *(Ant-c.)*

Ant-c. kommt zusammen mit manchen anderen Mitteln – z. B. *Nux-v.* und *Puls.* – häufig nach einem feucht-fröhlichen Festmahl vor, wenn viel Wein getrunken wurde, vor allem trockener Wein. Schon in der Nacht trocknen die Mundschleimhäute aus und großer Durst entsteht. Der Betreffende muß häufig aufstoßen, wobei das Verzehrte wieder hochkommt. Am nächsten Tag packt ihn das große Elend. Entweder mußte er sich schon in der Nacht übergeben oder er übergibt sich jetzt. Ein ganz fauler Geschmack im Mund ist typisch, der Durst ist jetzt verschwunden. Der Appetit ist ihm völlig vergangen, und die Magengegend fühlt sich unangenehm voll an. Oft sammelt sich Schleim im Hals und muß dauernd hochgeräuspert werden. Die Zunge hat einen dick-milchigen, pelzartigen Belag.

- Dosierung: *ANTIMONIUM CRUDUM C200,* alle 2 Stunden 1 Gabe.

ARGENTUM NITRICUM *(Arg-n.)*

Der Betreffende wird am Ende eines mit maßlosen Schleckereien verbrachten Tages von heftigen Magenbeschwerden gequält. Langsam läßt er noch einmal alle »süßen Stationen« vor seinem inneren Auge Revue passieren. Zum Frühstück machte er sich über die Kuchenreste her. Der Apfelstrudel war ihm natürlich nicht süß genug, weshalb er ihn großzügig mit Zucker bestreute. Vormittags bei der Arbeit kam ihm zufällig eine Pralinenschachtel in die Hände, und er konnte nicht widerstehen. Mittags aß er nur ein Käsebrot, erlag aber dann den Verlockungen der süßen Nachspeise. Danach rülpste er laut und lang und hatte sich damit etwas Erleichterung bzw. Platz im Magen verschafft. Der Nachmittagsspaziergang zog ihn gleich ins Café um die Ecke. Zu Hause vernaschte er noch einige Krapfen ... bis es ihm endlich zu viel wurde. Sein Bauch fühlte sich voll an, aber leider kam keine Luft mehr hoch. Die Zungenspitze kam ihm wund vor. Er betrachtete sie im Spiegel und entdeckte, daß sie rot und wund aussah. Von dem üblen Geschmack im Mund wurde ihm langsam schlecht. Mineralwasser mit dem Saft einer frischen Zitrone besserte die Übelkeit, und nach einer Weile konnte er wieder aufstoßen.

Die Magenverstimmung nach einem solchen Tag kann unterschiedlichste Erscheinungen hervorrufen, wie Durchfall, Kopfschmerzen, Übelkeit, Erbrechen u. a. Das Mittel bleibt jedoch das gleiche: Argentum nitricum.

- Dosierung: *ARGENTUM NITRICUM C200,* alle 2 Stunden 1 Gabe.

BRYONIA *(Bry.)*
Die Bryonia-Frau kann beim Kuchenbacken dem Teig nicht widerstehen und nascht immer wieder davon. Auch das Brot holt sie zu früh aus dem Ofen und schneidet es gleich an. Es ist nicht ganz gar und sollte getoastet werden, um bekömmlich zu sein. Aber ihr Verlangen ist zu groß, und so ißt sie ganz hastig mehrere Scheiben. Um den Durst zu stillen, trinkt sie ein Bier dazu.
Am nächsten Morgen wacht sie mit Schmerzen auf, als ob der Kopf bersten würde. Ihr ist schwindlig. Sie hat das Gefühl, ein Brett vor dem Kopf zu haben. Der Mund ist trocken, mit einem schlechten, bitteren Geschmack. Der Magen fühlt sich an, als ob ihm Gewalt angetan worden wäre. Durst ist keiner vorhanden und an Essen schon gar nicht zu denken. Später kommt dann Durst auf große Mengen saure Getränke. Auch der Darm streikt, und ein paar Tage lang stockt die Verdauung.
- Dosierung: *BRYONIA C200,* alle 2–3 Stunden 1 Gabe.

CHAMOMILLA *(Cham.)*
Der Tag fängt mit Ärger an und ist damit für Cham. schon gelaufen. Sie steht allein mit ihrem Ärger. In ihrer Hilflosigkeit stopft sie sich voll mit süßen Sachen. Auch die anderen Lieblingsspeisen und Getränke verzehrt sie hemmungslos. Nun geht es ihr aber noch schlechter. Sie ist völlig aufgelöst. Wenn jetzt nicht Chamomilla gegeben wird, würde der weitere Verlauf wahrscheinlich so aussehen: Schon in der Nacht spürt sie ihren Kopf und am nächsten Morgen klagt sie über einen Brummschädel. Die Laune ist entsprechend, nichts kann sie zufriedenstellen. Ihre trockene Zunge sieht rissig aus mit einem dicken gelben Belag. Nicht nur der Mundgeschmack ist bitter, sondern alles, was sie probiert, schmeckt bitter. Appetit fehlt, ihr ist schlecht und es kann zu gelegentlichem Erbrechen kommen. Aufgestoßenes schmeck sauer. Im Magen brennt es. Nach dem Aufstehen bekommt sie Durchfall. Sie möchte viel trinken, am liebsten saure, kalte Getränke. Daher greift sie wieder zu dem altbewährten Sauerkrautsaft, und siehe da, er tut gut.

- *Dosierung: CHAMOMILLA C200,* alle 2 Stunden 1 Gabe.

IPECACUANHA *(Ip.)*

Ipecacuanha hat wieder ihren Magen nicht respektiert und alles Essen in größter Eile hinuntergeschlungen. Danach schaffte sie eine ganze Schachtel Pralinen, ohne sie richtig zu schmecken, geschweige denn zu genießen. Nun geht es ihr denkbar schlecht, sie übergibt sich immer wieder und hat zwischendurch Durchfall. Eine äußerst unangenehme Übelkeit begleitet sie ständig, und nach jedem Erbrehen fühlt sie sich noch elender. Die Kräfte verlassen sie, und das Atmen bereitet ihr Schwierigkeiten. Sie empfindet keinen Durst. Die Zunge sieht in Anbetracht der schlimmen Magenverstimmung relativ sauber aus.

- Dosierung: *IPECACUANHA C200,* 2stündlich 1 Gabe.

MENTHA PIPERITA *(Menth.)*

Mentha – die echte Pfefferminze – kommt eher für die Appetitlosigkeit als für eine richtige Magenverstimmung in Frage.

Sie haben noch keinen richtigen Appetit, aber Ihnen fehlt die Geduld zu warten, bis er sich wirklich einstellt. Sie überlegen: Was könnte mir schmecken? Da aber der Körper noch nicht zur Nahrungsaufnahme bereit ist, fällt Ihnen im Grunde nichts ein. Also essen Sie etwas, von dem Sie wissen, daß es Ihnen sowieso schmeckt, und zusätzlich »motzen Sie es noch etwas auf«. Z. B. bereiten Sie die Soße noch schwerer und fetter zu als sonst. Sie machen die Speisen sehr schmackhaft, aber so schwer, daß auch ein eiserner Magen Schwierigkeiten bekäme.

Dazu begehen Sie noch einen zweiten Fehler. Da das Gericht nun nicht genauso schmeckt wie sonst, essen sie mehr als gewöhnlich.

Am nächsten Morgen fehlt Ihnen meist gänzlich der Appetit. Sie fühlen sich lustlos und träge. Gerne würden Sie Ihre Arbeit anpakken, aber es fehlt der rechte Schwung, es funkt nicht richtig. Manchmal begleiten Durchfall und leichte Übelkeit diesen Zustand.

Nun sollten Sie einen leichten hellgrün gefärbten Pfefferminztee trinken. Dazu vielleicht ein Stückchen trockene Semmel oder einen Zwieback. Jetzt üben Sie sich etwas in Geduld. Mit Erstaunen werden Sie feststellen, daß in wenigen Stunden der richtige Appetit zurückkehrt. Neigen Sie dazu, immer wieder in diesen Zustand zu fallen, dann sollten Sie Mentha piperita in homöopathischer Aufbereitung nehmen. Auch im geistigen Bereich werden Sie dann mehr Lebensfreude und eine spürbare Leistungssteigerung bemerken.

- Dosierung: *MENTHA C200,* alle 3 Tage 1 Gabe.

NUX VOMICA *(Nux-v.)*
Nux hat schon lange nicht mehr die Muße gehabt, richtig zu essen, das Essen zu genießen und sich des Lebens zu erfreuen. Jetzt ist er eingeladen zu einem Fest. Er möchte das Beste daraus machen. Also versucht er alle anstehenden Arbeiten schnell zu erledigen, um in Ruhe den Abend genießen zu können. Er verspätet sich und möchte nun in der ihm verbleibenden Zeit möglichst viel erleben. Statt sich in Ruhe einzustimmen, hält er sich gleich ordentlich an den Alkohol und probiert alles quer durch das kalte Buffet. Spätestens am nächsten Morgen ist ihm speiübel. Er kann lange nicht brechen, obwohl er inständig darum bittet, es möge gelingen. Er fühlt sich elend und unfähig, irgend etwas anzufangen. Ihn fröstelt, und er würde am liebsten im Bett bleiben und an nichts denken.
Wenn er sich übergeben kann, erwachen seine Lebensgeister wieder. Aber an Essen und Trinken mag er vorerst nicht mehr denken.

- Dosierung: *NUX VOMICA C200,* alle 2 Stunden 1 Gabe.

PULSATILLA *(Puls.)*
Pulsatilla hat sich lange zurückgehalten und nur leichte Sachen gegessen, da kommt die Einladung gerade gelegen. Sie kennt ihre Schwächen und nimmt sich vor, nicht übermäßig zu essen. Aber beim Anblick der gedeckten Tafel vergißt sie all ihre guten Vorsätze. Die kleinen Käsehäppchen sehen so verlockend aus. Der Schweinebraten schmeckt einfach himmlisch. Die Bowle mundet so köstlich, daß sie sich immer wieder nachschenkt, und besonders die gezuckerten Früchte haben es ihr angetan. Für die köstlichen Nachspeisen endlich fehlen ihr einfach die Worte!
Meistens merkt sie bald danach, daß es wieder zuviel gewesen ist. Ihr wird speiübel. Das Erbrechen erleichtert zwar etwas, aber sie merkt, daß der größte Teil im Magen geblieben ist.

Obwohl ihr eher kalt ist, fühlt sie sich draußen an der frischen Luft besser. Solange sie sich leicht bewegt, kann sie die Magenbeschwerden aushalten. Sie hat jetzt weder Durst noch Appetit, sondern freut sich, den Magen entlastet zu haben. Wenn dieser Zustand jedoch in schwerwiegender Form auftritt, ist ihr zum Heulen zumute, und sie schwört sich, nie wieder diese Fehler zu begehen.

- Dosierung: *PULSATILLA C200,* alle 2 Stunden 1 Gabe.

Symptomenverzeichnis
(siehe auch Schwangerschaftsübelkeit)

Mittel:

Antimonium crudum (Ant-c.), Argentum nitricum (Arg-n.), Bryonia alba (Bry.), Chamomilla (Cham.), China (Chin.), Ipecacuanha (Ip.), Lycopodium (Lyc.), Mentha piperita (Menth.), Nux vomica (Nux-v.), Pulsatilla (Puls.)

Ursache:

Ärger:	Cham., Ip.
Austern:	Bry.
Brot, zu frisches:	Bry., Puls.
Eis:	Arg-n., Ars., Puls.
Fettes:	Puls.
Hülsenfrüchte:	Bry.
Obst:	Ars., Bry.
Sauerkraut:	Bry.
Saures:	Ant-c.
Süßes:	Arg-n., Ip., Nux-v.
Wein:	Ant-c., Nux-v.

Anhang

Rezepte

Getränke

Die folgenden Getränke sind besonders für die Krankenkost geeignet. Sie sind neutral, frei von Reizstoffen, nahrhaft und stören die Wirkung der homöopathischen Mittel nicht.

Brottrunk

Der Brottrunk ist ein sehr wohltuendes, schmackhaftes Getränk und gibt besonders in der Genesungszeit sehr viel Kraft. Die entspannende Wirkung hält noch lange nach dem Trinken an.
Nehmen Sie eine Scheibe altes Brot, das aus fein gemahlenem Vollkornmehl gebacken ist. Es darf kein dunkles, grobkörniges Brot sein. Toasten Sie die trockene Brotscheibe, bis sie leicht braun ist. Sie darf auf keinen Fall dunkelbraun oder schwarz werden. Bringen Sie 1½ Gläser Wasser zum Kochen, nehmen Sie den Topf von der Platte, geben Sie das Brot hinein und lassen Sie das Getränk bei geschlossenem Deckel 5 Minuten ziehen. Dann abseihen. Zum Süßen nehmen Sie entweder den hellen Muscovadozucker oder Reismalz. (Ein Gesunder kann auch dunklen Zucker nehmen.) Eventuell mit einer Prise Salz würzen. Achten Sie darauf, daß das Brot frei von chemischen Konservierungsmitteln und Zusätzen ist und möglichst aus biologischem Anbau stammt.

Reistrunk

Der Reistrunk eignet sich als Aufbaukost bei Erkrankungen des Darmes. Er ist nahrhafter als der Brottrunk. Im akuten Zustand sollten Sie den weißen geschälten Reis nehmen.
Kochen Sie 1 Eßlöffel Reis mit 1½ Gläsern Wasser 5 Minuten lang, dann abseihen. Sie können das Getränk mit hellem Muscovadozukker, Honig oder eventuell mit Reismalz leicht süßen. Wenn Sie den Reistrunk mehrmals am Tag trinken, sollten Sie nicht jedesmal Honig nehmen. Würzen Sie mit einer Prise Salz.

In der Rekonvaleszenz können Sie ein etwas dickflüssigeres Getränk zubereiten, indem Sie 2 Eßlöffel weißen Reis 8–10 Minuten kochen. Hier empfiehlt sich, den naturbelassenen Reis zu nehmen, der aber vorher grob geschrotet werden muß. Das feine Mehl sollten Sie absieben. Kochen Sie 1 Eßlöffel grob geschroteten braunen Reis mit 2 Gläsern Wasser 7–8 Minuten lang. Süßen Sie wie oben.

Reismalztrunk

Dieses Getränk wirkt kräftigend auf den Körper. Es ist den Menschen in der Rekonvaleszenz zu empfehlen, die sich normalerweise viel bewegen.
In einem Glas heißem Wasser lösen Sie 1–2 Teelöffel Reismalz auf. Variationen: Reismalz mit Milch z. B. zum Frühstück, oder während der Genesung Reismalz mit halb Wasser halb Milch trinken.

Hafertrunk

Er wirkt beruhigend auf Menschen mit überreizten Nerven. Wenn Sie während der Genesung sehr zittrig und nervös sind und sich auf nichts konzentrieren können, kochen Sie einen Eßlöffel Haferflokken mit 2 Gläsern Wasser 3 Minuten lang und süßen mit Kandiszukker.

Gerstentrunk

Gerstentrunk eignet sich am besten, wenn Sie an Gewicht verloren haben oder für stillende Frauen. Die Gerste muß geschrotet und sollte leicht angeröstet werden, bis es gerade anfängt zu duften. (Dunkel Geröstetes verliert an Heilkraft und wirkt außerdem blähend. Deshalb empfehlen wir das Gerstenmalz nicht; da es in Deutschland dunkel und bitter angeboten wird. Grundsätzlich ist Gerstenmalz sehr gesund.) 2 Eßlöffel Gerstenschrot werden mit 2 Gläsern Wasser 10 Minuten gekocht. Sie können mit einer Prise Salz würzen. Zum Süßen verwenden Sie Zuckerrohr-, Rüben- oder Dattelsirup. Wenn Sie Gerstenflocken verwenden, kochen Sie sie nur 3–4 Minuten.

Milchbildungskugeln

250 g Weizen	1 Handvoll gehackte Cashewnüsse
150 g Gerste	150 g Butter
100 g Hafer	150 g Muscovadozucker oder Rapadura oder Ursüße etc.

Das Getreide wird fein gemahlen. Rösten Sie das Mehl mit den Cashewnüssen in einem Topf an, bis es leicht braun wird und stark duftet. Geben Sie jetzt die Butter hinein und rühren Sie weiter, bis sie ganz geschmolzen ist. Als letztes fügen Sie den Zucker dazu und nehmen jetzt nach 10–15 Sekunden den Topf vom Feuer.

Um die Kugeln gut formen zu können, geben Sie 2–3 Eßlöffel Wasser hinzu. Formen Sie sie, solange die Masse noch warm ist. Die Kugeln sollten einen Durchmesser von 2,5 bis 3 cm haben.

Literatur

1. Allen, H.C., *Leitsymptome der wichtigen Mittel der Materia Medica*, Burgdorf Verlag, Göttingen
2. Boericke, William, *»Homoeopathische Mittel und ihre Wirkungen«*, Verlag Grundlagen und Praxis, Leer, 2. Auflage 1973
3. Buchwald, Gerhard, *Impfen – ja oder nein – und die Folgen,* Buchwald Gerhard, *Impfen schützt nicht – Impfen nützt nicht – Impfen schadet* (2 Vorträge), veröffentlicht u. a. im »Homöopathischen Ratgeber«, Nr. 3 und Nr. 4, Lage & Roy Verlag, Hörnleweg 36, 82418 Murnau; Tel. Dr. med. Gerhard Buchwald: 09288/8328; Anschrift: Am Wolfsbühl 28, 95138 Bad Steben
4. Chand, Diwan Jai, *Small Pox and Vaccination,* Hanuman Road 1, New Delhi
5. Clarke, John Henry, *A Dictionary of Practical Materia Medica,* The Homoeopathic Publishing Company, London 1902
6. Coulter + Fisher, *DPT – Ein Schuß ins Dunkle*, Barthel + Barthel Verlag, Schäftlarn
7. Denning, Helmut, *Ärzte sprechen zu Dir,* Georg Thieme Verlag, 2. Auflage, Stuttgart 1967
8. Fisher, Charles E., *Diseases of Children,* Bhattacharyya & Co. Kalkutta 1937
9. Fukuoka, Masanobu, *Der große Weg hat kein Tor*, pala-verlag, Darmstadt
10. Guernsey, Henry N., *Obstetrics,* Sett, Dey & Co., Kalkutta 1943
11. Hahnemann, S., *»Organon der Heilkunst«*, Haug-Verlag, Heidelberg, oder Barthel + Barthel Verlag, Schäftlarn
12. Hering, Constantin, *The Homoeopathic Domestic Physician,* Dr. Sarin Agencies, New Delhi 1980
13. *The Homoeopathic Pharmacy of the United States,* published under the Direction of the American Institute of Homoeopathy, 6th Edition, Boston 1941
14. Hoyne, Temple, *Clinical Therapeutics,* Jain Publishing, New Delhi 1974

15. *Journal of the American Institute of Homoeopathy*, Vol. 58, Nos. 5 – 6, May – June 1965
16. *Kent's Repertorium Generale*, Barthel + Barthel Verlag
17. *Klassische Homöopathie*, Heft 6, 1965, Heft 5 und 6, 1966, Haug Verlag Heidelberg
18. Langbein/Martin/Sichrovsky/Weiss, *Bittere Pillen,* Kiepenheuer & Witsch, Köln 1983
19. Laurie, Joseph, *The Homoeopathic Practice of Medicine,* Boericke & Tafel, Philadelphia 1935
20. Lutze, F. H., *The Therapeutics of Facial and Sciatic Neuralgias,* Royal Publishing House, Kalkutta 1960
21. McKeown, Thomas, *Die Bedeutung der Medizin,* Ed. Suhrkamp Bd. 109, Frankfurt
22. *The Medicine Show,* edited by the Consumers Union, Mount Vernon, New York
23. Mendelsohn, Dr. med. Robert S., Wie Ihr Kind gesund aufwachsen kann... auch ohne Doktor!, Mahajiva Verlag, Holthausen
24. Mezger, Julius, *»Gesichtete Homöopathische Arzneimittellehre«*, Haug Verlag, Heidelberg 1985
25. Mirkin/Hoffmann, *The Sports Medicine Book,* Little, Brown and Company, Boston/Toronto
26. Moskowitz, Richard, *The Case Against Immunizations,* Journal of the American Institute of Homoeopathy, März 1983
27. Öko-Test Nr. 9, 10 und 11
28. Ravi Roy und Carola Lage-Roy, *Homöopathischer Ratgeber für Reisen, besonders Tropenreisen*, Lage & Roy Verlag, Murnau, 1992
29. Ravi Roy und Carola Lage-Roy, *Homöopathischer Ratgeber für eine Zukunft mit Radioaktivität*, Lage & Roy Verlag, Murnau
30. Roy/Lachowski *Elemente der Homöopathie*, Lage + Roy Verlag, 1. Auflage 1955
31. Shepherd, Dorothy, *Die Kraft der kleinen Kügelchen*, Lage & Roy Verlag, Murnau, 1995
32. Willfort, Richard, *»Gesundheit durch Heilkräuter«*, Rudolf Trauner Verlag, 18. Auflage 1978

Bildnachweis: Die 16 ganzseitigen Farbtafeln sind entnommen aus Köhlers Medizinal-Pflanzen-Atlas, Bd. 1 u. 2, aus dem Jahre 1887.

Tabelle homöopathischer Mittel

Name des Mittels	Deutscher Name	Abkürzung
Aceticum acidum	Essig	Acet-ac.
Aconitum napellus	Sturmhut	Acon.
Allium cepa	Zwiebel	All-c.
Alumina	Tonerde	Alum.
Anacardium orientale	Elefantenlaus	Anac.
Anagallis arvensis	Ackergauchheil	Anag.
Angustuva vera	Borke von Galipea cusparia	Ang.
Antimonium crudum	Grauspießglanzerz	Ant-c.
Antimonium tartaricum	Brechweinstein	Ant-t.
Apis mellifica	Biene	Apis.
Argentum metallicum	Silber	Arg-m.
Argentum nitricum	Höllenstein	Arg-n.
Arnica montana	Arnika, Bergwohlverleih	Arn.
Arsenicum album	Arsen	Ars.
Asarum europaeum	Haselwurz	Asar.
Aurum metallicum	Gold	Aur.
Barium carbonicum	Bariumcarbonat	Bar-c.
Belladonna (Atropa belladonna)	Tollkirsche	Bell.
Bellis perennis	Gänseblümchen	Bellis.
Berberis vulgaris	Berberitze	Berb.
Botulinum	Wurstgift	Botul.
Bromium	Brom	Brom.
Bryonia alba	Weiße Zaunrübe	Bry.
Cactus grandiflorus	Königin der Nacht	Cact.
Caladium seguinum	Schweigrohr	Calad.
Calcium carbonicum	Kalk	Calc.
Calendula officinalis	Ringelblume	Calend.
Camphora officinarum	Kampfer	Camph.

Name des Mittels	Deutscher Name	Abkürzung
Cantharis vesicatoria	Spanische Fliege	Canth.
Carbolicum acidum	Karbolsäure	Carb-ac.
Carbo animalis	Tierkohle	Carb-an.
Carboneum sulfuratum	Schwefelkohlenstoff	Carb-s.
Carbo vegetabilis	Holzkohle	Carb-v.
Carcinosinum oder Carcinominum	Krebs-Nosode	Carc.
Carduus marianus	Mariendistel	Card-m.
Castor equi	Pferdezehe	Cast-eq.
Caulophyllum thalictroides	Frauenwurzel	Caul.
Causticum Hahnemanni	Hahnemanns Ätzstoff	Caust.
Chamomilla vulgaris	Kamille	Cham.
Chelidonium majus	Schöllkraut	Chel.
China officinalis	Chinarinde	Chin.
Cina (Artemisia maritima)	Zitwerblütensamen	Cina
Coffea cruda	Roher Bohnenkaffee	Coff.
Coffea tosta	Kaffee	Coff-t.
Colchicum autumnale	Herbstzeitlose	Colch.
Colocynthis (Citrullus colocynthis)	Koloquinte	Coloc.
Crataegus oxyacantha	Weißdorn	Crat.
Croton tiglium	Krotonöl	Crot-t.
Cuprum metallicum	Kupfer	Cupr.
Cuprum arsenicosum	Kupferarsenit	Cupr-ars.
Derris pinnata	unbekannt (chinesische bohnenartige Pflanze)	Der.
Dioscorea villosa	Yam	Dios.
Diphtherinum	Diphtherie-Nosode	Dipht.
Dolichos pruriens	Juckbohne	Dol.
Drosera rotundifolia	Sonnentau	Dros.
Dulcamara (Solanum dulcamara)	Bittersüße Nachtschatten	Dulc.

Name des Mittels	Deutscher Name	Abkürzung
Euphrasia officinalis	Augentrost	Euphr.
Ferrum metallicum	Eisen	Ferr.
Ferrum phosphoricum	Eisenphosphat	Ferr-p.
Gelsemium sempervirens	Jasmin	Gels.
Glonoinum	Nitroglyzerin	Glon.
Graphites	Reißblei	Graph.
Gunpowder	Schießpulver	Gunp.
Hamamelis virginica	Zaubernuß	Ham.
Hecla lava	Hekla lava	Hecla.
Hepar sulfuris calcareum	Hahnemanns Calciumsulfid	Hep.
Hypericum perforatum	Johanniskraut	Hyper.
Ignatia amara	Ignatiusbohne	Ign.
Illicium anisatum	Anis-Sternanis	Ill.
Ipecacuanha (Cephaelis ipecacuanha)	Brechwurzel	Ip.
Jalapa (Ipomoea purga)	Jalapenknolle	Jalap.
Kalium bichromicum	Kaliumbichromat	Kali-bi.
Kalium carbonicum	Kaliumcarbonat	Kali-c.
Kalium sulfuricum	Kaliumsulfat	Kali-s.
Kreosotum	Kreosot	Kreos.
Lachesis muta (Trigonocephalus lachesis)	Buschmeister	Lach.
Lacticum acidum	Milchsäure	Lac-ac.
Lathyrus sativa	Platterbse	Lath.
Latrodectus mactans	Schwarze Witwe	Lat-m.
Ledum palustre	Wilder Rosmarin – Sumpfporst	Led.
Lycopodium clavatum	Bärlapp	Lyc.
Lyssin (Hydrophoninum)	Tollwut-Nosode	Lyss.
Magnesium carbonicum	Magnesiumcarbonat	Mag-c.
Magnesium phosphoricum	Magnesiumphosphat	Mag-p.
Medorrhinum	Tripper-Nosode	Med.
Melilotus	Steinklee	Meli.

Name des Mittels	Deutscher Name	Abkürzung
Mentha piperita	Pfefferminze	Menth.
Mercurius solubilis Hahnemanni	Hahnemanns lösliches Quecksilber	Merc.
Mercurius corrisivus sublimatus	Hydrargyrum bichloratum	Merc-c.
Mercurius jodatus flavus (protojodatus)	gelbes Quecksilberjodid	Merc-j-f.
Mercurius jodatus rubrum (binjodid)	rotes Quecksilberjodid	Merc-j-r.
Millefolium	Schafgarbe	Mill.
Mitchella repens	unbekannt (auf Englisch – Partridge beans)	Mitch.
Natrium carbonicum	Labarraquesche Lösung	Nat-c.
Natrium muriaticum	Kochsalz	Nat-m.
Natrium sulfuricum	Glaubersalz	Nat-s.
Nux moschata	Muskatnuß	Nux-m.
Nux vomica	Brechnuß	Nux-v.
Opium (Papaver somniferum)	Schlafmohn	Op.
Pertussin	Keuchhusten-Nosode	Pert.
Phellandrium aquaticum	Wasserfenchel	Phel.
Phosphorus	Phosphor	Phos.
Phytolacca decandra	Kermesbeere	Phyt.
Pilocarpinum	Pilocarpin	Pilo.
Plantago major	Breitwegerich	Plant.
Psorinum	Krätze-Nosode	Psor.
Pulex irritans	Floh	Pulex
Pulsatilla nigricans (Anemone pulsatilla)	Küchenschelle	Puls.
Rheum officinale (palmatum)	Rhabarber	Rheum
Rhus toxicodendron	Giftefeu	Rhus-t.
Rubeolinum	Röteln-Nosode	Rubl.
Rumex crispus	Krauser Ampfer	Rumx.
Ruta graveolens	Weinraute	Ruta.
Sambucus nigra	Holunder	Samb.

Name des Mittels	Deutscher Name	Abkürzung
Sanguinaria canadensis	Kanadische Blutwurzel	Sang.
Sepia officinalis	Tintenfisch	Sep.
Silicea terra (Silicium)	Kieselsäure	Sil.
Spigelia anthelmia	Wurmkraut	Spig.
Spongia marina tosta (Euspongia officinalis)	Meerschwamm (gerösteter)	Spong.
Staphisagria (Delphinium staphisagria)	Stefanskorn	Staph.
Stramonium (Datura stramonium)	Stechapfel	Stram.
Sulfur	Schwefel	Sulf.
Sulfuricum acidum	Schwefelsäure	Sul-ac.
Symphytum officinale	Beinwell	Symph.
Syphilinum	Syphilis-Nosode	Syph.
Tabacum (Nicotiana tabacum)	Tabak	Tab.
Terebinthina	Terpentin	Ter.
Thuja occidentalis	Lebensbaum	Thuj.
Tuberculinum bovinum	Tuberkulose-Nosode	Tub-bov.
Urtica urens	Brennessel	Urt-u.
Varicellinum	Windpocken-Nosode	Varic.
Veratrum album	Weiße Nieswurz	Verat.
Veratrum viride	Grüne Nieswurz	Verat-v.
Vespa crabro	Wespe	Vespa
Zeckenbißfieber-Nosode	—	Zeck.

Stichwortverzeichnis